R. Schweitzer

Dermatologie

Die Heilpraktiker-Akademie Band 9

Rudolf Schweitzer

Dermatologie

Die Heilpraktiker-Akademie Band 9

3. Auflage

ELSEVIER

ELSEVIER

Hackerbrücke 6, 80335 München, Deutschland
Wir freuen uns über Ihr Feedback und Ihre Anregungen an books.cs.muc@elsevier.com

ISBN 978-3-437-58102-1
eISBN 978-3-437-18226-6

Wichtiger Hinweis für den Benutzer
Ärzte/Praktiker und Forscher müssen sich bei der Bewertung und Anwendung aller hier beschriebenen Informationen, Methoden, Wirkstoffe oder Experimente stets auf ihre eigenen Erfahrungen und Kenntnisse verlassen. Bedingt durch den schnellen Wissenszuwachs insbesondere in den medizinischen Wissenschaften sollte eine unabhängige Überprüfung von Diagnosen und Arzneimitteldosierungen erfolgen. Im größtmöglichen Umfang des Gesetzes wird von Elsevier, den Autoren, Redakteuren oder Beitragenden keinerlei Haftung in Bezug auf jegliche Verletzung und/oder Schäden an Personen oder Eigentum, im Rahmen von Produkthaftung, Fahrlässigkeit oder anderweitig, übernommen. Dies gilt gleichermaßen für jegliche Anwendung oder Bedienung der in diesem Werk aufgeführten Methoden, Produkte, Anweisungen oder Konzepte.
Obwohl alle Werbemittel mit ethischen (medizinischen) Standards übereinstimmen, stellt die Erwähnung in dieser Publikation keine Garantie oder Anerkennung der Qualität oder des Wertes dieses Produkts oder der Aussagen der Herstellerfirmen dar.

Für die Vollständigkeit und Auswahl der aufgeführten Medikamente übernimmt der Verlag keine Gewähr.
Geschützte Warennamen (Warenzeichen) werden in der Regel besonders kenntlich gemacht (®). Aus dem Fehlen eines solchen Hinweises kann jedoch nicht automatisch geschlossen werden, dass es sich um einen freien Warennamen handelt.

Bibliografische Information der Deutschen Nationalbibliothek
Die Deutsche Nationalbibliothek verzeichnet diese Publikation in der Deutschen Nationalbibliografie; detaillierte bibliografische Daten sind im Internet über http://www.d-nb.de/ abrufbar.

18 19 20 21 22 5 4 3 2 1

Um den Textfluss nicht zu stören, wurde bei Patienten und Berufsbezeichnungen die grammatikalisch maskuline Form gewählt. Selbstverständlich sind in diesen Fällen immer Frauen und Männer gemeint.

Planung: Ingrid Puchner, München
Projektmanagement: Ulrike Kriegel, Dagmar Wiederhold, München
Redaktion: Dr. Nikola Schmidt, Berlin
Bildredaktion: Adriane Andreas, München
Herstellung: Ute Landwehr-Heldt, Bremen
Satz: abavo GmbH, Buchloe
Druck und Bindung: Printer Trento, Trento/Italien
Umschlaggestaltung: SpieszDesign, Neu-Ulm
Titelfotografie: © fotolia

Aktuelle Informationen finden Sie im Internet unter **www.elsevier.de**

Vorwort zur 1. Auflage

Das wichtigste Ziel der vorliegenden Lehrbuchreihe besteht darin, den Heilpraktiker-Studenten auf eine Weise zur Prüfung zu begleiten, dass der Weg dorthin trotz aller Anstrengungen Spaß macht. Die Heilpraktikerprüfung hat sich in den zurückliegenden Jahren verändert. Sie wurde um zahlreiche Krankheitsbilder erweitert und hinsichtlich abgefragten Detailwissens erheblich erschwert. Während zuvor vergleichsweise einfache medizinische Grundkenntnisse zum Bestehen der Prüfung ausreichten, geht es nun darum, Erkrankungen unterschiedlichster Fachbereiche nicht nur hinsichtlich ihrer Symptome zu kennen, sondern sie tatsächlich auch in all ihren Aspekten verstanden zu haben. Überprüft wird zunehmend medizinisches Verständnis. Dies muss man nicht bedauern. Der berufliche Alltag des Heilpraktikers kann nur gewinnen, wenn eher vage medizinische Vorstellungen durch Sachverstand ersetzt werden.

Die Heilpraktikerprüfung setzt sich aus einem schriftlichen und einem mündlichen Teil zusammen, wobei in beiden Teilen nahezu ausschließlich schulmedizinische Inhalte abgefragt werden. Es kann demzufolge in der üblichen zwei- bis dreijährigen Ausbildung nicht darum gehen, Teilbereiche der komplementären oder Ganzheitsmedizin zu erlernen. Vielmehr reicht diese Zeitspanne gerade dazu aus, sich die Prüfungsinhalte anzueignen – als Fundament für angestrebte Spezialisierungen im Anschluss an die Prüfung.

Die Lehrbuchreihe ist aus Skripten hervorgegangen, die unterrichtsbegleitend beständig und über viele Jahre an die sich verändernde Prüfungssituation und damit an die jeweils neu zu optimierende Ausbildung angepasst worden sind. Ihr Zweck besteht darin, dem angehenden Heilpraktiker medizinische Lehrbücher an die Hand zu geben, die es ihm ermöglichen, sich den vollständigen Prüfungsstoff aus einem einzigen Werk zu erarbeiten. Die Lehrbuchreihe erhebt den Anspruch, auf jede Frage, die jemals in den Prüfungen gestellt worden ist, eine vollkommen ausreichende Antwort zur Verfügung zu stellen. Sie geht zusätzlich immer dann über dieses Ziel hinaus, wenn ein vollständiges Verständnis medizinischer Inhalte andernfalls nicht hätte erreicht werden können. Von daher werden Sachverhalte so manches Mal eingehender als unbedingt notwendig erörtert, denn Medizin wird genau dann interessant bzw. geradezu spannend, wenn man die Zusammenhänge ganz versteht. Und sie wird mühsam und unbefriedigend, wenn verlangt wird, endlose Auflistungen von Fakten auswendig zu lernen – ganz abgesehen davon, dass auswendig Gelerntes, Unverstandenes sehr schnell in Vergessenheit gerät. Zusätzlich soll das angestrebte Verständnis Reserven für die Heilpraktikerprüfung wie für den nachfolgenden medizinischen Alltag schaffen.

Die Vollständigkeit der Lerninhalte ermöglicht es dem ausgebildeten Therapeuten gleichzeitig, das Lehrbuch in den Folgejahren zum schnellen Nachschlagen zu benutzen, um verloren gegangenes Wissen wieder aufzufrischen. Diesem Ziel dienen zusätzlich einzelne Kapitel, die sich mit wichtigen medizinischen Themen befassen, die (noch) nicht prüfungsrelevant, jedoch auf besondere Weise praxisorientiert sind. Um den Lernenden im Hinblick auf die Prüfung nicht zu überfordern, sind solche Themenbereiche gesondert gekennzeichnet.

Einzelne medizinische Fächer kann man als Puzzlesteinchen betrachten. Sie müssen, um ein Bild zu ergeben, zusammengesetzt werden. Dies beinhaltet auch, dass die Einzelteile zunächst noch kein vollständiges Verständnis erzeugen können, weil dieses Verständnis im Ganzen liegt und nicht in seinen Teilen. Fächer wie Herz/Kreislauf, Atmung, Endokrinologie oder Hämatologie müssen getrennt voneinander erarbeitet werden, doch greifen sie ineinander, sind abhängig voneinander, können im wachsenden Verständnis nicht isoliert bleiben. Von daher benötigt der Studierende zunächst nicht nur Fleiß, sondern auch sehr viel Geduld. Nicht alles wird auf Anhieb verstanden werden. Erst wenn das Bild beginnt, Gestalt anzunehmen, wenn in nachfolgenden Fächern bereits gelernte Inhalte aus neuer Perspektive betrachtet werden, beginnt der eigentliche medizinische Denk- und Lernprozess. Und so besteht ein weiteres Ziel dieser Lehrbuchreihe darin, den Lernenden bis zum Ende seiner Ausbildung dorthin zu führen, wo er begreift, dass Medizin nicht nur spannend ist, sondern letztendlich auch äußerst logisch und in weiten Teilen fast naiv in dem Sinne, dass alles aufeinander aufbaut, das eine aus dem anderen folgt und der Studierende die Symptome einer Krankheit selbst formulieren kann, sobald er ihr Wesen ganz verstanden hat.

Aus dem Erreichen dieses Ziels resultiert gleichzeitig die Befähigung zu medizinisch verantwortlichem Handeln. Ich wünsche den Studenten auf dem Weg dorthin Fleiß und Ausdauer, aber auch sehr viel Freude beim Betrachten des entstehenden Bildes.

Es ist mir ein Bedürfnis, an dieser Stelle denjenigen Dank zu sagen, die auf besondere Weise zum Gelingen der Lehrbuchreihe beigetragen haben. Treffender formuliert wäre sie ohne die Mitwirkung dieser Personen nicht zustande gekommen. Auf Seiten des Verlags ist dies Frau Ingrid Puchner, die das anspruchsvolle Werk von Anfang an in verantwortlicher Position begleitet und mit großem Sachverstand und menschlicher Kompetenz an allen Hindernissen vorbei zum Ziel geführt hat. In besonderer Dankbarkeit blicke ich auch auf die Redaktionsarbeit, für die in Gestalt der geschätzten Kollegin Dr. Gräfin v. Pfeil eine dem Anspruch der Reihe höchst angemessene, ungewöhnlich kompetente Redakteurin gefunden wurde. Die menschliche und fachliche Kompetenz beider Persönlichkeiten finden sich schließlich auch in meiner geliebten Frau Florentine wieder. Sie hat dieses Werk viele Jahre lang mitgetragen, fachliche und sprachliche Unsauberkeiten aufgedeckt, Unverständliches angeprangert und nicht zuletzt klaglos auf zahllose Stunden gemeinsamer Zeit verzichtet.

Bad Wurzach, im Oktober 2011
Rudolf Schweitzer

Vorwort zur 2. Auflage

Die Heilpraktiker-Akademie hat sich in erstaunlich kurzer Zeit zu einem neuen Standard in der Heilpraktiker-Ausbildung entwickelt. Das neuartige Konzept mit der Aufteilung in handliche Einheiten, den zahlreichen Info-Kästen und Zusammenfassungen wurde neben der hochwertigen Ausstattung besonders lobend herausgestellt. Eine geradezu begeisterte Resonanz erfuhr die Tatsache, dass neben der Vollständigkeit der Lerninhalte nun erstmals ein Lehrwerk zur Verfügung steht, welches das Verständnis der Medizin in den Vordergrund rückt, als Alternative zum eher mühsamen Auswendiglernen.

Der Erfolg der Lehrbuchreihe führte dazu, dass früher als geplant eine Neuauflage notwendig wurde. Diese Gelegenheit wurde dazu genutzt, weitere Verbesserungen vorzunehmen, ohne das Konzept des Werkes zu verändern. Besonderes Augenmerk wurde darauf gelegt, die Verständlichkeit der Erklärungsmodelle und medizinischen Zusammenhänge nochmals besser herauszuarbeiten. Die Berücksichtigung der neu hinzugekommenen Prüfungsfragen machte einzelne zusätzlich eingefügte Kapitel und Themenbereiche notwendig. Daneben wurden kleinere Fehler, die scheinbar unumgänglich zu einer 1. Auflage gehören, berichtigt. Zusätzliche Abbildungen dienen dem Verständnis, einzelne fehlerhafte bzw. schwer durchschaubare Abbildungen wurden ausgetauscht. Ergänzt wird die Lehrbuchreihe nun durch einen Gesamtindex, sodass sich die Themen schneller auffinden lassen.

Mein besonderer Dank gilt auf Seiten des Verlags Frau Ingrid Puchner, die auch die 2. Auflage begleitet hat und für die unverändert vertrauensvolle und fruchtbare Zusammenarbeit zwischen Verlag und Autor verantwortlich zeichnet. Für die redaktionelle Bearbeitung der 2. Auflage konnte Frau Dr. Nikola Schmidt gewonnen werden. Ihre fachliche Kompetenz und menschlich angenehme Art erwiesen sich als Bereicherung und Garant harmonischer Zusammenarbeit.

Bad Wurzach, im Mai 2014
Rudolf Schweitzer

Vorwort zur 3. Auflage

Auch für die dritte Auflage wurde die Heilpraktiker-Akademie umfassend überarbeitet und ergänzt, um den aktuellen und zu erwartenden Veränderungen der Heilpraktiker-Prüfung Rechnung zu tragen. Außerdem galt es, die sich in rasantem Tempo entwickelnde Medizin mit ihren faszinierenden Möglichkeiten abzubilden – mit einem Schwerpunkt auf Themen, die für den angehenden Heilpraktiker von Bedeutung sind oder werden könnten.

Das bewährte Konzept der Lehrbuchreihe blieb unangetastet. Ganz im Vordergrund stand deshalb wiederum die ausführliche Darstellung der medizinischen Zusammenhänge, damit dieselben in all ihren Aspekten verstanden werden können. Das dient bekanntermaßen der Freude am Lernen und schafft gleichzeitig Reserven im Hinblick auf kommende Heilpraktiker-Prüfungen.

Zur großen Freude des Autors blieb das bisherige Team beieinander. Mein besonderer Dank gilt deshalb Frau Ingrid Puchner auf Seiten des Verlags und Frau Dr. Nikola Schmidt, die für die redaktionelle Arbeit verantwortlich war. Abgerundet wurde die wiederum ungewöhnlich harmonische und kompetente Zusammenarbeit durch Frau Adriane Andreas, die der umfangreichen Bebilderung des Werks einen bewundernswerten Feinschliff verpasste.

Bad Wurzach, im April 2018
Rudolf Schweitzer

Optimale Nutzung des Buches

Fachbegriffe

Der Einstieg in die medizinische Terminologie ist für den Anfänger schwierig. Dennoch wird von ihm erwartet, dass er sich die Begriffe aneignet. In diesem Buch werden die fachspezifischen Begriffe erklärt und sowohl die deutsche als auch fremdsprachige Bezeichnung angegeben. Im Text wird dann zwischen den Begriffen gewechselt, wenn beide gebräuchlich sind.

Aus didaktischen Gründen werden in diesem Buch außerdem unterschiedliche Schreibweisen bzw. Abkürzungen verwendet (z.B. „s" oder „Sek." oder „Sekunden").

Im Unterkapitel Terminologie des Bandes Basiswissen sind die wichtigsten Bezeichnungen mit Erklärungen erläutert. In diesem Band finden sich:

- auf der Innenseite des Rückumschlags: die allgemeinen Lagebezeichnungen und Ebenen des menschlichen Körpers
- auf S. IX: alle wichtigen Bezeichnungen für die Dermatologie

Abbildungen und Tabellen

Die Abbildungen und Tabellen sind getrennt voneinander innerhalb jedes Kapitels fortlaufend nummeriert.

Die große Menge an Abbildungen zeichnet dieses Buch aus. Nutzen Sie diese zusätzlichen Informationsquellen – ein Bild sagt häufig mehr als viele Worte, ist einprägsam und macht schwierige Zusammenhänge anschaulicher.

Bei den Abbildungen zusätzlich enthaltene Informationen oder auch Diskrepanzen, die im seltenen Einzelfall gegenüber dem Text entstehen, sollten nicht beachtet werden. Von Bedeutung im Hinblick auf die Heilpraktiker-Prüfung wie auch im Sinn des angestrebten Verständnisses sind allein die Ausführungen des Textes.

Querverweise

Der menschliche Körper ist ein überaus fein abgestimmter Organismus, bei dem unzählige Rädchen ineinander greifen, damit er funktioniert. Verweise finden sich daher auch auf andere Bände dieser Reihe und sind z.B. mit ➤ Fach Verdauungssystem gekennzeichnet.

Abkürzungen

Die verwendeten Abkürzungen finden sich auf S. VIII.

Kurzlehrbuch

Das Studium der Kästen „Merke" und „Zusammenfassung" ermöglicht stichpunktartig ein rasches Wiederholen des Stoffes kurz vor der Prüfung. Damit können Sie überprüfen, ob Sie die wichtigsten Fakten parat haben.

Kästen

Ein System aus farbigen Kästen erleichtert das Lernen.

Einführung

Hinführung zum Thema

ACHTUNG

Hinweise auf unverzichtbare Notfall- oder Vorsichtsmaßnahmen

PATHOLOGIE

direkter Bezug zu Krankheitsbildern

HINWEIS PRÜFUNG

wichtige Anmerkungen zur Prüfung

MERKE

Informationen zum Einprägen, hilfreiche, interessante Tipps, Hinweise oder Merksätze

Zusammenfassung

fasst die einzelnen Abschnitte kurz zusammen und bildet mit den Merke-Kästen ein optimales stichpunktartiges „Kurzlehrbuch" zur schnellen Wiederholung aller wichtigen Fakten.

EXKURS

interessante Informationen, die über das Thema hinausgehen, um Zusammenhänge aufzuzeigen oder herzustellen

HINWEIS DES AUTORS

Erfahrungen des Autors, die über das allgemeine schulmedizinische und prüfungsrelevante Wissen hinausgehen

Abkürzungsverzeichnis

A(a).	Arteria(e)
ACTH	adrenokortikotropes Hormon
ANA	antinukleäre Antikörper
ASS	Acetylsalicylsäure
ATP	Adenosintriphosphat
BSG	Blutkörperchensenkungsgeschwindigkeit
CRP	C-reaktives Protein
DHEA	Dehydroepiandrosteron
DNA	desoxyribonucleinacid, Desoxyribonukleinsäure
EBV	Epstein-Barr-Virus
EKG	Elektrokardiographie
FSME	Frühsommer-Meningoenzephalitis
HIV	human immunodeficiency virus, humanes Immundefizienzvirus
HLA	humanes Leukozytenantigen
HMV	Herzminutenvolumen
HPV	humanes Papilloma-Virus
HSV	Herpes-simplex-Virus
IFSG	Infektionsschutzgesetz
Ig	Immunglobulin
IL	Interleukin
KHK	koronare Herzkrankheit
LE	Lupus erythematodes
LWS	Lendenwirbelsäule
MHC	major histocompatibility complex
M(m).	Musculus (Musculi)
MM	malignes Melanom
MSH	melanozytenstimulierendes Hormon
N(n).	Nervus (Nervi)
OP	Operation
PUVA	Psoralen + UV-A-Behandlung
R(r).	Ramus (Rami) (Ast, Zweig, z.B. Gefäßast einer Arterie)
RR	Blutdruck nach Riva-Rocci
SLE	systemischer Lupus erythematodes
SSSS	Staphylococcal Scalded-Skin Syndrome
STIKO	ständige Impfkommission
Tbc	Tuberkulose
TNF	Tumornekrosefaktor
UV	ultraviolett
V(v).	Vena(e)
VZV	Varizellen-Zoster-Virus
WHO	World Health Organization, Weltgesundheitsorganisation
ZNS	Zentralnervensystem

Abbildungsnachweis

Der Verweis auf die jeweilige Abbildungsquelle befindet sich bei allen Abbildungen im Werk am Ende des Legendentextes in eckigen Klammern.

[E288]	Forbes C. D., Jackson W. F.: Colour Atlas and Text Book of Clinical Medicine. Elsevier/Mosby, 3. Aufl., 2003
[E232]	Douglas G. et al.: MacLeod's Clinical Examination. Elsevier/Churchill Livingstone, 11. Aufl., 2005
[E273]	Mir M. A.: Atlas of Clinical Diagnosis. Elsevier/Saunders, 2. Aufl., 2003
[E402]	Drake R. L. et al.: Gray's Anatomy for Students. Elsevier/Churchill-Livingstone 2005
[E650]	Cohen, B. A.: Pediatric Dermatology. Elsevier/Mosby, 3. Aufl., 2005
[E664]	Fitzpatrick J. E., Morelli J. G.: Dermatology secrets in Colour. Elsevier/Mosby, 3. Aufl., 2006
[E847]	Krachmer J. H. et al.: Cornea. Elsevier/Mosby, 3. Aufl., 2011
[F584]	Trigg, B. G. et al.: Sexually Transmitted Infections and Pelvic Inflammatory Disease in Women. In: Medical Clinics of North America, Volume 92/5, 2008
[G120]	McKee P.H.: Pathology of the Skin. Elsevier/Mosby, 3. Aufl., 2005
[L106]	Henriette Rintelen, Velbert
[L107]	Michael Budowick
[L123]	Jonathan Dimes
[L157]	Susanne Adler, Lübeck
[L190]	Gerda Raichle, Ulm
[L238]	Sonja Klebe, Großhelfendorf
[M174]	Prof. Gernot Rassner, Tübingen
[M375]	Prof. Ulrich Welsch, München
[M438]	Prof. Marion Kiechle, München
[R168]	Gruber G., Hansch A.: Interaktiver Atlas der Blickdiagnostik, CD-ROM. Elsevier/Urban & Fischer, 2. Aufl., 2005
[R246]	Gruber G., Hansch A.: Kompaktatlas Blickdiagnosen in der Inneren Medizin. Elsevier/Urban & Fischer, 2. Aufl., 2009
[R299]	Dirschka T. et al: Klinikleitfaden Dermatologie. Elsevier/Urban & Fischer, 3. Aufl., 2011
[S010-16]	Benninghoff/Drenckhahn: Anatomie, Band 2. Elsevier/Urban & Fischer, 16. Aufl., 2004

Glossar zur Dermatologie

akut	plötzlich einsetzend, kurz dauernd (Gegenteil: chronisch)
anti	gegen, entgegen (Antiallergika = Medikamente gegen Allergien)
Arteria (A.)	Arterie (Plural: Aa. = Arterien)
Ästhesie	Empfindung (Parästhesie = „para Ästhesie" = neben der Empfindung = Missempfindung)
Atopie	Neigung, auf eigentlich harmlose Substanzen mit einer allergischen Reaktion zu reagieren, Allergiebereitschaft
Atrophie	Rückbildung eines Organs oder Gewebes
Axilla	Achselhöhle (Axillarlinie = senkrechte Linie seitlich am Thorax)
basalis	basal, an der Basis liegend (Stratum basale = unterste Schicht der Epidermis)
benigne	gutartig (benigner Tumor)
Bulla	Blase
Cerumen	Ohrschmalz
chronisch	(von Chronos = Zeit); chronische Krankheiten sind über längere Zeit oder auf Dauer anhaltende Krankheiten (Gegenteil: akut), sie können primär chronisch beginnen oder sich aus der akuten Erkrankung heraus entwickeln
Cicatrix	Narbe
Corium	Lederhaut
Crusta	Kruste
Cuticula	Häutchen
Cutis, Kutis	Haut (Subcutis, Subkutis = Unterhaut)
Derma = Kutis	Haut (Epidermis = Oberhaut, Hypodermis = Unterhaut)
Desmos	Band (Desmosom = bandartiger Körper, Verbindung zwischen Zellen)
Diathese	Bereitschaft, Neigung (hämorrhagische Diathese = Blutungsneigung; allergische Diathese = Neigung zu allergischen Reaktionen)
Effloreszenz	Hautveränderung, „Hautblüte"
Ektasie	Erweiterung (Angiektasie = Erweiterung von Gefäßen)
Erosion	Schürfung, Schürfwunde
essenziell	notwendig, lebenswichtig (u.a. sind Vitamine und zahlreiche Mineralien essenziell)
Exazerbation	Verschlimmerung, Steigerung, neuerliches Aufflammen einer Krankheit
Fibrose	Vermehrung von Bindegewebe (auch Fibrosierung)
hereditär	angeboren, vererbt (= kongenital)
hyper	darüber (hinaus) (Hyperkeratose = übermäßige Verhornung)
hypo	unterhalb, unter (Hypodermis = unter der Haut = Unterhaut = Subkutis)
idiopathisch	eigengesetzlich, aus unklarer Ursache heraus (zahlreiche Krankheiten entstehen idiopathisch, d.h., ihre Ursache ist unbekannt)
IFSG	Infektionsschutzgesetz
inapparent	unbemerkt, symptomlos
Integument	die Haut der Körperoberfläche
Inzision	das Hineinschneiden (Abszesse werden inzidiert, mit dem Skalpell eröffnet)
Ischämie	Mangeldurchblutung eines Gewebes
kongenital	angeboren, vererbt (= hereditär)
Kutis = Derma	Haut (Subkutis = Unterhaut)
livide	blau-rötliche Verfärbung
Luna	Mond (Lunula = kleiner Mond bzw. Halbmond)
Lupus	Wolf – steht für entstellende Hauterscheinungen (Lupus vulgaris = Hauttuberkulose des Gesichts)
Macula	Fleck
maligne	bösartig
Morbus	Krankheit, Erkrankung (Morbus Recklinghausen = Recklinghausen-Krankheit)
Mukosa	Schleimhaut (Submukosa = Schicht unterhalb der Schleimhaut)
Mykose	Pilzinfektion (Antimykotika = Medikamente gegen Pilzinfektionen)
Nekrose	Gewebeuntergang; geht in Restitutio ad integrum, eine Narbe oder eine Gangrän über
Nervus (N.)	Nerv (Plural: Nn. = Nerven)
Nodulus	Knötchen
Nodus	Knoten
Noxe	Schadstoff, schädigende Ursache
Nucha, nuchal	Nacken, der Bereich des Nackens (nuchales Karbunkel)
nummulär	münzförmig
Ödem	Schwellung, Flüssigkeitsansammlung
onycho	den Nagel betreffend
Palpation	Untersuchung durch Betasten mit den Händen
Papula	Papel, Knötchen
para	neben (Parakeratose = nicht normale Verhornung)
Parästhesie	Missempfindung, Sensibilitätsstörung
peri	außen herum gelegen
Perspiratio	„Hautatmung", Schwitzen = Transpiration (Perspiratio insensibilis = unbemerkte Schweißabgabe)
prä	davor (prätibiale Ödeme = Wasseransammlung vor der Tibia)
Pustula	Eiterbläschen, Pustel
Rezidiv	Rückfall, Wiederkehr einer Krankheit, eines Leidens
Seborrhö	„das Fett fließt", fettige Haut
Sebostase	„stehende Fettung", trockene Haut
Squama	Schuppe
Stratum	Schicht der Haut
sub	unter, unterhalb (sublingual = unterhalb der Zunge)
Teleangiektasie	Erweiterung kleiner Hautgefäße, die dadurch erkennbar werden
Trauma	Verletzung, Wunde, belastendes Ereignis
ubiquitär	überall, allgegenwärtig (entspricht in etwa „generalisiert")
Ulcus, Ulkus	Geschwür (Ulcus cruris = Unterschenkelgeschwür)
Urtika	Quaddel
Vena (V.)	Vene (Plural: Vv. = Venen)
Vesicula	Bläschen
Zyanose	livide (= blau-rötliche) Verfärbung der Haut und Schleimhaut

Inhaltsverzeichnis

1	**Anatomie**	1
1.1	**Aufbau der Haut**	1
1.1.1	Epidermis (Oberhaut)	1
1.1.2	Corium (Lederhaut, Dermis)	4
1.1.3	Subkutis (Unterhaut)	5
1.2	**Hautanhangsgebilde**	5
1.2.1	Haare	5
1.2.2	Talgdrüsen	7
1.2.3	Schweißdrüsen	8
1.2.4	Nägel	9
1.3	**Hautrezeptoren**	10
1.3.1	Mechanorezeptoren	10
1.3.2	Thermorezeptoren	11
1.3.3	Schmerzrezeptoren	11
1.3.4	Juckreizrezeptoren	11
1.4	**Blutgefäße**	12
1.4.1	Arterien	12
1.4.2	Venen	12
1.4.3	Änderungen der Durchblutung	12
1.5	**Schleimhaut**	13
2	**Physiologie**	15
2.1	**Sensibilität**	15
2.1.1	Tastsinn	16
2.1.2	Diskrimination	17
2.1.3	Schmerzempfindung	17
2.1.4	Temperaturempfindung	18
2.2	**Wärmeaustausch**	18
2.2.1	Wärmebildung	18
2.2.2	Wärmeabgabe	19
2.2.3	Temperaturregulation	22
2.3	**Hautdurchblutung**	24
2.4	**Immunfunktion der Haut**	25
2.5	**Lichtfilterung**	25
2.5.1	UV-Licht	25
2.6	**Durchlässigkeit für chemische Substanzen**	27
2.7	**Wundheilung**	27
2.7.1	Phasen der Wundheilung	27
2.7.2	Wundheilung und Wundversorgung	27
3	**Untersuchung**	29
3.1	**Vorgehen**	29
3.2	**Effloreszenzen**	30
3.2.1	Grundlagen	30
3.2.2	Beschreibung der Effloreszenzen	30
3.2.3	Primäreffloreszenzen	31
3.2.4	Sekundäreffloreszenzen	33
3.2.5	Effloreszenzen der Schleimhäute	37
3.3	**Hauttonus und Hautturgor**	38
3.3.1	Hauttonus	38
3.3.2	Hautturgor	38
4	**Krankheitsbilder**	39
4.1	**Angeborene Hauterkrankungen**	41
4.1.1	Ichthyosis	41
4.1.2	Ehlers-Danlos-Syndrom	41
4.1.3	Morbus Recklinghausen (Neurofibromatose Recklinghausen)	42
4.2	**Viruserkrankungen der Haut**	43
4.2.1	Warzen	43
4.2.2	Erkrankungen durch Herpesviren	46
4.3	**Bakterielle Hauterkrankungen**	51
4.3.1	Impetigo contagiosa	51
4.3.2	Erysipel	53
4.3.3	Phlegmone	53
4.3.4	Erysipeloid	54
4.3.5	Abszess	54
4.3.6	Panaritium und Paronychie	56
4.3.7	Lyell-Syndrom und SSSS	56
4.3.8	Erythrasma	58
4.3.9	Hauttuberkulose	58
4.4	**Hautmykosen**	59
4.4.1	Pityriasis versicolor	59
4.4.2	Dermatomykosen	60
4.4.3	Candidose	61
4.4.4	Seborrhoisches Ekzem	64
4.5	**Tierische Parasitosen**	65
4.5.1	Erkrankungen durch Läuse	65
4.5.2	Erkrankungen durch Flöhe	68
4.5.3	Erkrankungen durch Wanzen	68
4.5.4	Skabies	69
4.5.5	Erkrankungen durch Zecken (Borreliose)	73
4.6	**Hautschäden durch Wärme und Kälte**	74
4.6.1	Verbrennung	74
4.6.2	Erfrierung	76
4.6.3	Polymorphe Lichtdermatose	77
4.7	**Toxische und allergische Ekzeme**	78
4.7.1	Kontaktekzem	78
4.7.2	Atopisches Ekzem (Neurodermitis)	80
4.7.3	Dyshidrotisches Ekzem	86
4.7.4	Urtikaria, Quincke-Ödem und Dermographismus	86
4.8	**Hauterscheinungen bei Stoffwechselkrankheiten**	89
4.8.1	Xanthome, Xanthelasmen	89
4.8.2	Myxödem	90
4.8.3	Necrobiosis lipoidica	91
4.9	**Entzündliche, hyperkeratotische Hauterkrankungen**	91

4.9.1 Psoriasis 91
4.9.2 Pityriasis rosea 96
4.10 Papulöse Hauterkrankungen 97
4.10.1 Rosazea 97
4.10.2 Periorale Dermatitis 98
4.11 Erkrankungen des Bindegewebes (Kollagenosen) 99
4.11.1 Sklerodermie 99
4.11.2 Lupus erythematodes 102
4.12 Erkrankungen der Nägel 104
4.13 Erkrankungen der Talgdrüsen 106
4.13.1 Acne vulgaris 106
4.14 Erkrankungen der Schleimhäute 109
4.14.1 Aphthen 109
4.14.2 Mundwinkelrhagaden 110
4.15 Tumoren und Fehlbildungen der Haut 111
4.15.1 Lipom 111
4.15.2 Basaliom 111
4.15.3 Nävus 113
4.15.4 Hämangiom 117
4.15.5 Vitiligo 118
4.15.6 Malignes Melanom 118
4.15.7 Aktinische Keratose und Plattenepithelkarzinom . . 123
4.15.8 Seborrhoische Warze 125
4.15.9 Altershaut 126
4.15.10 Fibrom 126
4.16 Cellulite 127
4.17 Dekubitus 127

Register 129

KAPITEL

1 Anatomie

1.1	**Aufbau der Haut**	1
1.1.1	Epidermis (Oberhaut)	1
1.1.2	Corium (Lederhaut, Dermis)	4
1.1.3	Subkutis (Unterhaut)	5
1.2	**Hautanhangsgebilde**	5
1.2.1	Haare	5
1.2.2	Talgdrüsen	7
1.2.3	Schweißdrüsen	8
1.2.4	Nägel	9
1.3	**Hautrezeptoren**	10
1.3.1	Mechanorezeptoren	10
1.3.2	Thermorezeptoren	11
1.3.3	Schmerzrezeptoren	11
1.3.4	Juckreizrezeptoren	11
1.4	**Blutgefäße**	12
1.4.1	Arterien	12
1.4.2	Venen	12
1.4.3	Änderungen der Durchblutung	12
1.5	**Schleimhaut**	13

Einführung

Die Dermatologie kann als überwiegend ungeliebtes *Stiefkind der Medizin* bezeichnet werden. Ungeachtet dessen besitzt sie für den Alltag des Therapeuten insofern eine eminente Bedeutung, als ein beachtlicher Anteil der Patienten gerade mit **dermatologischen Problemen** in den Praxen erscheint und entsprechende Anforderungen an die Kompetenz des Therapeuten stellt.

Die Haut (Derma) umkleidet die gesamte Oberfläche des Körpers und dient damit u.a. dessen Schutz vor der Umwelt. Ihr Aufbau ist prinzipiell in allen Körperregionen identisch – lediglich ihre Dicke sowie die Art und Anzahl der sog. Anhangsgebilde schwanken. Die Gesamtfläche beträgt beim Erwachsenen rund 1,7 m^2, das Gewicht liegt bei etwa 5–8 kg. Damit gilt die Haut als **größtes** und **schwerstes Organ** des menschlichen Körpers.

1.1 Aufbau der Haut

Die Haut besteht aus den drei Schichten Oberhaut **(Epidermis)**, Lederhaut **(Corium** bzw. **Dermis)** und Unterhaut **(Subkutis** bzw. **Hypodermis)**, wobei die beiden äußersten Schichten Epidermis und Corium auch zur Kutis zusammengefasst werden (➤ Abb. 1.1). In diesem Sinne kann man die Haut also auch in **Kutis** (die eigentliche Haut) und **Subkutis** (die Schicht unterhalb der Haut = Fettgewebe) unterteilen.

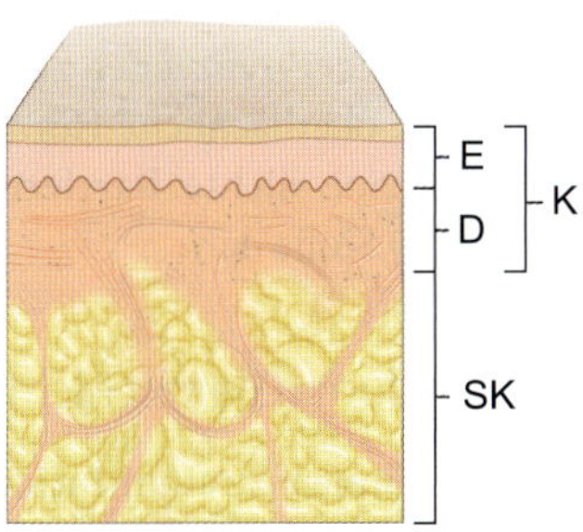

Abb. 1.1 Dreischichtiger Aufbau der Haut: **E** = Epidermis, **D** = Dermis (Corium), **K** = Kutis, **SK** = Subkutis (Hypodermis) [L238]

1.1.1 Epidermis (Oberhaut)

Schichten der Epidermis

Die Epidermis besteht aus einem **mehrschichtigen, verhornenden Plattenepithel**. Ihr Durchmesser schwankt zwischen 0,04 mm (40 µm) an den Augenlidern und 1,5 mm an Handflächen und Fußsohlen. In Abhängigkeit von ihrer Dicke lässt sie sich in 4–5 abgrenzbare Schichten **(Stratum)** unterteilen (➤ Abb. 1.2, ➤ Tab. 1.1). Die Epidermis enthält **keine Blutgefäße**, sondern wird aus den Gefäßen des Corium durch **Diffusion** ernährt.

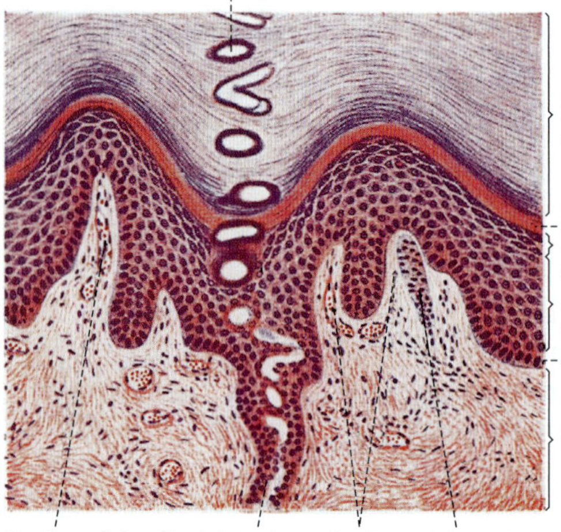

Abb. 1.2 Schichten der Epidermis. Die Epidermis besteht aus den Schichten Stratum basale (über der Basalmembran), Stratum spinosum, Stratum granulosum, Stratum lucidum (nur in dickeren Hautschichten) und Stratum corneum (an der Hautoberfläche). [M375]

Tab. 1.1 Schichten der Epidermis

Schicht	Kennzeichen
Stratum corneum, Hornschicht	• stark abgeflachte, kernlose Zellen, an der Oberfläche in Hornlamellen umgewandelt • keine Zellorganellen
Stratum lucidum, Glanzschicht	• nur in dickeren Hautschichten • Lichtbrechung durch Keratinvorstufen
Stratum granulosum, Körnerzellschicht	• 2–4 Lagen flacher Zellen • Granula („Körner") aus Keratohyalin • Zellorganellen und Zellkerne lösen sich auf • eingelagerte Fette
Stratum spinosum, Stachelzellschicht	• 3–8 Zellreihen, nach außen hin abflachend • Interzellularbrücken (Desmosomen) • enthält auch Langerhans-Zellen
Stratum basale, Basalzellschicht	• einreihige Schicht zylindrischer Zellen • Neubildung der Epidermis • enthält auch Melanozyten und Merkel-Zellen

Stratum basale (Basalzellschicht)

Auf der Basalmembran (zwischen Epidermis und Corium) sitzt als innerste Schicht das Stratum basale. Es besteht aus einer **einreihigen Schicht zylindrischer Zellen,** von denen die **Neubildung der Epidermis** ausgeht: Die Zellen teilen sich in zwei Tochterzellen, von denen die eine in der Basalzellschicht verbleibt und die andere in die folgende Schicht des Stratum spinosum abgegeben wird. Von hier aus wird diese zweite Tochterzelle unter ständig fortschreitender Degeneration immer weiter in Richtung Hautoberfläche geschoben, bis sie dort schließlich verhornt und als Schuppe abgestoßen wird. Die **Zellwanderung** von der ersten Zellteilung im Stratum basale bis zur Abstoßung an der Oberfläche dauert **28 Tage**, 14 Tage für die Durchwanderung der Epidermisschichten bis zum Stratum corneum und weitere 14 Tage, bis die entstehenden Hornschuppen in dieser Schicht zur Hautoberfläche gelangen und schließlich abschilfern.

Das Stratum basale wird auch als **Stratum germinativum** (Keimschicht) bezeichnet. Teilweise wird auch das nachfolgende Stratum spinosum noch zur Keimschicht hinzugerechnet, obwohl dort keine erwähnenswerten Zellteilungen mehr stattfinden.

PATHOLOGIE

Dadurch, dass sich jeweils nur wenige Basalzellen gleichzeitig teilen (etwa 0,4 %), erneuert sich die Epidermis langsam und unmerklich. Erhöht sich aber die Mitoserate aufgrund pathologischer Umstände, entsteht auf der Hautoberfläche eine sichtbare **Schuppung**. **Schuppende** Hautkrankheiten gehen also **immer** mit einer **erhöhten Zellteilungsrate** einher.

Die Basalzellen sind über Zellfortsätze an der Basalmembran und im darunter befindlichen Corium befestigt. Eine Störung dieser Verankerung mit Eindringen von Blut oder Plasma zwischen Epidermis und Corium bzw. auch in tiefere Schichten des Corium bezeichnet man als **subepidermale Blase**.

Stratum spinosum (Stachelzellschicht)

Das sich an die Basalzellschicht anschließende Stratum spinosum setzt sich aus **3–8 Zellreihen** zusammen, welche von innen nach außen immer mehr abflachen. Sie sind durch zahlreiche Interzellularbrücken **(Desmosomen)** miteinander verbunden, die dieser Schicht ihr „stacheliges" Aussehen geben. Angeblich wird dieser Eindruck dadurch verstärkt, dass die Zellen bei der Aufbereitung für die Mikroskopie schrumpfen. Fädige Strukturen in den Stachelzellen festigen in Verbindung mit den Desmosomen den Zusammenhalt der Schicht.

PATHOLOGIE

Die pathologische **Verbreiterung** des Stratum spinosum bezeichnet man als **Akanthose**, die **Auflösung der Desmosomen** zwischen den Stachelzellen als **Akantholyse** (Akantha = Spina = Stachel, Dorn). Es entstehen flüssigkeitsgefüllte Hohlräume, also **intraepidermale Blasen**. Besonders typisch sind diese Blasen (> 0,5 cm) bzw. Bläschen (< 0,5 cm) für Erkrankungen durch Herpes-Viren.

Stratum granulosum (Körnerzellschicht)

Die dritte Schicht, das Stratum granulosum, besteht aus **2–4 Lagen flacher Zellen** und enthält ihrem Namen entsprechend reichlich **Granula** („Körner") aus **Keratohyalin**, einer Vorstufe des Keratins. Die Zellorganellen sind reduziert, die Zellkerne beginnen sich aufzulösen. Die Zellen selbst sind damit bereits degeneriert. Im Raum zwischen aneinandergrenzenden Zellen sind **Fette eingelagert**, teilweise bis in die oberflächliche Hornschicht hinein. Die Epidermis stellt dadurch eine **dichte Barriere für Wasser** und hydrophile (wasserlösliche) Stoffe dar.

Stratum lucidum (Glanzschicht)

In dem sehr dünnen Stratum lucidum sind die Zellkerne bereits weitgehend verschwunden. Diese Schicht ist **nur in dickeren Hautschichten**, z.B. an Handflächen und Fußsohlen abzugrenzen. Das

Keratohyalin ist noch weiter in Richtung Keratin umgewandelt und besitzt **lichtbrechende Eigenschaften** – es glänzt.

Stratum corneum (Hornschicht)

Die oberflächlichste Schicht, das Stratum corneum, besteht zunächst noch aus sehr stark **abgeflachten**, **kernlosen Zellen**, deren oberste Lagen schließlich zu geschichteten **Hornlamellen** umgewandelt sind. Sie enthalten **keinerlei Zellorganellen** mehr, sondern bestehen nur noch aus **Keratin (Horn)**, einem sehr widerstandsfähigen, schwefelreichen (= Aminosäure Cystein) Protein. Die Hornschicht ist an verschiedenen Körperstellen – auch abhängig von äußeren Einflüssen – unterschiedlich dick. Anhaltender Druck auf eine umschriebene Lokalisation erhöht dort die Mitoserate der Basalzellschicht, sodass auch das daraus hervorgehende Stratum corneum dicker werden muss.

HINWEIS PRÜFUNG

Im Allgemeinen ist die Hornschicht zwischen 10 und 300 µm dick (1 µm = 1 Mikrometer = 0,001 mm). Besonders dünn ist sie an Glans penis und Klitoris (Prüfungsfrage!) sowie an den Augenlidern, besonders dick an Hohlhand, Fußsohlen und weiteren, stark beanspruchten Hautpartien.

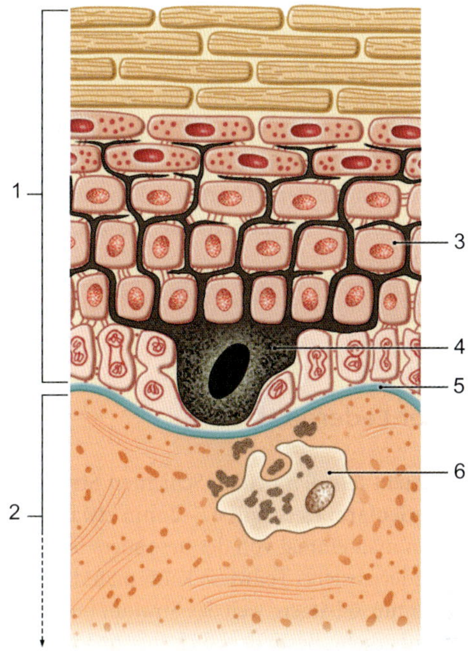

Abb. 1.3 Melanozyt im Stratum basale. **1** = Epidermis, **2** = Dermis, **3** = Zelle im Stratum spinosum, **4** = Melanozyt, **5** = Basalmembran, **6** = Makrophage [L238]

Weitere Zellen der Epidermis

Eingestreut zwischen die zylindrischen Zellen des Stratum basale befinden sich weitere Zellen mit vollkommen anderen Aufgaben: Melanozyten und Merkel-Zellen (Merkel-Tastscheiben). Überwiegend im Stratum spinosum findet man die Langerhans-Zellen.

Melanozyten

Melanozyten sind große rundliche Zellen, die einzeln zwischen den Basalzellen liegen und zahlreiche Zytoplasmafortsätze (ähnlich den Dendriten der Nervenzellen, ➤ Fach Neurologie) zwischen die Basalzellen und Stachelzellen schieben (➤ Abb. 1.3). In den Melanozyten befindet sich das Pigment **Melanin**, welches von hier aus an die Nachbarzellen, teilweise auch zwischen dieselben abgegeben wird.

Melanin schützt die Haut vor den UV-Strahlen der Sonne und verleiht ihr gleichzeitig, je nach der gebildeten Menge, eine hell- bis dunkelbraune Tönung. Melanozyten stellen etwa 5–10 % der Zellen in der Basalzellschicht.

Merkel-Zellen

Bei den Merkel-Zellen handelt es sich um kleine, flache Zellen im Stratum basale, die auf Druck reagieren (Rezeptoren, ➤ Kap. 1.3) und diesen Druck an freie Nervenenden weitergeben, die im Corium liegen und direkt an der Unterseite der Merkel-Zellen enden (➤ Abb. 1.4). Teilweise liegen die Zellen in **Gruppen** beieinander, versorgt von einer gemeinsamen sensiblen Nervenfaser, und werden dann **Merkel-Tastscheiben** genannt. Merkel-Zellen sind insgesamt deutlich seltener als Melanozyten. In größerem Umfang findet man sie dort, wo es auf eine besonders feine Tastempfindung ankommt, z.B. an den Fingerbeeren.

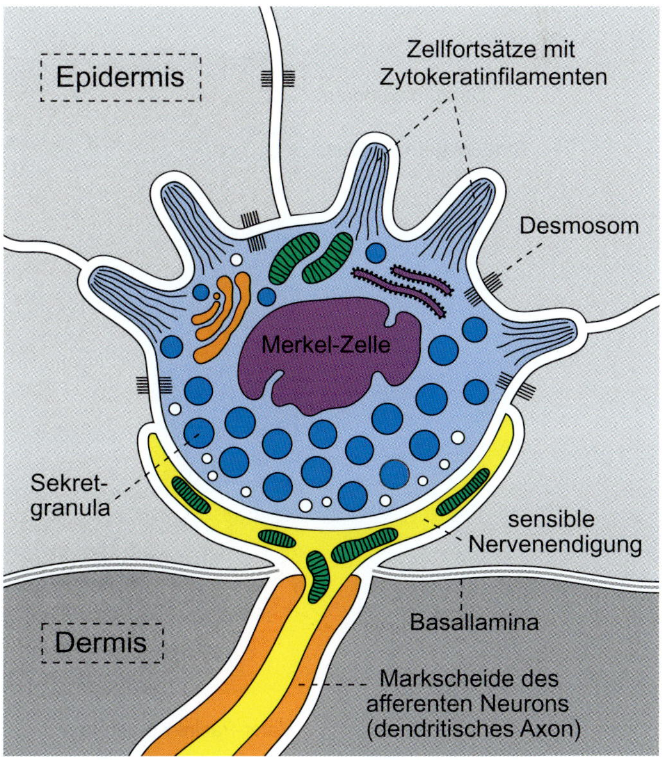

Abb. 1.4 Merkel-Zellen liegen im Stratum basale und können Druck, der von außen auf die Haut einwirkt, in eine Nervenerregung umwandeln. [L107]

Langerhans-Zellen

Langerhans-Zellen gehören zu den (stationären) **Makrophagen** (Fresszellen) des Immunsystems und schützen die Haut vor eingedrungenen Erregern. Sie finden sich v.a. im Stratum spinosum, doch bleiben sie mobil. Auch sie schieben ähnlich den Melanozyten Zellfortsätze zwischen die benachbarten Zellen, mit denen sie ihre Umgebung abtasten, um Fremdmaterial wie z.B. eingedrungene Bakterien aufzuspüren.

1.1.2 Corium (Lederhaut, Dermis)

Schichten der Lederhaut

Das Corium besteht aus den beiden Schichten **Stratum papillare** und **Stratum reticulare**. Es ist mit 0,5–2 mm etwa so dick wie die Epidermis, wenn man einmal von der besonders feinen Epidermis z.B. der Augenlider absieht. Teilweise kann man die genaue Dicke des Corium aber nur schätzen, weil das Stratum reticulare fließend in die Subkutis übergeht. Besonders dick (bis zu 3 mm) und widerstandsfähig ist das Corium des Rückens, weshalb es beim Tier bevorzugt zur Gewinnung des Leders verwendet wird. Das Corium enthält zahlreiche Blut- und Lymphgefäße, Nerven, Haarfollikelrezeptoren und Tastkörperchen sowie einen Teil der Hautanhangsgebilde – v.a. Haarwurzeln, Talgdrüsen und ekkrine Schweißdrüsen (➤ Kap. 1.2).

Stratum papillare (Papillenschicht)

Das Stratum papillare liegt unter der Epidermis und ist mit dieser wellenförmig „verzahnt". Diese Wellen formen bis an die Oberfläche der Haut sichtbare Erhebungen und Einziehungen, sodass sie hier ein Muster von Rillen und Feldern bilden, das u.a. an den Fingerbeeren bei jedem Menschen immer etwas anders aussieht (Fingerabdrücke). Dies gilt sogar für eineiige Zwillinge. Den Zusammenhalt zwischen Epidermis und Corium gewährleisten fädige Strukturen, welche in der Basalmembran verankert sind.

Das Stratum papillare besteht aus Bindegewebe mit lockerer Einlagerung von Kollagenfaserbündeln, welche durch ihre rhomboide Anordnung eine Art Scherengitter bilden. Dadurch wird die Dehnbarkeit der Haut gewährleistet. Sobald die kollagenen Fasern parallel zueinander ausgerichtet sind, ist die Grenze der Dehnbarkeit erreicht. Zusätzliche **elastische Fasern** im Stratum papillare sorgen für das glatte Anliegen der Haut und ihre Elastizität nach Dehnung.

PATHOLOGIE

In einer Narbe sind die Kollagenfasern vermehrt und von vornherein parallel gepackt, sodass hier keine wesentliche Dehnbarkeit gegeben ist.

Stratum reticulare (Netzschicht)

Von ähnlichem Aufbau, durch vermehrte Einlagerung von Kollagen aber derber und widerstandsfähiger, zeigt sich das tiefer liegen-

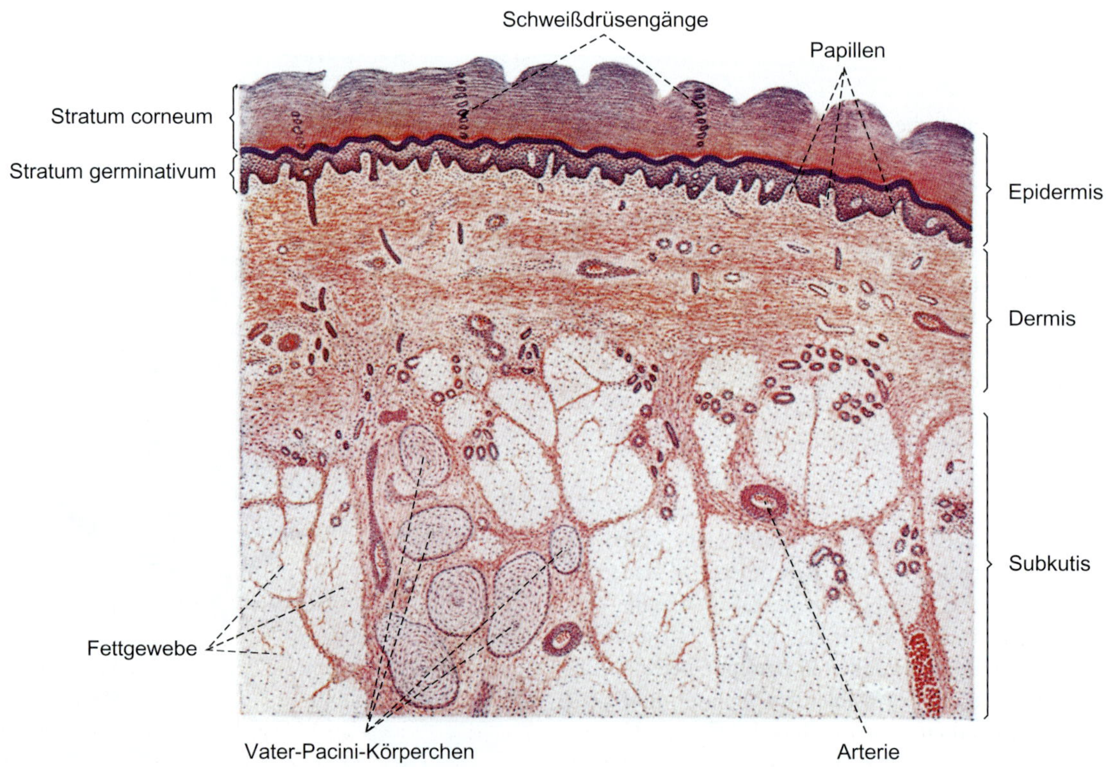

Abb. 1.5 Hautschichten in der Hohlhand. Das bindegewebige Corium ist durch die Papillen des Stratum papillare mit der Epidermis verzahnt, das tiefer gelegene, sehr derbfaserige Stratum reticulare der Dermis enthält an seiner Grenze zur Subkutis die Hauptmasse der Drüsen und Blutgefäße. [M375]

de Stratum reticulare (➤ Abb. 1.5). Es bildet den **Hauptanteil der Dermis**, während sich das Stratum papillare auf den Bereich der Papillen beschränkt.

1.1.3 Subkutis (Unterhaut)

Die Subkutis (Hypodermis; sub = hypo = unterhalb) ist die tiefste Hautschicht. Ihr Durchmesser liegt üblicherweise nicht mehr im Millimeterbereich, wie dies bei den beiden Schichten der Kutis der Fall war, sondern beträgt – v.a. bei adipösen Menschen am Bauch – bis zu mehrere Zentimeter. Sie besteht überwiegend aus **Fettläppchen** (➤ Abb. 1.6) – also Zellgruppen, septiert und abgegrenzt durch schmale Bindegewebsschichten. Das Fett dient z.B. in den Fußsohlen als polsterförmige **Schutzschicht**, wirkt **thermisch isolierend** und steht als **Depotfett** „für schlechte Zeiten" zur Verfügung – v.a. an Bauchdecken, Gesäß, Oberschenkeln und Mammae. Genauer besprochen werden Fettgewebe und Fettstoffwechsel im ➤ Fach Stoffwechsel und Endokrinologie.

In der Subkutis befinden sich die Wurzeln der Terminalhaare (➤ Kap. 1.2.1), die Duftdrüsen (= apokrine Schweißdrüsen, ➤ Kap. 1.2.3), die Vater-Pacini-Lamellenkörperchen (➤ Kap. 1.3.1), die oberflächlichen Arterien und Venenstämme und die größeren Lymphgefäße.

PATHOLOGIE

Pathologische Erweiterungen der subkutanen Venenstämme zeigen sich v.a. am Bein als „Krampfadern" (Varizen), die durch die wenigen Millimeter von Corium und Epidermis hindurchscheinen.

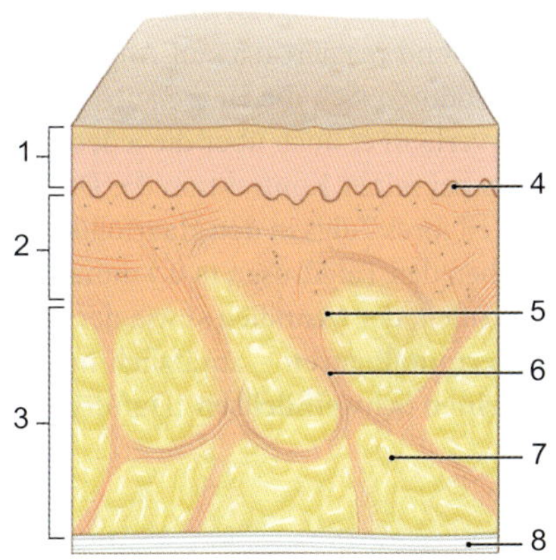

Abb. 1.6 Subkutis mit septierten Fettläppchen; **1** = Epidermis, **2** = Dermis, **3** = Subkutis, **4** = Coriumpapillen, **5** = Subkutispapillen, **6** = Bindegewebssepten, **7** = Fettläppchen mit Fettzellen, **8** = Faszie [L238]

1.2 Hautanhangsgebilde

Zu den Hautanhangsgebilden zählen alle Strukturen, die entweder selbst an der Oberfläche der Haut sichtbar werden oder aber Sekrete nach dorthin absondern, also Haare (➤ Kap. 1.2.1), Nägel (➤ Kap. 1.2.4), Talg- (➤ Kap. 1.2.2), Schweiß- und Duftdrüsen (➤ Kap. 1.2.3):

MERKE

Hautanhangsgebilde

- Haare
- Nägel
- Talgdrüsen
- ekkrine Schweißdrüsen
- apokrine Schweißdrüsen (Duftdrüsen)

1.2.1 Haare

Bei den Haaren unterscheidet man (➤ Abb. 1.7):

- die **Lanugohaare** des Feten und teilweise auch noch **Neugeborenen** (v.a. im Schulterbereich)
- die feinen, flaumartigen **Körperhaare** der Kinder und Erwachsenen (= **Vellushaare**)
- die dickeren und stärker pigmentierten **Terminalhaare** an Kopf (einschließlich Naseneingang und Gehörgang), Achselhöhlen, Brust und Genitalien, die überwiegend im Rahmen der Pubertät entstehen

Lediglich Handflächen und Fußsohlen sowie die Haut der Leiste sind vollständig frei von Haaren. Insgesamt befinden sich auf der Körperoberfläche eines Erwachsenen etwa 400.000 Haare, wovon rund 100.000 auf den Kopf entfallen.

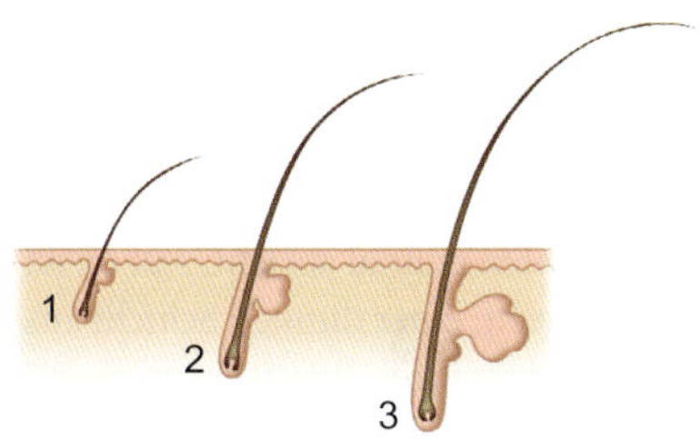

Abb. 1.7 Haartypen; **1** = Lanugohaar, **2** = Vellushaar, **3** = Terminalhaar [L238]

Bildung und Aufbau des Haars

Das Epithel, aus dem die Haare entstehen, kann man sich als umschriebene Einstülpung der Epidermis ins darunter liegende Corium bzw. – bei den Terminalhaaren – bis in die Subkutis hinein vorstellen. Diese bis zur Subkutis reichende „Epidermiseinstülpung" wird als **Haarfollikel** bezeichnet. So, wie die Epidermis durch Teilung ihrer Basalzellen und zunehmende Verhornung der Tochterzellen auf ihrem Weg an die Oberfläche die Hornschicht bildet, so entsteht aus dem Follikelepithel das Haar. Die Schuppen der Hornschicht und die Haare (und Nägel) sind also von sehr ähnlicher Zusammensetzung (Keratin) und weitgehend frei von Zellen oder Zellorganellen.

Der schräg durch die drei Hautschichten verlaufende, nicht sichtbare Teil des Haars wird als **Haarwurzel** bezeichnet (➤ Abb. 1.8). Dieser Teil verdickt sich an seinem subkutanen bzw. dermalen Ende (Vellushaare) zur **Haarzwiebel** (Haarbulbus). In die Haarzwiebel stülpt sich zapfenförmig ein gut durchblutetes Bin-

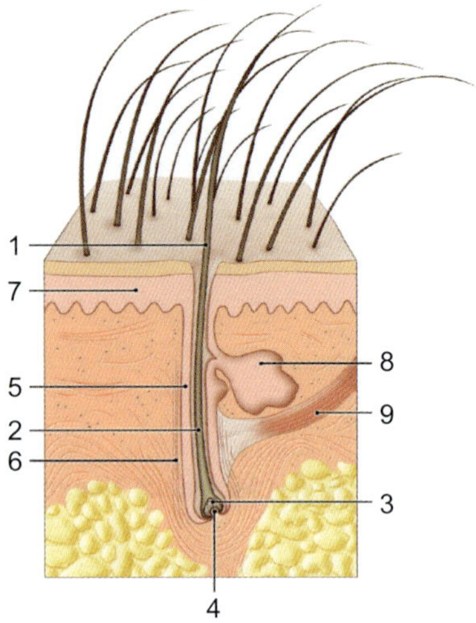

Abb. 1.8 Haar und Haarfollikel; **1** = Haarschaft, **2** = Haarwurzel, **3** = Haarbulbus, **4** = Haarpapille, **5** = epitheliale Wurzelscheide, **6** = bindegewebige Wurzelscheide (Haarbalg), **7** = Epidermis, **8** = Talgdrüse, **9** = M. arrector pili [L238]

degewebe **(Haarpapille)**, von dem aus die wesentliche Versorgung mit Nährstoffen erfolgt. Auch das eigentliche Haarwachstum findet aus der Haarzwiebel heraus statt. Die Haarwurzel wird allseits von einer Scheide (Haarfollikel) aus Epithel (Wurzelscheide) und Bindegewebe (Haarbalg) umgeben, die das Haar auf seinem Weg durch die drei Hautschichten weiter verdickt.

Das, was auf nahezu der gesamten Körperoberfläche als Haare zu erkennen ist, ist der Keratinfaden, der als Fortsetzung der Haarwurzel nun als **Haarschaft** bezeichnet wird. Sein Durchmesser liegt bei 10–100 µm (0,01–0,1 mm) und entspricht damit der durchschnittlichen Dicke des Stratum corneum, wenn man von besonders dicken Hautschichten einmal absieht. Außen ist der Haarschaft von der **Cuticula** bedeckt, einer dünnen Schicht aus flachen Hornschuppen, die sich wie Dachziegel überdecken (➤ Abb. 1.9). Unter der Cuticula

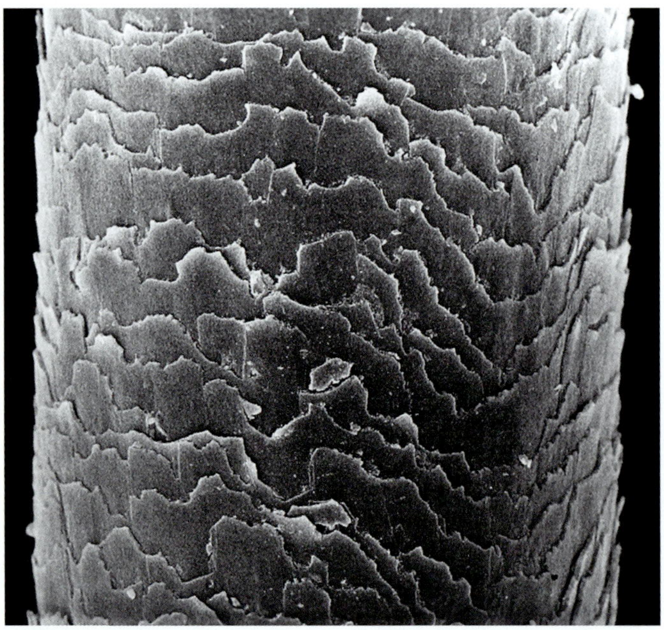

Abb. 1.9 Cuticula am Terminalhaar. Die Ränder der verhornten Zellen sind z.T. etwas angegriffen. [M375]

liegt die dickere **Rinde** aus verhornten Zellen bzw. Hornlamellen und ganz innen das dünne **Mark**. Im untersten Anteil der Haarwurzel enthalten diese Schichten noch degenerierte Zellen, die dann auf dem Weg in Richtung Hautoberfläche zugrunde gehen.

Haarfarbe

Entsprechend der Epidermis (➤ Kap. 1.1.1) enthält auch das Epithel der Haarfollikel **Melanozyten**, besonders umfangreich im Bereich der Haarzwiebel. Art und Menge des gebildeten Melanins, und damit die Farbe von Haaren und Haut, sind genetisch festgelegt. Mit zunehmendem Alter versiegt die Melaninproduktion allmählich, sodass die Haare ergrauen. Ursache ist die zunehmende Anhäufung oxidierender Substanzen wie Wasserstoffperoxid H_2O_2 in den Melanozyten, die nicht mehr in physiologischem Umfang unschädlich gemacht werden können. Wird gar kein Melanin mehr gebildet, sind die Haare weiß. Beteiligt sind hieran eventuell auch Einschlüsse kleinster Luftbläschen.

PATHOLOGIE

Ein Ergrauen „über Nacht" ist nicht möglich, wohl aber innerhalb einiger Wochen nach Schicksalsschlägen. Dabei fallen bevorzugt die pigmentierten Haare aus, während die nachwachsenden durch eine Melanozytensuppression kaum noch Melanin enthalten.

Begleitstrukturen

An jedem Haarfollikel ist ein kleiner glatter Muskel befestigt, der **M. arrector pili** (= „Aufrichter des Haars"). Er ist sympathisch innerviert und reagiert u.a. auf Angst oder Kälte mit einer Kontraktion, wodurch sich die Haare aufrichten („zu Berge stehen"). Teilweise verläuft er auch über die jedem Haar zugeordnete Talgdrüse, sodass bei seiner Kontraktion die Drüse komprimiert wird und einen Teil ihres Talgs in den Haarfollikel abgibt.

Neben den Talgdrüsen (s.u.) münden an den Haaren des Kopfes, der Axillen, der Mamillen sowie der Schambehaarung – also an **allen Terminalhaaren** – zusätzlich noch die Ausführungsgänge der **apokrinen Schweißdrüsen** (Duftdrüsen) in die dermalen Haarfollikel.

Haarwachstum

Die Kopfhaare wachsen nicht kontinuierlich, sondern **zyklisch** mit einer Gesamtdauer von etwa **7 Jahren:**

- **Anagenphase** (A in ➤ Abb. 1.10): Die Anagen- oder Wachstumsphase dauert etwa 6½ Jahre. In dieser Zeit wächst das Haar rund **0,36 mm/Tag**, entsprechend **13 cm** im **Jahr**. 80–90 % der Haare befinden sich in der Wachstumsphase.
- **Katagenphase** (B in ➤ Abb. 1.10): In dieser kurz dauernden Phase (wenige Wochen) bildet sich die Haarzwiebel zurück und löst sich von der Papille ab.

- **Telogenphase** (C in ➤ Abb. 1.10): Diese Ruhephase dauert 3–6 Monate und endet mit dem Ausfall des Haars. In ihr befinden sich 10–20 % der Haare.

6,5 (Jahre) × 13 (cm/Jahr) ergeben als Gesamtlänge noch nicht einmal 100 cm. Die etwa 100.000 Kopfhaare des Menschen können also auch bei der besten Pflege und Ernährung nicht wesentlich länger als 100 cm werden – abgesehen von den sehr seltenen Störungen, bei denen die Anagenphase ein wenig verlängert oder die Wachstumsgeschwindigkeit etwas gesteigert ist. Rapunzel ist also tatsächlich nur ein Märchen, Rapunzel wohnte im Erdgeschoss!

Der **physiologische Haarausfall** beträgt ca. **50–100 Haare/Tag**. Aus Stammzellen im Bereich der erhaltenen Papille entsteht nach einer Ruhephase ein neues Haar, das den vorhandenen Kanal zur Hautoberfläche für sein Wachstum benutzt (D in ➤ Abb. 1.10).

MERKE

Haarzyklus

- Wachstumsphase (Anagenphase): ca. 6½ Jahre
- Rückbildungsphase (Katagenphase): wenige Wochen
- Ruhephase (Telogenphase): 3–6 Monate, endet mit dem Ausfall des Haars

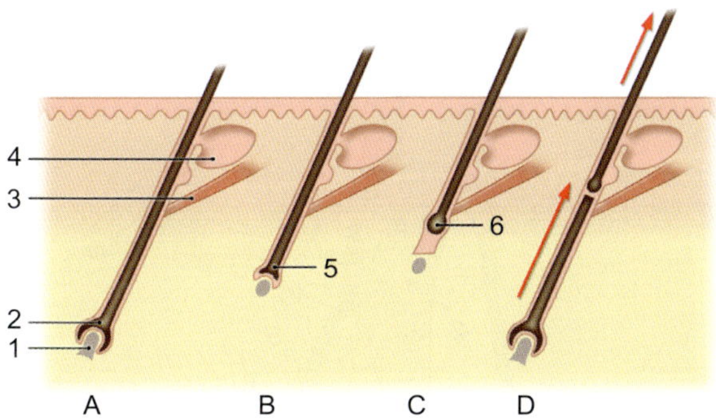

Abb. 1.10 Haarzyklus; **A** = Anagenphase (1 = Haarpapille, 2 = Haarbulbus, 3 = Haarbalgmuskel, 4 = Talgdrüse); **B** = Katagenphase mit Follikelverkürzung und Wachstumsstopp (5 = Follikelregression); **C** = Telogenphase mit weiterer Rückbildung des unteren Follikelabschnitts (6 = Kolbenhaar); **D** = neue Anagenphase mit Rekonstitution des Follikels [L238]

1.2.2 Talgdrüsen

Die Talgdrüsen befinden sich im Corium. Ihre Ausführungsgänge münden überwiegend in die **Haarfollikel**, selten auch als frei mündende Drüsen **direkt an die Hautoberfläche** (Außenseite der Lippen, Wangen, Nase, Glans penis und kleine Schamlippen). An Handflächen und Fußsohlen fehlen sie vollständig (➤ Abb. 1.11). Besonders zahlreich sind Talgdrüsen im Gesicht, an den Terminalhaaren der Kopfhaut und in der Mitte von Brust und Rücken, weshalb die Haut hier oftmals fettiger erscheint und z.B. auch besonders empfänglich ist für Akne, eine Erkrankung der Talgdrüsen.

Talgdrüsen sind **holokrine Drüsen** (holos = ganz), d.h., ihr fettiges Sekret, der Talg (Sebum), entsteht durch vollständige Umwandlung zugrunde gehender Epithelzellen (➤ Fach Basiswissen). Der Talg bildet eine fettende Schutzschicht auf Haut und Haaren. Wo die Talgdrüsen fehlen, wird die Haut schneller ausgelaugt. Von „Waschfrauenhänden" sprach man in früheren Zeiten, als die Frauen noch für die Wäsche zuständig und Waschmaschinen noch nicht erfunden waren.

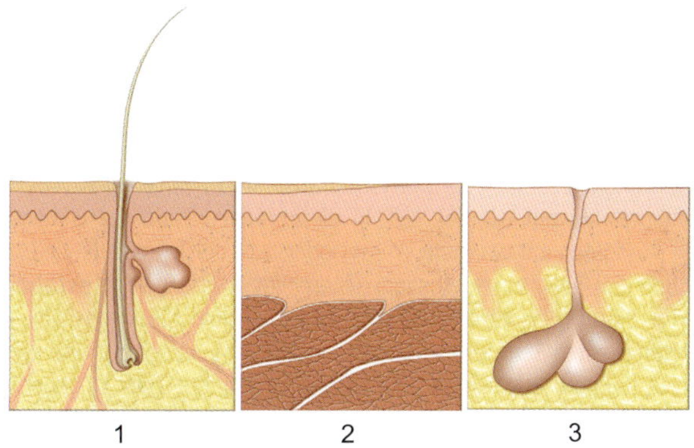

Abb. 1.11 Talgdrüsen; **1** = Terminalhaar mit Talgdrüse, **2** = Handfläche ohne Talgdrüsen, **3** = frei mündende Talgdrüse [L238]

Talgproduktion

Beim Kind sind Talgdrüsen noch klein und wenig aktiv, weshalb Kinderhaut einer besonderen Pflege bedarf. Die Drüsen wachsen dann v.a. in der **Pubertät**, da sie durch **Androgene** wie Testosteron zu Wachstum und Mehrsekretion stimuliert werden. Dies gilt ganz besonders für die Talgdrüsen der Terminalhaare sowie im Gesicht, an Brust und Rücken.

Die Aktivität der Talgdrüsen ist stimulierbar. Wer seine Haare durch tägliches Waschen ohne rückfettende Zusätze ihres Schutzfilms beraubt, darf sich über eine gesteigerte Aktivität der Talgdrüsen nicht wundern. Die Haare werden umso schneller nachfetten. Auch durch die Umgebungstemperaturen wird die Aktivität der Talgdrüsen beeinflusst: In der Kälte wird weniger Talg produziert. Die Haut trocknet deshalb im Winter besonders schnell aus. Dafür wird die Akne im Allgemeinen besser (allerdings auch unter Sonnenbestrahlung im Sommer).

Anlagebedingt produzieren manche Menschen besonders wenig Talg und haben deshalb eine sehr trockene Haut (**Sebostase** = „die Fettung steht"). Dies gilt besonders für Atopiker wegen der veränderten Zusammensetzung ihres Hautfetts (z.B. Mangel an γ-Linolensäure). Andere leiden unter einer **Seborrhö** („das Fett fließt").

Cerumen

Das Cerumen (Ohrschmalz) des äußeren Gehörgangs ist ein Produkt der **Talgdrüsen** dieses Bereichs. Daneben enthält es ein etwas modifiziertes Sekret aus **apokrinen Schweißdrüsen** (Ceruminaldrüsen) und abgeschilferte Zellen bzw. Hornschuppen, einzelne abgestoßene Haare sowie Staub und Schmutzpartikel aus der Umwelt. Der Sinn des Cerumens besteht in der Reinigung des Gehörgangs vom Trommelfell nach außen sowie in einer Schutzfunktion. Es besitzt trotz des (alkalischen) apokrinen Schweißes eine bakterienhemmende Wirkung, weil u.a. Lysozym und weitere antibakteriell wirksame Peptide enthalten sind. Der (angeblich) unangenehme Geruch bzw. der zumindest äußerst bittere Geschmack soll Insekten fernhalten.

PATHOLOGIE

Eine anlagebedingt besonders umfangreiche Cerumenproduktion, eine festere Konsistenz (ebenfalls angeboren) oder Abflussstörungen bei zu engem Gehörgang können zu **Schallleitungsstörungen** bis hin zur Schwerhörigkeit führen (Cerumen obturans). Selbst zunächst weiches Cerumen trocknet mit der Zeit ein. In diesen Fällen kann der Gehörgang durch Ausspülen mit warmem Wasser oder, z.B. bei Trommelfelldefekten, instrumentell bzw. durch Absaugen gereinigt werden. **Wattestäbchen** sind für diesen Einsatzzweck **ungeeignet** – allein schon deshalb, weil man damit einen Teil des Cerumens eher nach innen schiebt und verfestigt. Sie können jedoch, mit aller Vorsicht, sehr gut zum Trocknen des Gehörgangs nach dem Ausspülen verwendet werden.

HINWEIS DES AUTORS

Das Ausspülen des Gehörgangs mit Wasser ist aufgrund offizieller Empfehlungen ziemlich aus der Mode gekommen. Bevorzugt wird die instrumentelle, mechanische Reinigung durch den HNO-Arzt; ersatzweise wird abgesaugt. In beiden Fällen verbleiben Reste, die nach entsprechender Verfestigung z.B. Juckreiz verursachen können. Teilweise wird tatsächlich empfohlen, nur noch den Cerumenanteil, der im Bereich der Ohrmuschel erscheint, mit einem Lappen abzuwischen. Vielleicht, weil es besser aussieht? Mit in dieser Empfehlung enthalten ist allerdings eine Schwerhörigkeit nach dem Duschen oder Schwimmen, weil das Cerumen dabei aufquillt (sofern der Patient bis dahin überhaupt noch etwas hörte).
Genau genommen spricht überhaupt nichts gegen einen warmen, kräftigen Wasserstrahl, z.B. Haarewaschen, sofern das Trommelfell intakt ist. Dies muss in Zweifelsfällen, z.B. erinnerlichen Otitiden, abgeklärt werden. Wegen der Windungen des Gehörgangs gelangt der Strahl beim Erwachsenen nicht bis zum Trommelfell (wohl aber das Wasser selbst), sodass dieses auch nicht geschädigt werden kann. Der Reinigungseffekt ist wesentlich besser als bei der mechanischen Variante, weil damit zumindest bei regelmäßiger Anwendung auch tiefer sitzende Verfestigungen des Cerumens erfasst und gelöst werden. Ständige Termine beim HNO-Arzt entfallen, ebenso die möglichen Reizungen des Gehörgangs. Die Angst vor einem „zu sauberen" Gehörgang ist unbegründet, weil zum einen die Gehörgangsdrüsen ohnehin bald einen neuen, aber eben weder störenden noch gar obturierenden Fettfilm aufgebaut haben und weil andererseits Schmutzpartikel und abgeschilferte Zellen mitentfernt wurden, sodass Cerumenschichten im zeitlichen Zusammenhang gar nicht benötigt werden. Die Vorgabe des Belassens eines Cerumenrestes ist sinnfrei. Andernfalls müssten die ungezählten Menschen, die grundsätzlich und anlagebedingt anlässlich einer jeden Spiegelung des Trommelfells erneut mit perfekt freien und reizlosen Gehörgängen in der Praxis erscheinen, an einem neu zu definierenden **„Syndrom des sauberen Gehörgangs"** leiden. Zu den Symptomen dieses Bildes gehören dann beispielsweise fehlender Juckreiz, nicht auffindbare Entzündungsreize und ein übermäßig gut funktionierendes Hörorgan.

1.2.3 Schweißdrüsen

Man unterscheidet zwei Arten von Schweißdrüsen, die ekkrinen und die apokrinen (➤ Fach Basiswissen). Während die ekkrinen Schweißdrüsen v.a. der **Wärmeregulation** dienen, enthalten die apokrinen Drüsen Duftstoffe, die u.a. für die Kommunikation bzw. Anlockung zwischen den Geschlechtern Bedeutung besitzen. Sie werden deshalb auch als **Duftdrüsen** bezeichnet. Die Duftdrüsen im Bereich der Mamille erfüllen zusätzlich die Funktion, dem Säugling „den Weg zu weisen".

Ekkrine Schweißdrüsen

Die kleinen ekkrinen (merokrinen) Schweißdrüsen finden sich **in der gesamten Körperhaut** (Ausnahme z.B. die Lippen) – besonders reichlich an Stirn, gesamtem Thorax, Handflächen und Fußsohlen. Sie liegen am Übergang von der Leder- zur Unterhaut, überwiegend noch im Corium, und sind im Gegensatz zu den apokrinen Drüsen unverzweigt (➤ Abb. 1.12, ➤ Tab. 1.2).

MERKE

Handflächen und Fußsohlen sind gut mit Schweißdrüsen versorgt, enthalten aber weder Haare noch Talgdrüsen!

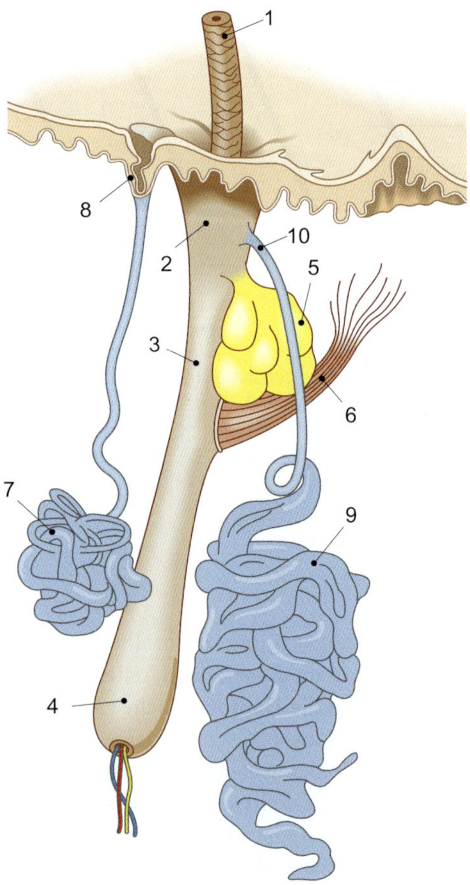

Abb. 1.12 Schweißdrüsen: **1** Haarschaft, **2** Haartrichter, **3** Haarwurzel, **4** Haarzwiebel, **5** Talgdrüse, **6** M. arrector pili (glatter Muskel, sympathisch innerviert), **7** ekkrine Schweißdrüse mit **8** Mündung ihres Ausführungsgangs an der Hautoberfläche, **9** apokrine Schweißdrüse mit **10** Mündung ihres Ausführungsgangs in den Haartrichter [S010-2-16]

Tab. 1.2 Ekkrine und apokrine Schweißdrüsen im Vergleich

Kriterium	Ekkrine Schweißdrüsen	Apokrine Schweißdrüsen
Verteilung	gesamte Körperoberfläche außer z.B. Lippen	den Terminalhaaren zugeordnet (Kopfhaut, Achselhöhlen, perigenital, perianal, Mamillen, äußerer Gehörgang)
Lage in der Haut	Corium an der Grenze zur Subkutis	Subkutis
Größe	kleiner, unverzweigt	größer, verzweigt
Schweiß	sauer (pH 5–6)	alkalisch, mit Duftstoffen angereichert
Schweißabgabe	Sekretion	Abschnürung des oberen Zellanteils

Ekkrine Schweißdrüsen sezernieren einen schwach **sauren Schweiß (pH 5–6)** durch gewundene Ausführungsgänge an die Körperoberfläche. Die Epidermis passiert der Schweiß überwiegend nicht durch eine Verlängerung des Ausführungsgangs, sondern durch aufgeweitete Interzellularspalten. Der Anfangsteil der Drüsen ist knäuelartig zusammengerollt. Das Drüsenepithel besteht aus ein bis wenigen Epithelzellschichten. Die einzelne Drüsenzelle sezerniert den Schweiß, geht also bei seiner Produktion nicht wie die Talgdrüsenzelle zugrunde. Die Körperhaut enthält insgesamt etwa **2–3 Millionen** ekkrine Schweißdrüsen, also auch entsprechend viele **Poren** an der Oberfläche.

HINWEIS DES AUTORS

Diese Poren stehen **ausschließlich** für die Sekretion des Schweißes und nicht für eine irgendwie geartete „Hautatmung" zur Verfügung, von der Laien häufig ausgehen. Da die Diffusionsgrenze von Sauerstoff in soliden Geweben wie dem Plattenepithel der Oberhaut bei 0,1 mm (maximal 0,2 mm) liegt, kommt auch eine „Atmung" über weitere Hautanteile nicht in Frage, abgesehen (theoretisch) von der extrem dünnen Epidermis der Augenlider. Sollte jemand (im Film) in Gold eingegossen werden und daran tatsächlich versterben, ist er nicht an einer „abhanden gekommenen Hautatmung" erstickt, sondern aufgrund fehlender Verdunstungskälte (➤ Kap. 2.2.2) der Überhitzung zum Opfer gefallen. Natürlich sind dabei auch die Tätigkeit von Zwerchfell und Atemhilfsmuskulatur und damit die Lungenfunktion stark eingeschränkt, weil eine nennenswerte Hebung von Bauchdecken und Thorax nicht mehr möglich ist.
Geatmet wird also ganz unverändert mit der Lunge und nicht durch die Löcher der Haut!

Apokrine Schweißdrüsen

Die apokrinen Schweißdrüsen **(Duftdrüsen)** sind deutlich größer (mehrere mm) als die ekkrinen (< 0,5 mm). Sie befinden sich **nur in ganz bestimmten Hautregionen**, v.a. in der behaarten Kopfhaut, den Achselhöhlen, perigenital, perianal, im Bereich der Mamillen (Brustwarzen) und im äußeren Gehörgang – also mit Ausnahme des Naseneingangs überall dort, wo sich **Terminalhaare** befinden. Dabei liegt ihr Drüsenknäuel in der **Subkutis** und ist verzweigt (➤ Abb. 1.12, ➤ Tab. 1.2).

HINWEIS PRÜFUNG

Auch die weibliche Brustdrüse ist eine apokrine Drüse und gehört damit definitionsgemäß zu den Hautanhangsgebilden (Prüfungsfrage).

Duftdrüsen geben ihren Schweiß ab, indem sie den oberen Zellanteil mit dem dort angereicherten Sekret abschnüren (apokrinein = abschnüren). Sie münden oberhalb der Talgdrüsen in die **Haarfollikel** – im Gegensatz zu den ekkrinen Schweißdrüsen, die ihr Sekret ja direkt an die Hautoberfläche führen. Der Schweiß ist **alkalisch und mit Duftstoffen (Pheromonen) angereichert** (Duftdrüsen), die in der Tierwelt der Anlockung während der Brunft dienen.

PATHOLOGIE

Der **alkalische pH-Wert** begünstigt das Angehen einer bakteriellen Infektion wie z.B. beim axillären **Schweißdrüsenabszess**, bei welchem die Bakterien (überwiegend Staphylokokken) durch den Haarfollikel in den Ausführungsgang der Drüse eindringen und in der Subkutis Abszesse bilden. Allerdings finden sich im apokrinen Schweiß auch antibakteriell wirksame Substanzen, sodass Abszessbildungen trotz des immunologisch ungünstigen pH-Wertes nicht allzu häufig sind.
Im Gegensatz hierzu benötigen der ekkrine Schweiß oder auch beispielsweise Urin keine antibakteriell wirksamen Zusätze, da letzterer mit einem physiologischen pH-Wert von 4,5–6,5 grundsätzlich sauer und damit immunologisch wirksam ist. Wird er durch extrem einseitige Ernährung oder aufgrund allgegenwärtiger Übersäuerungsmythen pharmakologisch alkalisiert, begünstigt dies aufsteigende Harnwegsinfektionen (➤ Fach Urologie).

1.2.4 Nägel

Der Nagel bietet den Spitzen von Fingern und Zehen **Schutz**, gleichzeitig aber auch ein **Widerlager** sowohl für den Tastsinn der Fingerbeeren als auch für die Greiffunktion der Finger. Daneben dient er als **„Werkzeug"**.

Aufbau

Der Nagel (➤ Abb. 1.13) besteht aus der Nagelplatte (Unguis, Onychium). Begleitende Strukturen sind das Nagelbett, dem die Platte

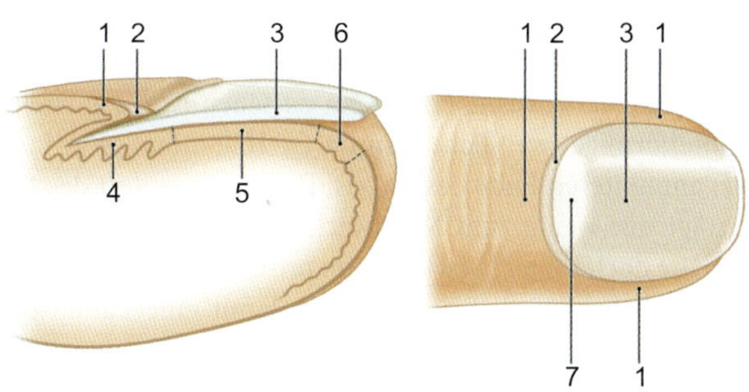

Abb. 1.13 Längsschnitt durch den Nagel; **1** = Nagelwall, **2** = Nagelhäutchen (Cuticula), **3** = Nagelplatte, **4** = Matrix, **5** = Nagelbett, **6** = Hyponychium, **7** = Lunula (sichtbarer Teil der Matrix) [L238]

aufliegt und von dessen Wurzel (Matrix) sie gebildet wird, sowie die Nagelfalze (Paronychium).

Die **Nagelplatte** (= Stratum corneum des Nagelbetts) besteht aus dem Protein Keratin, welches neben Schwefel auch relativ viel Selen, Calcium und Kalium enthält. Sie ist an den Fingern etwa 0,3–0,5 mm dick, an den Zehen nochmals dicker. Damit handelt es sich bei der Nagelplatte um das dickste und widerstandsfähigste Stratum corneum des menschlichen Körpers, abgesehen von pathologischen Veränderungen wie Clavi (Hühneraugen) oder manchen Schwielenbildungen, die zwar nicht härter, aber nochmals dicker sein können.

Falze sind Umschlagsfalten. Als **Nagelfalze** bezeichnet man die Hauttaschen bzw. -falten, in die der Nagel proximal und an beiden Seiten eingelassen ist. Die seitlichen Falze dienen der Führung und Schienung. Der proximale Nagelfalz wird auch **Nageltasche** genannt. Der die proximale Nagelplatte überdachende Anteil der Nageltasche heißt Nagelwall, im vordersten Anteil **Cuticula** (Nagelhäutchen).

PATHOLOGIE

Seitliche Nagelfalze bekommen häufig an den Großzehen eine besondere Bedeutung, wenn die Nagelplatten im vorderen Bereich einwachsen und Entzündungen verursachen. Es entsteht die **Paronychie**.

Das **Nagelbett** besteht aus Epidermis mit nachfolgendem Corium. In seiner Längsrichtung sind die Papillen besonders hervorgehoben und bilden ausgeprägtere Leisten und Rinnen als in der Haut. Diese **Längsrinnen** sind, individuell etwas unterschiedlich, auch in der Nagelplatte noch zu erkennen, haben also im Gegensatz zu Querrinnen grundsätzlich als **physiologisch** zu gelten. Auch die Epidermis des Nagelbetts ist dicker als üblich und geht auf der gesamten Fläche direkt in ihr Stratum corneum, die Nagelplatte über.

Nagelwachstum

Das proximale Ende des Nagelbetts, die **Nagelmatrix**, reicht noch 3–6 mm unter den proximalen Nagelwall und bewirkt den **Hauptanteil der Nagelbildung**. Sie ist durch den vermehrten Keratinanteil ihrer verdickten Epidermis bzw. deren Stratum lucidum auch farblich verändert, was an ihrem distalen Anteil, der den Nagelwall bzw. die Cuticula etwas überragt, gut zu sehen ist: Es entsteht die halbmondförmige, weißliche **Lunula** (= Halbmond, von Luna = Mond) am hinteren Ende des Nagels. Der gesamte Rest des Nagelbetts trägt nur wenig zum Nagelwachstum bei, verdickt aber die Nagelplatte doch weiter, so wie sie von proximal nach distal auf ihm entlanggeschoben wird. Es ergibt sich damit eine Parallele zum Haarwachstum, das hauptsächlich im Bereich der Haarzwiebel erfolgt und vom restlichen Haarfollikel lediglich vervollständigt wird.

Das Wachstum beträgt an den **Fingernägeln 0,12 mm/Tag** (= ⅓ des Haarwachstums!), an den **Zehennägeln** weniger, weil diese dicker sind. Bei älteren Menschen werden sämtliche Nägel zunehmend dicker, sodass sie allein schon deswegen langsamer wachsen. Insgesamt dauert es rund 3–4 Monate, bis ein Nagel nach einer Nagelextraktion vollständig von der Basis bis zum freien Rand gewachsen ist. Bei alten Menschen kann es auch ein halbes Jahr dauern. Die Durchblutung der Hände hat Auswirkungen auf das Nagelwachstum – beim Rechtshänder wachsen die Nägel der rechten Hand schneller.

PATHOLOGIE

Durch das zeitlich gut definierte Längenwachstum des Nagels von **knapp 1 mm/Woche** lassen sich sichtbare **Schädigungen an den Nägeln**, z.B. Querfurchen durch vorübergehende Wachstumsstörungen, zeitlich auch viele Wochen später gut mit einem zurückliegenden pathologischen Ereignis in Beziehung setzen.

1.3 Hautrezeptoren

In der Haut gibt es Mechano-, Schmerz-, Juckreiz- und Temperaturrezeptoren. Grundsätzlich handelt es sich dabei um die **Endigungen sensibler Nerven**, die entweder

- **frei** im Gewebe liegen
- oder von einer **Bindegewebskapsel umgeben** sind
- oder **Kontakt** zu spezialisierten Zellen (z.B. Merkel-Zellen) bzw. Geweben (z.B. Haarfollikel) aufnehmen.

Auf stimulierende Reize antworten sie mit in Richtung Wirbelsäule (zum Spinalganglion) weitergeleiteten Aktionspotenzialen.

1.3.1 Mechanorezeptoren

Mechanorezeptoren (➤ Abb. 1.14) reagieren auf **Berührung, Druck, Vibration** oder **Kitzel:**

- **Merkel-Zellen:** Sie liegen im Stratum basale (➤ Kap. 1.1.1) und vermitteln als **Druckrezeptoren** v.a. die feine Tastempfindung der Hände (und Lippen), also die sog. **Oberflächensensibilität.** In der **behaarten Haut** liegen die Zellen meist in Gruppen beieinander **(Merkel-Tastscheiben).** Da diese Tastscheiben mit einer geringeren Zellzahl eine größere Fläche abdecken, sich dabei aber ebenfalls nur eines einzelnen sensiblen Nervs für die Meldung ans ZNS bedienen, ist ihre Auflösung weit weniger genau als diejenige einzeln liegender Merkel-Zellen. Zusätzlich weisen die Tastscheiben eine größere Entfernung voneinander auf als die Merkel-Zellen z.B. der Fingerbeeren, die dicht an dicht stehen. Dadurch bedingt erreicht ihr gesamtes Abbildungsvermögen, ihre **räumliche Diskrimination**, nicht ansatzweise die extrem feine Auflösung von Fingerbeeren und Lippen.
- **Meissner-Tastkörperchen:** Sie finden sich in den **Papillen** des Stratum papillare, direkt unterhalb der Basalzellschicht, und reagieren auf **Berührung**. Es gibt sie **nur** in der **unbehaarten** Haut, also überwiegend an Handflächen und Fußsohlen (und Lippen).
- **Haarfollikelrezeptoren:** Im tieferen Corium befinden sich diese freien Nervenenden. Sie sind um die Haarfollikel geschlungen und reagieren auf **leichte** Bewegungen des Haars mit der Empfindung des **Kitzels**, während sie **stärkere** Reize als **Berührung** melden. Sie kommen naturgemäß in der unbehaarten Haut

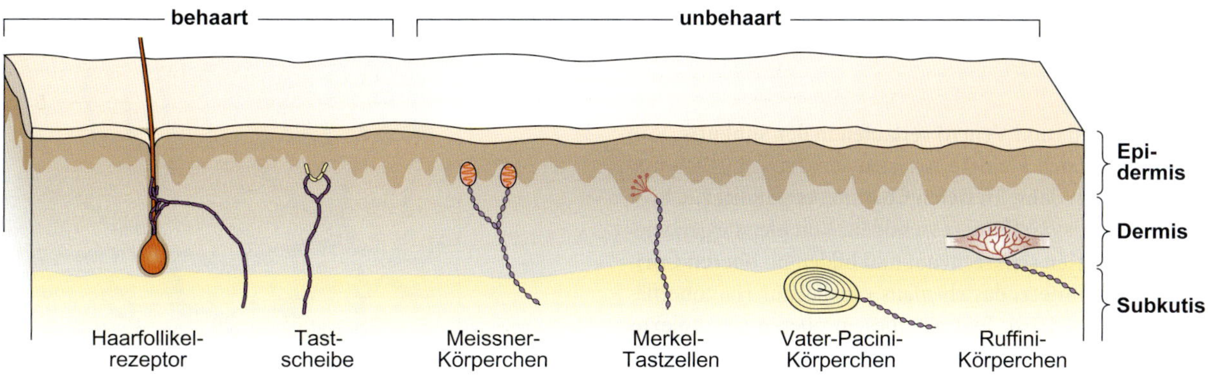

Abb. 1.14 Mechanorezeptoren der behaarten und unbehaarten Haut [L106]

nicht vor. Kitzel wird ansonsten überwiegend durch freie Nervenendungen in der **Epidermis** übertragen.

- **Vater-Pacini-Körperchen:** Für **Tiefensensibilität**, also stärkere Drücke, und **Vibrationsempfinden** zuständig sind die im Vergleich mit den übrigen Mechanorezeptoren riesigen (bis zu 2 mm) Vater-Pacini-Lamellenkörperchen der **Subkutis** (➤ Abb. 1.15). Sie finden sich daneben auch in Muskeln, Sehnen, Gelenkkapseln und Periost der Knochen.
- **Ruffini-Körperchen:** Sie liegen im Stratum reticulare des **Corium**, seltener auch in der Subkutis, und reagieren auf Druck bzw. überwiegend auf **Dehnung**. In **Gelenkkapseln** finden sich als etwas abweichende Strukturen Ruffini-Rezeptoren, die hier die **Stellung der Gelenke** registrieren und damit für die zerebrale Abbildung von Lage und Bewegung der Extremitäten von Bedeutung sind. Ergänzt werden sie in dieser Funktion durch die Vater-Pacini-Körperchen.
- **Krause-Endkolben:** Diese ovalen Körperchen befinden sich überwiegend in den **Schleimhäuten** von Mundhöhle, Genitale und Mastdarm. Sie werden der **Druckempfindung** zugeordnet, während man sie in früheren Jahren zusätzlich als Kälterezeptoren angesehen hatte.

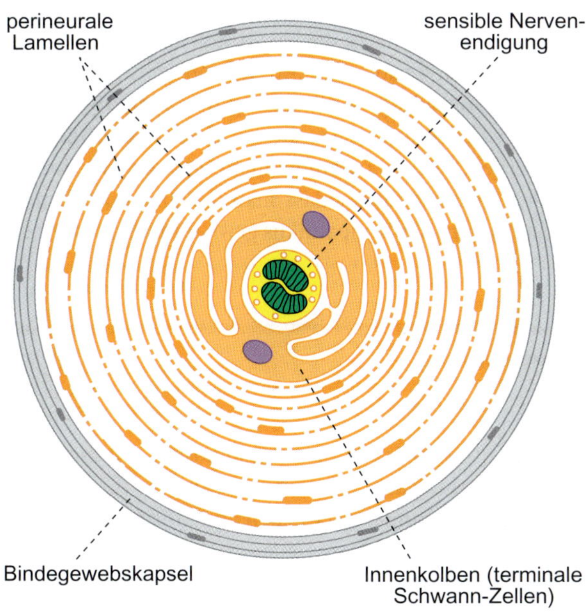

Abb. 1.15 Vater-Pacini-Körperchen (Schema) [L107]

1.3.2 Thermorezeptoren

Thermorezeptoren übertragen die Empfindungen von *entweder* Wärme *oder* Kälte. Es handelt sich um **freie Nervenenden**, die als Rezeptoren für die Warmempfindung im oberen Corium (nahe der Basalmembran) und als Rezeptoren für die Kaltempfindung in der Epidermis liegen. Mit Ausnahme der Areale um die Gesichtsöffnungen gibt es mehr Kalt- als Warmrezeptoren.

1.3.3 Schmerzrezeptoren

Schmerzrezeptoren sind **freie Nervenenden** in **allen Hautschichten**.

PATHOLOGIE

Überwiegend die Schmerzrezeptoren der Epidermis werden von den Viren der Gürtelrose (Herpes zoster) als Schiene benutzt, um von den sensiblen Spinalganglien aus in ein (Haut-)Dermatom zu gelangen. Dies erklärt die zumeist große Schmerzhaftigkeit der Gürtelrose.

1.3.4 Juckreizrezeptoren

In früheren Jahren nahm man an, dass Juckreiz **(Pruritus)** ebenfalls über die Schmerzrezeptoren übertragen wird. Erst in den Nullerjahren hat man **freie Nervenenden** identifiziert, die in der **Epidermis** sowie im **oberen Corium** liegen und **spezifisch** für die Übertragung des Juckreizes zuständig sind. Die genauen Zusammenhänge sind immer noch nicht bekannt, doch scheinen überwiegend eine **Freisetzung von Histamin** aus den Mastzellen des Corium und die **Austrocknung der Epidermis** für die Auslösung eines Pruritus verantwortlich zu sein. Histamin führt an den Juckreizrezeptoren zu Pruritus, während es an den Schmerzrezeptoren tiefer liegender Gewebe (Subkutis) Schmerzen verursacht. Die vielfältigen Ursachen des Juckreizes werden im ➤ Fach Leitsymptome erörtert.

1

1.4 Blutgefäße

1.4.1 Arterien

Die größeren Arterien (und Venen) verlaufen in der **Subkutis**. Von hier aus verzweigen sich kleinere Arterien senkrecht in Richtung Körperoberfläche, um dann im **tiefen Corium** ein parallel zur Körperoberfläche liegendes **Gefäßnetz** zu bilden. Von hier steigen wiederum einzelne Arterien senkrecht auf und bilden im **oberen Corium** ein zweites **Gefäßnetz**, das ebenfalls parallel zur Hautoberfläche verläuft (➤ Abb. 1.16). Erst aus diesem oberen Gefäßplexus verzweigen sich schließlich die Arteriolen und Kapillaren zu den einzelnen Papillen und gehen hier in die Venolen über. Die **Epidermis** ist nicht durchblutet, sondern wird aus den papillären Kapillaren durch **Diffusion** ernährt.

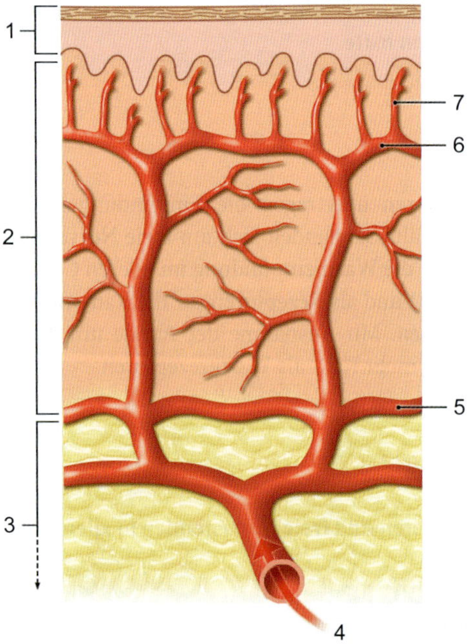

Abb. 1.16 Arterielle Versorgung; **1** = Epidermis, **2** = Corium, **3** = Subkutis, **4** = Arterie, **5** = tiefer Gefäßplexus, **6** = oberflächlicher Gefäßplexus, **7** = Arteriolen und Kapillaren des Stratum papillare [L238]

1.4.2 Venen

Die Venen (➤ Abb. 1.17) verlaufen im Wesentlichen bei ihren Arterien und sind zumeist (wie allgemein üblich) deutlich dicker als dieselben, sodass sie für das Auge besser erkennbar werden.

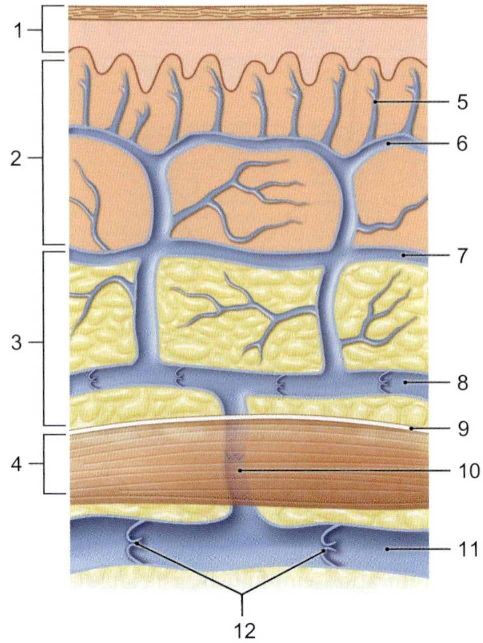

Abb. 1.17 Venöser Abfluss; **1** = Epidermis, **2** = Corium, **3** = Subkutis, **4** = Muskulatur, **5** = Kapillaren, **6** = oberflächlicher Plexus, **7** = tiefer Plexus, **8** = subkutane (epifasziale) Stammvene, **9** = Faszie, **10** = Perforansvenen, **11** = tiefe subfasziale Vene, **12** = Venenklappen [L238]

1.4.3 Änderungen der Durchblutung

In beiden Gefäßnetzen der Dermis finden sich **arteriovenöse Anastomosen**, die **sympathisch innerviert** sind und sich an der **Thermoregulation** der Haut beteiligen. Die Arteriolen können hier durch Kältereize oder sonstige Sympathikusaktivierungen vollständig verschlossen werden, wodurch das Blut noch vor dem nachfolgenden Kapillarbett direkt auf die venöse Seite des Kreislaufs umgeleitet wird. Die entstehende Ischämie eröffnet die betroffenen Arteriolen allerdings jeweils für eine ausreichend lange Zeit, bevor Gewebeschäden entstehen können.

Kaliberschwankungen der beiden Gefäßnetze im oberen und tiefen Corium beeinflussen die Hautfarbe. Bei ihrer Erweiterung mit entsprechend gesteigerter Durchblutung erscheint die Haut rot (und warm); es kommt zum **Erythem**. Der sympathische Verschluss der Arteriolen macht die Haut **blass und kalt**. Gleichzeitig wird sie durch sympathische Stimulation der Schweißdrüsen **feucht**. Eine **übermäßige Aktivierung des Sympathikus** gleich welcher Ursache kann also u.a. an der **„kaltschweißigen Haut"** erkannt werden. Dieser Zusammenhang gilt absolut und kennt keine Differenzialdiagnose, sodass man lediglich noch danach zu suchen hat, **warum** der Sympathikus gewissermaßen am Anschlag ist.

Zusammenfassung

Epidermis

- **Schichten:** Stratum basale, Stratum spinosum, Stratum granulosum, (Stratum lucidum), Stratum corneum
- **Mechanorezeptoren:** Merkel-Zellen und -Tastscheiben (behaarte Haut)
- **Sensible Rezeptoren:** freie Nervenenden für Schmerz, Kitzel, Kaltempfindung und Juckreiz
- **Gefäße:** Ernährung aus dem Stratum papillare durch Diffusion

- **Hautanhangsgebilde:** Nägel, Haarschäfte, Poren der ekkrinen Schweißdrüsen
- **Funktion:** Barriere gegenüber Mikroorganismen, mechanischen und chemisch-physikalischen Noxen (z.B. UV-Strahlung) sowie gegenüber einem Flüssigkeitsaustausch mit der Umgebung (einschließlich Wasserverlust). In den basalen Anteilen (Stratum germinativum) wird bei Sonneneinstrahlung Vitamin D gebildet (➤ Fach Stoffwechsel und Endokrinologie).

Lederhaut

- **Schichten:** Stratum papillare (zugelastisch), Stratum reticulare (sehr fest); bei der Frau etwas dünner als beim Mann
- **Mechanorezeptoren:** Meissner-Tastkörperchen (unbehaarte Haut) oder Haarfollikelrezeptoren für Berührung und Kitzel, Ruffini-Körperchen (Druck, Dehnung), Krause-Endkolben an den Schleimhäuten (Druck)
- **Sensible Rezeptoren:** freie Nervenenden für Schmerz, Warmempfindung und Juckreiz (Stratum papillare)
- **Gefäße:** tiefer und oberflächlicher Gefäßplexus, Lymphgefäße
- **Hautanhangsgebilde:** ekkrine Schweißdrüsen, Talgdrüsen, Haarwurzeln
- **Funktion:** mechanische Stabilisierung der Körperoberfläche, Sinnesorgan, Thermoregulation (Durchblutung, Schweiß)

Subkutis

- **Schichten:** von Bindegewebe umgebene Fettläppchen ohne weitere Schichtung – bei der Frau größer als beim Mann
- **Mechanorezeptoren:** Vater-Pacini-Körperchen für Vibration und Tiefensensibilität
- **Sensible Rezeptoren:** freie Nervenenden für die Schmerzempfindung
- **Gefäße:** große zu- und abführende Gefäße, reichlich ausgebildetes Kapillarnetz, Lymphgefäße
- **Hautanhangsgebilde:** Haarwurzeln (Terminalhaare), apokrine Schweißdrüsen
- **Funktion:** thermische Isolierung, mechanische Polsterung, Nahrungsreserve für Wochen bis Monate (je nach persönlicher Vorsorge)

1.5 Schleimhaut

Auch die Schleimhäute stehen über die Luft, die Nahrung oder weitere Medien (Flüssigkeiten, genitale Kontakte) in Berührung mit der Außenwelt. Was ihnen im Allgemeinen fehlt, ist die mögliche mechanisch-schädigende Komponente im Bereich der Oberhaut. Dafür haben sie zumeist physiologische oder pathologische Stoffe an ihren Oberflächen zu transportieren (Nahrung, mit der Atemluft eingedrungene Fremdkörper, Flüssigkeiten). Sie kleiden also Körperhöhlungen aus, die mit der Außenwelt in Kontakt stehen, aber durch mehr oder weniger verschließbare Öffnungen keinen direkten, mechanisch schädigenden Einflüssen unterworfen sind: Atemwege, Nasen-Rachen-Raum, Magen-Darm-Trakt, Mittelohr, Auge und Urogenitalsystem.

Die mechanisch sowie vor Austrocknung schützende Komponente der Epidermis besteht aus zahlreichen Zelllagen und aus der **Hornschicht**. Diese ist auf den Schleimhäuten nicht erforderlich und nicht vorhanden (Ausnahme: vordere ⅔ der Zungenoberseite). Dafür besitzen sie **Drüsen** wie die Schleim- oder Speicheldrüsen und Zellen wie die Becherzellen, die sie durch Abgabe schleimiger Sekrete an ihre Oberfläche gleitfähig und feucht halten (*Schleimhaut*). Der **Aufbau der Schleimhaut** ist ansonsten demjenigen der Epidermis recht ähnlich. Unter einem Epithelgewebe befindet sich eine Bindegewebsschicht sowie, anstelle der Subkutis, eine Muskelschicht.

Das **Oberflächenepithel** besteht dort aus mehreren Schichten, wo noch ein eingeschränkter mechanischer Schutz erforderlich ist wie z.B. in der Mundhöhle, in der Vagina oder am Anus. Fällt diese mechanisch beanspruchende Komponente völlig weg wie u.a. im gesamten Magen-Darm-Trakt ab dem Magen, so besteht das Oberflächenepithel nur noch aus einer einzigen Zellschicht. Hier nehmen die Zellen darüber hinaus aufgrund spezieller Aufgaben eine andere Form an und werden zylindrisch oder hochprismatisch, während z.B. das einschichtige Epithel von Peritoneum (Bauchfell), Pleura (Lungenhaut) oder Perikard (Herzbeutel) aus flachen Zellen besteht.

Eine Sonderform stellt das **Übergangsepithel** von Nierenbecken, Ureter, Harnblase und Anfangsteil der Urethra dar, weil hier umfangreiche Lumenänderungen dieser Hohlorgane ausgeglichen werden müssen (Fach Basiswissen, Fach Urologie).

Die **Bindegewebsschicht** unterhalb des Oberflächenepithels heißt bei der Schleimhaut nicht Corium bzw. Lederhaut, sondern **Lamina propria**; sie ist deutlich weicher und lockerer als das Corium, weil sie keine mechanisch-stabilisierende Funktion besitzt.

Die wärmeisolierende, mechanisch schützende, Unebenheiten ausgleichende Fettschicht der **Subkutis** ist auf den Schleimhäuten nicht erforderlich und wird durch eine sehr dünne Muskelschicht **(Muscularis mucosae)** ersetzt.

Insgesamt besteht die **Schleimhaut (Mukosa)** also entsprechend der Oberhaut aus **drei Schichten**, deren einzelne Bestandteile sich den veränderten Bedingungen angepasst und andere Benennungen erhalten haben: Auf das ein- oder mehrschichtige, nicht verhornende Oberflächenepithel folgt das Bindegewebe der Lamina propria und abschließend die dünne Muscularis mucosae.

KAPITEL

2 Physiologie

2.1 **Sensibilität** ... 15
2.1.1 Tastsinn ... 16
2.1.2 Diskrimination ... 17
2.1.3 Schmerzempfindung ... 17
2.1.4 Temperaturempfindung ... 18

2.2 **Wärmeaustausch** ... 18
2.2.1 Wärmebildung ... 18
2.2.2 Wärmeabgabe ... 19
2.2.3 Temperaturregulation ... 22

2.3 **Hautdurchblutung** ... 24

2.4 **Immunfunktion der Haut** ... 25

2.5 **Lichtfilterung** ... 25
2.5.1 UV-Licht ... 25

2.6 **Durchlässigkeit für chemische Substanzen** ... 27

2.7 **Wundheilung** ... 27
2.7.1 Phasen der Wundheilung ... 27
2.7.2 Wundheilung und Wundversorgung ... 27

Einführung

Die Haut schützt vor der Umwelt einschließlich physikalischer (z.B. UV-Strahlen), chemischer (z.B. Säuren) und mikrobieller (z.B. Bakterien) Noxen. Sie dient der Wärmeregulation des Körpers mittels Durchblutungsänderungen und Flüssigkeitsabgabe (Schweiß) sowie der Aufnahme und Weiterleitung von Sinnesreizen (Tastsinn, Juckreiz, Schmerz- und Temperaturempfinden). Der Kontaktaufnahme zur Umwelt dienen Duftstoffe, die sie in ihren Drüsen produziert. Durch die Zusammensetzung des Schweißes nimmt sie Einfluss auf den Elektrolythaushalt. Die Epidermis ist eine weitgehend wasserdichte Barriere, die den Organismus vor einem unkontrollierten Austausch von Wasser, wasserlöslichen Molekülen und Ionen mit der Umwelt schützt und damit sein Milieu erhält. Die Synthese des Vitamin D als Vorstufe des D-Hormons macht aus der Haut eine „endokrine Drüse". Schließlich wird in ihrer untersten Schicht (Subkutis) auch noch der Reservebrennstoff des Organismus in Form der Triglyceride gespeichert.

MERKE

Funktionen der Haut:
- Schutzfunktion (mechanisch, chemisch, physikalisch, immunologisch)
- Wärmeregulation
- Elektrolytregulation
- Sinnesorgan (Kontaktaufnahme zur Umwelt)
- Synthese von Hormonvorstufen
- Fettspeicherung

2.1 Sensibilität

Unter Sensibilität wird nicht nur das Fühlen, also der Tastsinn verstanden, sondern als nach außen gerichtete „Sinne" auch der Temperatursinn und das Schmerzempfinden. Auch nach innen ist der Körper sensibel, indem er z.B. die aktuelle Haltung der Gelenke oder Bewegungen der Extremitäten registriert (Propriozeption) oder den Zustand der inneren Organe wahrnimmt, also u.a. den Blutdruck, das Blutvolumen oder die Zusammensetzung der Blutgase misst (Enterozeption). Im Zusammenhang mit der Haut sind insbesondere Tast-, Temperatur- und Schmerzsinn von Bedeutung.

Die Haut des Menschen wird von so vielen Nerven sensibel innerviert, wie es der Anzahl seiner Spinalnerven entspricht. Dabei erfolgt die Innervation **segmental**, d.h., jedes Rückenmarksegment versorgt ein zugehöriges Hautareal, das im Bereich des Stamms in etwa auf derselben Höhe liegt wie die zugehörige Nervenwurzel an ihrem Austritt aus dem Rückenmark. Am Kopf und an den Beinen ist dies naturgemäß nicht möglich. Die Haut des **Kopfes** wird nicht aus Spinalnerven, sondern über **Hirnnerven** versorgt, die Hautareale der Beine durch Spinalnerven, die aus den Segmenten der LWS und des Sakrums stammen und nach distal in die Beine laufen.

MERKE

Das Hautareal, welches von einem definierten Rückenmarks- oder Hirnnerven sensibel versorgt wird, heißt **Dermatom**.

Dermatome überlappen sich (➤ Abb. 2.1), d.h., ein Dermatom wird hauptsächlich durch einen Nerv versorgt, in geringem Umfang aber auch aus den direkt benachbarten Rückenmarksegmenten. Dies hat zur Folge, dass bei Ausfall des Hauptnervs das zugehörige Dermatom zwar deutlich weniger empfindlich wird, aber kaum jemals ganz ohne Sensibilität bleibt.

Jede Information aus einem Dermatom läuft über den zugehörigen Spinalnerv (sowie über die benachbarten Nerven) zum Hinterhorn der Wirbelsäule. Dort wird sie teilweise auf motorische oder vegetative Nerven umgeschaltet, wodurch u.a. eine vegetative Reaktion auf einen Reiz ausgelöst werden kann. Teilweise laufen die Nervenfasern ohne Umschaltung direkt im Rückenmark nach kranial zum Hirnstamm, wo sie weiterverarbeitet werden. Die sensiblen Nerven, welche die Haut der Zehen versorgen, sind die längsten Zellen des menschlichen Körpers.

Die **meisten Informationen**, die das Gehirn erhält, gelangen **nicht ins Bewusstsein**, weil der Thalamus des Zwischenhirns herausfiltert, was ihm vergleichsweise unwichtig erscheint. Erst stärkere oder wiederholte oder die Integrität bedrohende Reize werden bewusst wahrgenommen. Das bedeutet allerdings nicht, dass etwas verloren ginge, es wird dann lediglich vom Thalamus auf untergeordneten Ebenen verarbeitet. In körperlicher Ruhe wird beispielsweise das Krabbeln eines winzigen Insekts als Kitzel wahrgenommen, während der Thalamus diesen Reiz eventuell herausfiltert, während wir sehr angestrengt mit Wichtigerem beschäftigt sind.

2.1.1 Tastsinn

Grundsätzlich kann man beim Tastsinn, also der **Mechanorezeption**, die Empfindungsqualitäten der **Berührung**, des **Drucks**, der **Vibration** und des **Kitzels** unterscheiden. Diese Qualitäten werden überwiegend durch unterschiedliche Rezeptoren (➤ Kap. 1.3), teilweise aber auch durch unterschiedlich starke Reizung derselben Rezeptoren vermittelt. Die Rezeptoren reagieren auf einen bestimmten Reiz mit der Auslösung von Aktionspotenzialen, die in Richtung Rückenmark weitergeleitet werden. Dabei unterscheidet man zwischen Rezeptoren, die **rasch adaptieren**, d.h. trotz weiter einwirkendem Reiz relativ schnell aufhören, Aktionspotenziale zu erzeugen, und solchen, die **langsam adaptieren**, d.h. ihre Aktionspotenzialfrequenz nicht oder nur wenig verändern (➤ Abb. 2.2).

Kitzel

Kitzel entsteht bei besonders leichtem Streichen über die Haut; im Extremfall genügt zu seiner Auslösung bereits das Krabbeln eines winzigen Insekts, das mit dem Auge kaum noch wahrgenommen werden kann. Besonders kitzelempfindlich sind die Hand- und Fußflächen, Ohren und Lippen. Empfangen und weitergeleitet wird der Kitzel von freien Nervenenden in der Epidermis, aber auch durch die Haarfollikelrezeptoren der Dermis.

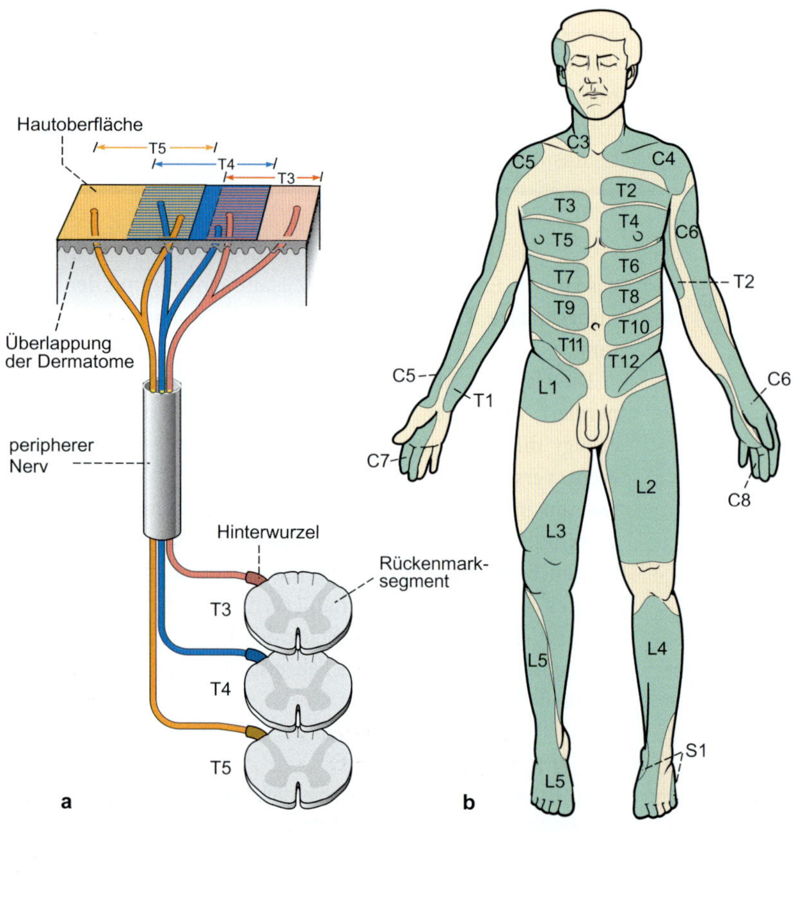

Abb. 2.1 Dermatome und ihre Überlappungen.
a Thorakaler Hautbereich mit den zugehörigen, auf der Höhe von Th3, Th4 und Th5 in das Hinterhorn des Rückenmarks mündenden somatosensorischen Afferenzen. Die Farbcodierung verdeutlicht die Überlappung der Dermatome.
b Dermatome des menschlichen Körpers. Zur Verdeutlichung der Überlappung sind die Dermatome seitenalternierend dargestellt. [L123]

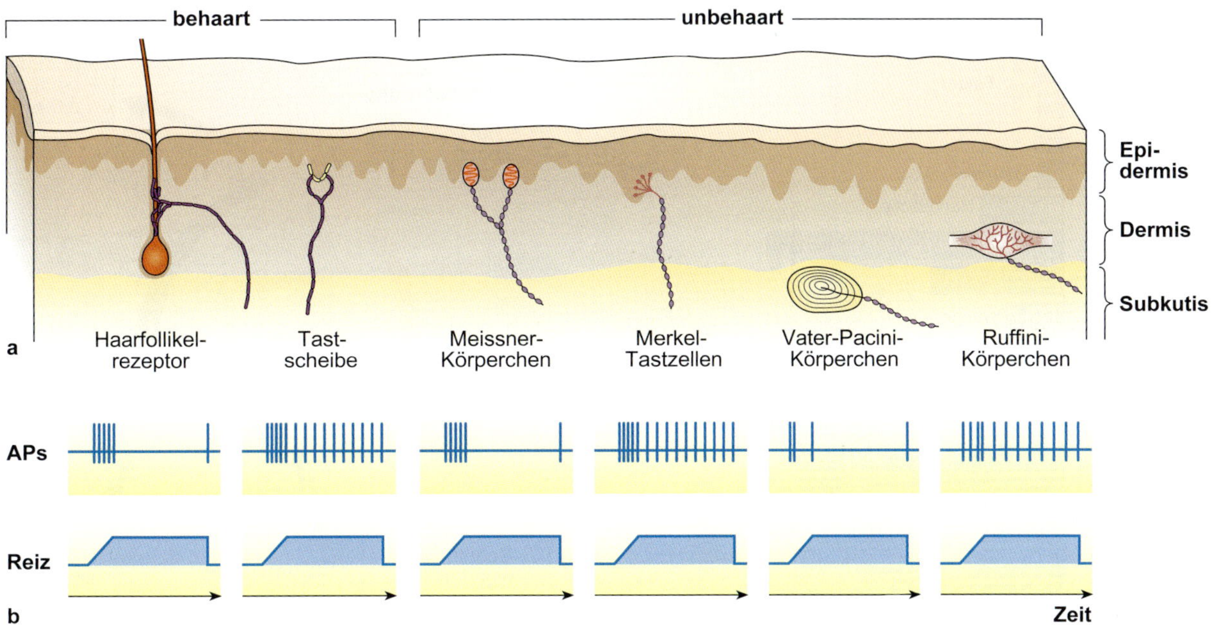

Abb. 2.2 Mechanorezeptoren der behaarten und unbehaarten Haut und ihre Entladungsmuster. **a** Berührungs- und Druckrezeptoren der Haut; **b** Aktionspotenziale (APs) bei konstanter Reizung (jeder senkrechte Strich entspricht einem Aktionspotenzial, AP) [L106]

Berührung

Das Gefühl der Berührung entsteht in der unbehaarten Haut bei einer Reizung der Meissner-Körperchen. Sie liegen im Stratum papillare direkt unterhalb der Epidermis. An der behaarten Haut wird der Berührungsreiz von den Haarfollikelrezeptoren übertragen, die sich ebenfalls im Corium befinden. Beide Rezeptorarten adaptieren rasch, wodurch ein Berührungsreiz von alleine verschwindet, wenn ihm keine Bedeutung beigemessen wird.

Druck

Die Druckempfindung wird von den Merkel-Zellen im Stratum basale der Epidermis sowie von den Ruffini-Körperchen des tiefen Corium übertragen. Sie adaptieren nur langsam, sodass ein Druckgefühl, das über eine leichte Berührung hinausgeht, längere Zeit wahrgenommen werden kann.

Vibration

Das Gefühl der Vibration oder auch eines stärkeren Drucks wird von den Vater-Pacini-Körperchen der Subkutis ausgelöst. Diese Rezeptoren adaptieren sehr schnell, sodass nur eine sich ständig in ihrer Frequenz oder Stärke verändernde Vibration wahrgenommen wird.

2.1.2 Diskrimination

Für alle Mechanorezeptoren gilt, dass sie nicht gleichmäßig in der Haut verteilt sind. Die **räumliche Diskrimination**, also die Fähigkeit, zwei nebeneinander liegende Berührungsreize unterscheiden zu können, ist an Lippen, Zungenspitze und Fingerbeeren besonders gut. Hier können Reize als getrennt wahrgenommen werden, die lediglich knapp 1 Millimeter auseinanderliegen. Dagegen müssen an Rücken und proximalen Extremitäten zwei zeitgleiche Berührungsreize mindestens 4 Zentimeter voneinander entfernt sein, um getrennt wahrgenommen zu werden (➤ Abb. 2.3).

Ebenso wird an der Zunge oder im Gesicht noch ein Gegenstand mit einem **Gewicht** von lediglich 1 Milligramm erkannt, während es z.B. an der Großzehe mindestens 200 Milligramm sein müssen, um überhaupt wahrgenommen zu werden.

2.1.3 Schmerzempfindung

Schmerzempfindung wird auch **Nozizeption** genannt. Der Schmerz ist ein Alarmsignal und wird durch freie Nervenenden in allen 3 Schichten der Haut dann ausgelöst, wenn dem Gewebe eine Schädigung droht. Auch stärkere Drücke, hohe Temperaturen oder chemische Substanzen vermögen die Nozizeptoren zu reizen und besitzen damit neben ihrer eigentlichen Sinnesempfindung zusätzlich eine Warnfunktion.

Nach wiederholten Reizen ausreichender Stärke **erhöhen** die Schmerzrezeptoren ihre **Empfindlichkeit**, sodass dann auch schwächere Reize Schmerzen auszulösen vermögen. Im Gegensatz

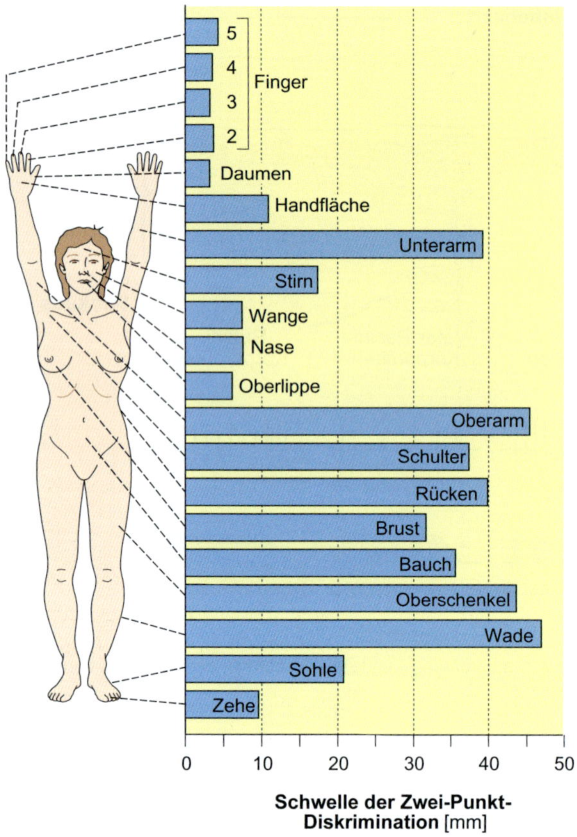

Abb. 2.3 Zwei-Punkt-Diskrimination [L106]

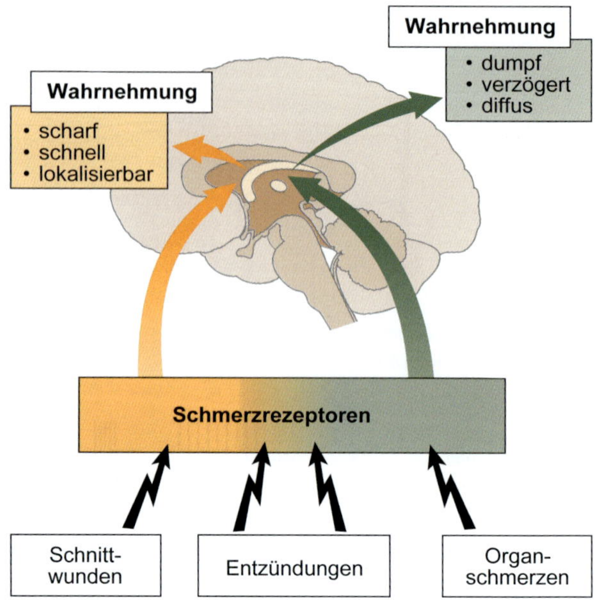

Abb. 2.4 Schmerzwahrnehmung [L106]

zur Adaptation anderer Rezeptoren kommt es hier also zur **Sensibilisierung**!

An der Haut (wie auch am übrigen Körper) können zwei Schmerzqualitäten unterschieden werden (➤ Abb. 2.4):

- Die punktförmige, tiefer reichende Verletzung der Haut führt zu einem sofort einsetzenden, gut lokalisierbaren, spitzen bzw. **stechenden Schmerz**, der schnell wieder abklingt.
- Erst 1–2 Sekunden nach der Verletzung folgt ein **dumpfer, brennender Schmerz**, der schlecht lokalisierbar und wesentlich unangenehmer ist als der erste und auch langsamer abklingt. Dieser unscharfe Schmerz wird v.a. bei Schädigungen tiefer gelegener Strukturen wie z.B. den Organen in Thorax und Abdomen ausgelöst (➤ Fach Neurologie).

Die beiden Schmerzqualitäten werden von den Nervenenden verschiedener, teils markhaltiger und teils markloser Nerven in unterschiedliche Thalamusanteile übertragen.

2.1.4 Temperaturempfindung

Thermorezeptoren

Thermorezeptoren sind überwiegend freie Nervenenden an der Grenze zwischen Epidermis und Stratum papillare.

Warmrezeptoren reagieren auf einen Temperaturbereich von etwa 30–45 °C. Einzelne Rezeptoren sprechen aber erst bei Temperaturen von mehr als 45 °C an und leiten diese Temperaturen dann zusätzlich als Schmerz zum Gehirn. Der physiologische Sinn besteht darin, dass bereits Temperaturen ab 48 °C Verbrennungen erzeugen, weshalb oberhalb 45 °C ein Warnhinweis notwendig wird. Unter 30 °C übertragen Warmrezeptoren keine Impulse, was damit zusammenhängt, dass der unbekleidete Körper diese Temperaturen nicht als warm empfinden kann, denn die Wärmeerzeugung des Grundumsatzes reicht gerade eben aus, um noch nicht zu frieren: Unterhalb 28 °C beginnt bereits das Kältezittern!

Kaltrezeptoren übertragen die **Abkühlung** der Haut. Bei anhaltender, unveränderter Kühlung sind sie nicht mehr aktiv. Einige Kaltrezeptoren reagieren auch auf eine Überwärmung mit der Aussendung von Impulsen, sodass dann eine **paradoxe Kaltempfindung** resultiert. Einzelne Kaltrezeptoren reagieren zusätzlich auf **chemische Substanzen** wie z.B. Menthol, wodurch eine Kälteempfindung beim Auftragen solcher Substanzen zustande kommt.

2.2 Wärmeaustausch

2.2.1 Wärmebildung

Selbst in körperlicher Ruhe entsteht als Folge und Nebenprodukt der Energiegewinnung in jeder einzelnen Körperzelle ständig Wärme, die den Körperkern bei seiner Solltemperatur von knapp 37 °C hält (➤ Abb. 2.5). Bei körperlicher Arbeit entsteht ein Überschuss an Wärme, der laufend nach außen abgegeben werden muss. Die Haut als Grenzfläche zwischen Organismus und Außenwelt ist das einzige Organ, über das Wärme aufgenommen oder abgegeben werden kann.

Über die im Stoffwechsel entstehende Körperwärme hinaus wird eine **zusätzliche Wärmebildung** benötigt (➤ Abb. 2.6), sobald im

Temperaturzentrum des Hypothalamus ein Abfall der Körperwärme unter den eingestellten Sollwert registriert wird. Gemessen wird in diesem Zentrum stellvertretend für die Körperkerntemperatur die Temperatur des Blutes. Zusätzlich registriert und dazu in Bezug gesetzt wird die Umgebungstemperatur bzw. die übermittelten Reaktionen der Warm- und Kaltrezeptoren der Haut. Bei Bedarf werden überwiegend **drei Mechanismen** einzeln oder in Kombination für die Erwärmung des Organismus genutzt:

- **Frieren** führt zum Aufsuchen einer wärmeren Umgebung bzw. zum Anlegen wärmender Kleidung, zum Bedürfnis nach heißen Getränken und zu willkürlichen Muskelaktivitäten.
- unwillkürliches **Kältezittern** (Muskelzittern, Schüttelfrost)
- **zitterfreie Wärmebildung** durch Aktivierung von Sympathikus und Schilddrüsenhormonen, beim Säugling zusätzlich im braunen Fettgewebe

Kälte- bzw. Muskelzittern beginnt beim unbekleideten, ruhenden Menschen etwa ab einer anhaltenden Umgebungstemperatur von weniger als **28 °C**. Für die unwillkürlichen Zitterbewegungen genutzt wird eine spezifische Verschaltung zwischen Temperaturzentrum und zentralen Kernen des motorischen Systems. Diese Verbindung wird sehr treffend als **zentrale Zitterbahn** bezeichnet. Zusätzlich beteiligt ist der **Sympathikus** über eine vermehrte **Tonisierung** („Vorspannung") der Muskulatur und dadurch, dass er die Hautdurchblutung drosselt und so etwaige Wärmeverluste durch Konvektion und Strahlung vermindert. **Zähneklappern** durch entsprechende Aktivierung der Kiefermuskulatur gesellt sich meist nur bei einer extremen Diskrepanz zwischen aktueller Körpertemperatur und eingestelltem Sollwert dazu. Es wird in der Regel v.a. dann beobachtet, wenn der hypothalamische Sollwert gegenüber dem Ausgangswert abrupt sehr weit nach oben verstellt wird, also v.a. bei einem hochakuten Infekt mit hohem Serumspiegel an Pyrogenen.

Die **zitterfreie Wärmebildung** wird durch Sympathikus und **Schilddrüsenhormone** bewirkt, u.a. als Folge einer Intensivierung des Stoffwechsels in inneren Organen wie Leber und Herz. Daneben erzeugt der Sympathikus, in Kooperation mit motorischen Nerven, Wärme durch Tonisierung der Muskulatur. Die Muskeleigenreflexe können in dieser Situation gesteigert sein. Die **Schilddrüsenhormone** T_3/T_4 sind für die **Funktion der Atmungskette** von essenzieller Bedeutung. Ihre Mehrproduktion im Rahmen der zitterfreien Wärmeerzeugung, induziert durch zusätzliche **TRH-Sekretion des Hypothalamus**, stimuliert die Atmungskette der Mitochondrien in größerem Umfang als üblich, wodurch es zu einer **Verschiebung** (Entkopplung) zwischen ATP- und Wärmeproduktion **zugunsten der Wärmeerzeugung** kommt.

Vor allem der **Säugling** verfügt noch über **braunes Fettgewebe** (an Hals, oberem Thorax einschließlich Thymus und im Retroperitonealraum), in dem eine zusätzliche zitterfreie Wärmebildung möglich ist (Fach Basiswissen). Braune Fettzellen enthalten mehrere Vakuolen und sind durch Einlagerung von Lipochromen bräunlich verfärbt. Bei der Verbrennung von Fettsäuren in Zitratzyklus und Atmungskette erzeugen sie hauptsächlich Wärme, ohne wesentliche ATP-Produktion.

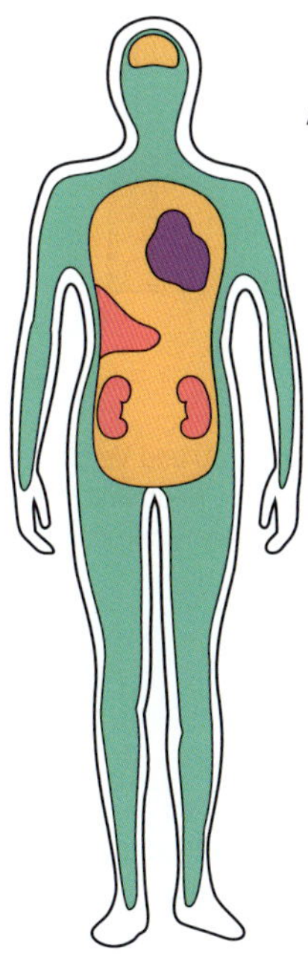

Anteil an der Wärmebildung [in %]

	Ruhe	Arbeit
Gehirn	18	3
Brust- und Baucheingeweide	41	22
Muskel	26	72 (bis 90%)
Haut	2	1
restliche Anteile (Knochen usw.)	13	2

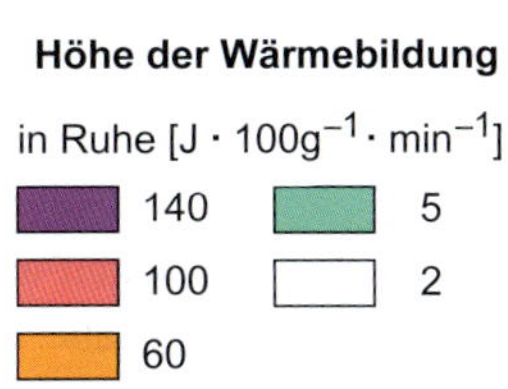

Abb. 2.5 Wärmebildung in Körperkern und Körperschale. Die Ruhe-Energieumsätze der verschiedenen Organgebiete sind mit unterschiedlichen Farben dargestellt. Die prozentuale Beteiligung der verschiedenen Organe an der Gesamtwärmebildung in Ruhe und bei Arbeit ist tabellarisch aufgeführt. [L106]

PATHOLOGIE

Hyper- und Hypothyreose

Sobald die Schilddrüsenhormone T_3 und T_4 im Übermaß gebildet werden (Hyperthyreose), führen sie letztendlich in den Mitochondrien jeder Körperzelle zum selben Ergebnis wie bei der zitterfreien Wärmebildung: Sie entkoppeln die Wärme- von der ATP-Produktion, erzeugen also zusätzliche Körperwärme. Umgekehrt wird die Atmungskette bei einem Mangel an Schilddrüsenhormonen heruntergefahren, sodass die Hypothyreose u.a. an der Untertemperatur des Körpers (mit Kälteintoleranz) erkennbar wird.

MERKE

Bei angestrengter körperlicher Tätigkeit wird der Hauptanteil der erzeugten Körperwärme von der Muskulatur erzeugt, in körperlicher Ruhe dagegen im Körperkern.

2.2.2 Wärmeabgabe

Im Wesentlichen bedient sich der Körper für die Abgabe überschüssiger Wärme dreier Mechanismen:

- Konvektion (Strömung)
- Strahlung an die Umgebung
- Verdunstungskälte des gebildeten Schweißes

Konvektion und Abstrahlung der Wärme können durch die Veränderung der Hautdurchblutung geregelt werden, die erforderliche Verdunstungskälte durch die Menge des gebildeten Schweißes (> Abb. 2.6).

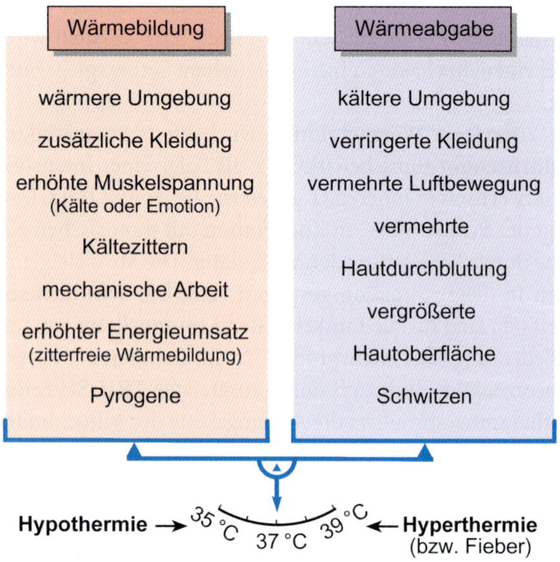

Abb. 2.6 Temperaturregulation [L106]

Konvektion

Das Prinzip der Konvektion ist das eines Heizkörpers oder eines Heizlüfters: Zunächst wird die **Umgebungsluft** erwärmt und erst über diese Luft schließlich auch die Gegenstände bzw. Personen des Raums. Die Abkühlung des Körpers durch Konvektion ist demnach umso wirksamer, je größer die Temperaturdifferenz zur umgebenden Luft ist und je mehr diese Luft bewegt wird, je stärker also z.B. der Wind über unbekleidete Hautteile weht. Sommerhitze wird dann erträglich, wenn es windig ist und wenn dieser Wind möglichst kühl ist.

EXKURS

Mit dem Begriff der **Konduktion** (➤ Abb. 2.8) meint man eine **direkte Wärmeübertragung** z.B. im menschlichen Körper, wenn wärmere Anteile wie ein metabolisch aktives Organ ihre Wärme auf direkt anliegende kühlere Bereiche übertragen. So gelangt beispielsweise die Wärme des Blutes aus den weitgestellten Gefäßen des oberen Corium durch Konduktion zum Stratum corneum, aus dem sie dann z.B. über Konvektion an die Luft der Umgebung oder in der Form der Wärmestrahlung an benachbarte Gegenstände abgegeben wird. Lehnt man sich aber mit direktem Körperkontakt an eine kühlere Wand, wird die Wärme der Haut in Form der Konduktion auf die Wand übertragen. Sobald sich irgendein Medium wie Luft zwischen zwei ungleich warmen Gegenständen befindet, ist Konduktion ausgeschlossen.
Letztendlich besitzt der Mechanismus der Konduktion im Vergleich zu Konvektion, Strahlung und Schwitzen keine große Bedeutung im menschlichen Alltag. Interessant ist im Zusammenhang allerdings die Situation, bei der sich zwei oder mehrere Menschen bei großer Umgebungskälte aneinanderschmiegen, um sich gegenseitig warm zu halten. An den Kontaktstellen findet ein gegenseitiges Warmhalten **ohne Wärmeverluste** per Konduktion statt. Dadurch verringert sich entscheidend die restliche, der Umgebung zugewandte Körperoberfläche, sodass dort in der Summe weniger Wärme durch Konvektion oder Strahlung verloren gehen kann.

Strahlung

Das Prinzip der Wärmestrahlung ist das der Sonne oder eines Kachelofens bzw. Heizstrahlers: Es wird nicht die Luft, sondern direkt der **angestrahlte Gegenstand** erwärmt, erst später und sekundär auch die Luft des jeweiligen Raums. Für die Wirksamkeit der Abstrahlung von Körperwärme ist die Differenz zu den Wänden und Gegenständen, nicht zur Umgebungsluft von Bedeutung. Während also für eine wirksame Konvektion bewegte Luft benötigt wird, bedarf es für das Wirksamwerden einer Abstrahlung überschüssiger Wärme kälterer Gegenstände oder auch Lebewesen in unmittelbarer Nähe.

Wärmestrahlung ist Infrarotstrahlung. Es handelt sich also um sinusförmige Wellen jenseits der Farbe rot und damit gerade außerhalb des für das Auge erkennbaren Lichtspektrums. Die Aufnahme (Sonne) oder Abgabe (kalte Wände) von Strahlungswärme kann erhebliche Ausmaße erreichen, was man gut im Winter bei Minustemperaturen erkennen kann: Selbst in Badeutensilien kann es dabei in der Mittagssonne gemütlich sein. In körperlicher Ruhe und in einem geschlossenen Raum stellt die Strahlung sogar den prozentual größten Anteil an den Wärmeverlusten des Körpers (➤ Abb. 2.7).

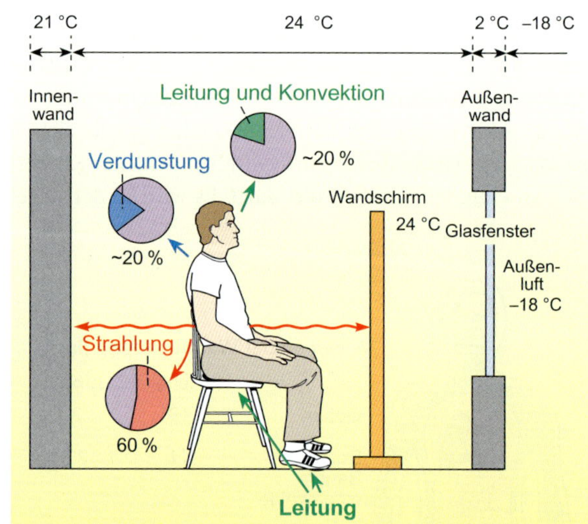

Abb. 2.7 Leitung und Konvektion (grün), Strahlung (rot) und Verdunstung (blau) bei einer Raumtemperatur von 24 °C (thermische Neutralbedingungen bei einer leicht bekleideten Person). Ein Wandschirm vermindert den Wärmeverlust durch Strahlung. [L123]

Schweiß

Die Verdunstung von Flüssigkeit auf der Haut ist der **effektivste Mechanismus** der Wärmeabgabe. Die Verdunstung von **1 Liter Wasser** respektive Schweiß entzieht dem Körper **586 kcal Wärme**. Dies entspricht immerhin etwa 25 % der Wärme bzw. Gesamtenergie, die bei mittelschwerer Arbeit an einem ganzen Tag gebildet werden. Bei einstrahlender Sommersonne bleibt, abgesehen von der Konvektion an bewegte (kühlere) Luft, ohnehin keine weitere Möglichkeit zur Abkühlung übrig (➤ Abb. 2.8).

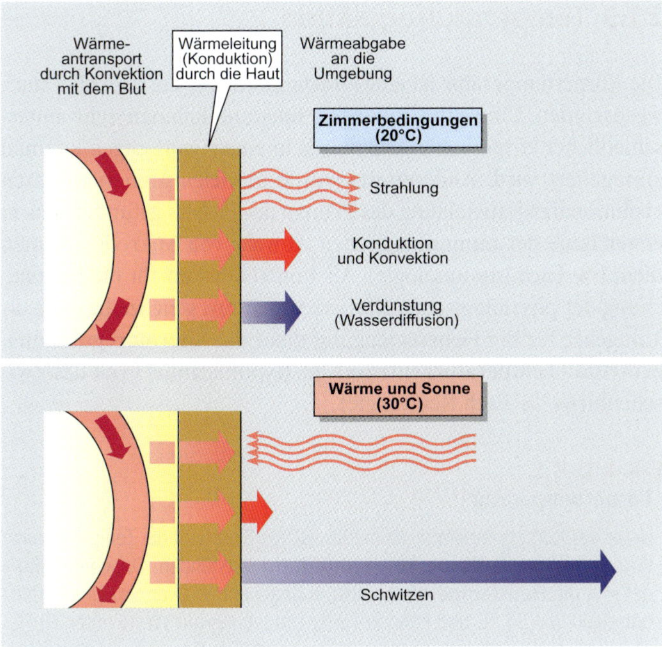

Abb. 2.8 Wärmeströme im Körper und Wärmeabgabe von der Haut an die Umgebung bei durchschnittlicher Zimmertemperatur und leichter Bekleidung (oben) bzw. warmer Umgebung und Sonneneinstrahlung (unten) [L106]

Die Abgabe von Flüssigkeit durch die Haut ist unabhängig von den Schweißdrüsen (Verdunstung aus dem Stratum corneum) und in kleinen Mengen unmerklich (= Perspiratio insensibilis) oder gebunden an die Schweißdrüsen und in größeren Mengen (Perspiratio sensibilis) möglich.

Perspiratio insensibilis

Die Perspiratio insensibilis umfasst nicht nur die Verdunstung **über die Haut**, sondern auch die Menge an Wasser, welche über die Schleimhäute, also überwiegend **mit der Atmung** aus der wasserdampfgesättigten Luft der Lungenalveolen und Atemwege abgegeben wird. Sie beträgt insgesamt etwa 500–600 ml/Tag; knapp die Hälfte entfällt auf die Atmung.

PATHOLOGIE

Eine gewisse Bedeutung hat die Perspiratio insensibilis für den Wassergehalt der Haut. Sinkt dieser im Bereich der Hornschicht auf weniger als 10 %, wird die Haut spröde und rissig.

Perspiratio sensibilis

Die Perspiratio sensibilis ist durchschnittlich mit etwa 1–2 Liter Schweiß/Tag definiert. Bei schwerer körperlicher Arbeit kann sie weit darüber hinausgehen und mehr als 1 Liter pro Stunde betragen. Andererseits fällt die erkennbare Schweißabgabe bei sitzender Tätigkeit und in kühler Umgebung auf nahezu null.

HINWEIS DES AUTORS

Männer schwitzen mehr als Frauen, weil sie so wahnsinnig fleißig sind und weil ihr großes und ohne Unterlass intellektuell genutztes Gehirn ungeheure Mengen an Wärme produziert – vielleicht aber auch eher, weil Muskulatur mehr Wärme erzeugt als Fettgewebe und weil Androgene die Schweißdrüsen stimulieren. Auch die Wärme produzierenden Organe des Körperkerns (z.B. Herz oder Leber) sind beim Mann etwas größer als bei der Frau.

2

Die **apokrinen Schweißdrüsen** der Axillen und des Genitalbereichs reagieren weniger auf Überhitzung, sondern mehr auf vegetative Reize. Sie würden aber auch im anderen Fall wenig zur Thermoregulation beitragen, weil Schweiß, der nicht auf der Haut verdunstet, sondern von ihr abtropft, „wertlos“ ist, indem er keine Verdunstungskälte erzeugt. Auch die **ekkrinen Schweißdrüsen** der Handflächen und Fußsohlen reagieren mehr auf Sympathikusreize (kalte, schwitzige Hände bei Aufregung). Es sind v.a. die ekkrinen Schweißdrüsen an Gesicht und Körperstamm, welche für die Thermoregulation bedeutsam sind, wobei allerdings auch hierbei der Sympathikus an der Regulation beteiligt ist. Die Steuerung der Schweißbildung im Sinne der Abkühlung obliegt dem Temperaturzentrum des Hypothalamus, das für diesen Mechanismus u.a. den Sympathikus benutzt.

Mechanismus der Verdunstungskälte

In einem Gefäß mit Wasser bewegen sich die einzelnen H_2O-Moleküle exakt mit der Geschwindigkeit in dem zur Verfügung stehenden Raum, die ihrer Temperatur entspricht (Temperatur = kinetische Energie = Geschwindigkeit). Beim **absoluten Nullpunkt von –273 °C** hat jede Bewegung der Moleküle eines beliebigen Stoffes aufgehört; diese Temperatur ist *absolut* und kann nicht unterschritten werden, denn weniger als keine Bewegung ist nicht möglich. Je mehr die Temperatur einer wässrigen Flüssigkeit ansteigt, desto schneller sausen die Moleküle in ihr herum, prallen gegeneinander, auf die umgebenden Wände und gelangen je nach dem Winkel, in dem sie beim Aufprall abgelenkt werden, auch zur Wasseroberfläche. Hier werden sie von den Anziehungskräften der umgebenden H_2O-Moleküle daran gehindert, den Verbund zu verlassen und in den umgebenden Raum zu fliegen, sofern sie dazu noch zu kalt, also zu langsam sind. Je schneller sie allerdings werden, desto eher vermögen sie diese Anziehungskraft zu überwinden. Bei **100 °C** sind alle Wassermoleküle so schnell geworden, dass aus der Flüssigkeit des kochenden Wassers gasförmiger Wasserdampf entsteht.

Nun sind bei einer gemessenen Temperatur von z.B. 30 °C nicht alle Moleküle dieser Flüssigkeit gleich schnell. Es handelt sich vielmehr um einen Mittelwert, der von etlichen Molekülen unter- und von anderen überschritten wird. Nur die schnellsten vermögen den Verbund zu verlassen, sobald sie an die Wasseroberfläche gelangen, während die langsamen (= kalten) zurückbleiben. Das bedeutet, dass eine wässrige Flüssigkeit, die in einem offenen Gefäß bei Raumtemperatur aufbewahrt wird, von der Menge her zunehmend kleiner wird und sich dabei gleichzeitig abkühlt. Dies ist das **Prinzip der Verdunstung** und es gilt gleichermaßen für die Hautoberfläche. Benetzen der Haut mit Wasser bzw. die Schweißbildung kühlen in ihrer Verdunstung die Haut und damit den gesamten Körper.

2

Zusammensetzung des Schweißes

Der Schweiß der ekkrinen Drüsen ist gegenüber dem Blutplasma **hypoton**. Er besteht zu ca. **99 % aus Wasser,** in dem NaCl (jeweils knapp 50 mmol Na^+ und Cl^-), Harnstoff, Harnsäure, Cholesterin, IgA und kurzkettige Fettsäuren wie Buttersäure und Milchsäure gelöst sind, die ihm einen schwach sauren pH von etwa 5,5 verleihen. 2002 wurde an der Uni Tübingen als weiterer Inhaltsstoff ein Antibiotikum (Dermicidin) entdeckt, sodass der ekkrine Schweiß durch seinen Gehalt an Säure, IgA und Dermicidin sehr ausgeprägte **immunologische Funktionen** erfüllt.

Daneben enthält er – neben Calcium, Zink und Magnesium – auch **Kalium**, was v.a. dann an Bedeutung gewinnt, wenn große Mengen Schweiß gebildet werden. Das Aldosteron, ein Hormon der Nebennierenrinde, wirkt v.a. an der Niere, aber auch auf die Schweißdrüsen (und am Darm). Dadurch sinkt die Natriumausscheidung und Kalium wird angereichert. Urin und Schweiß (und Stuhl) werden durch seine Wirkung also kaliumreicher. Gerade bei Flüssigkeitsverlusten durch vermehrtes Schwitzen wird durch die entstehende Hypovolämie auch verstärkt Aldosteron ausgeschüttet. Als Folge kann so viel Kalium über Nieren, Schweiß und Stuhl verloren gehen, dass eine **Hypokaliämie** entsteht, evtl. mit der Folge einer **metabolischen Alkalose** (➤ Fach Urologie).

Schweiß enthält mit rund 45 mmol Natrium/l nur ein **Drittel des Serumwerts** (140 mmol/l), woran das evolutionäre Bemühen um möglichst geringe Elektrolytverluste über den Schweiß erkennbar wird. Trotzdem können die Verluste bei sehr starkem Schwitzen erheblich werden, was neben Natrium (und Chlorid) auch für Kalium und Magnesium gilt. Die Ionen sollten demnach so bald wie möglich wieder ersetzt werden. Andererseits ist jedoch die Elektrolyt*regulation* über die Schweißdrüsen viel zu gering, um damit eine Niereninsuffizienz auszugleichen.

PATHOLOGIE

Der Schweiß entsteht im Drüsenkörper und ist zunächst mit dem Serum isoton. Durch die Epithelien der Ausführungsgänge wird ihm dann aktiv Natrium (und Chlorid) entzogen. Diese Rückresorption ist bei der **zystischen Fibrose** gestört, sodass der letztlich sezernierte Schweiß hier weniger hypoton ist als üblich (➤ Fach Stoffwechsel und Endokrinologie).

MERKE

Schweiß

Zusammensetzung
- Ionen wie Kalium, Calcium, Magnesium und Zink etwa in der Konzentration des Serums; Natrium und Chlorid in hypoosmolarer Konzentration (< 50 mmol)
- kleine Serummoleküle wie Harnstoff, Cholesterin, Buttersäure, Milchsäure
- Immunfaktoren: IgA, Säure, Dermicidin

Funktionen
- immunologischer Schutz – gemeinsam mit dem Fett der Talgdrüsen
- Temperaturregulation
- Elektrolytregulation
- im Hinblick auf die apokrinen Schweißdrüsen Begünstigung sozialer und v.a. sexueller Kontakte

2.2.3 Temperaturregulation

Die Körpertemperatur ist eine konstante Größe, die selbst bei stark wechselnden Umweltbedingungen oder im Rahmen sehr unterschiedlicher körperlicher Aktivitäten in einem ganz engen Rahmen einreguliert wird. Andererseits wurde in vielen Millionen Jahren evolutionärer Entwicklung das Prinzip des Fiebers gefunden, das in erster Linie der immunologischen Abwehr von Mikroorganismen dient (➤ Fach Immunologie). Als Kontrollinstanz für die Überwachung der physiologischen Körpertemperatur, gleichzeitig auch als Taktgeber für die Fiebererzeugung dient das **Thermoregulationszentrum** (**Temperaturzentrum**) im Hypothalamus (Teil des Zwischenhirns, ➤ Fach Neurologie).

EXKURS

Körpertemperatur

Unter der Körpertemperatur im medizinischen Sinn wird die Temperatur im Körperinneren, die **Körperkerntemperatur** verstanden. Dagegen befindet sich die **Hauttemperatur** selbst in angenehmer (warmer) Umgebung unterhalb von 34 °C und kann in kalter Umgebung auf Werte unter 10 °C absinken, ohne dass sich hierbei die Temperatur im Körperinneren wesentlich ändern würde. Gemessen wird die Körperkerntemperatur z.B. über einen Venenkatheter, doch entspricht die **rektale Temperaturmessung** mittels Fieberthermometer weitgehend genau diesem Wert. Während die **vaginale Messung** ebenfalls ausreichend genau ist, liegt die **orale Messung** (unter der Zunge) bis zu 0,5 °C darunter. Dasselbe gilt für die **axilläre Messung**, doch kommt es dabei zusätzlich immer dann zu größeren Abweichungen, wenn das Thermometer nicht exakt platziert ist. Diese Methode sollte deshalb nur gewählt werden, wenn es nicht so sehr auf Genauigkeit ankommt. Beinahe noch unzuverlässiger ist die Messung im Ohr, weil es dabei leicht zu Fehlbedienungen des Geräts kommt. Auch ein Zeruminalpfropf verfälscht das Ergebnis. Die Messung im Ohr sollte nur dann zur Anwendung kommen, wenn das Kind die Rektalmessung „nicht mag" und die Mutter hilflos danebensteht, anstatt sich mit viel Liebe und Geduld und allergrößter Vorsicht, aber eben doch in aller Konsequenz durchzusetzen, wie dies letztlich auch für medizinisch notwendige Zäpfchen zu gelten hat.
Es muss dabei eben nur bedacht werden, dass die kindliche Darmwand dünn und sehr verletzlich ist. Die Temperaturmessung mit einem der modernen elektronischen Thermometer hat deswegen mit äußerster Behutsamkeit zu erfolgen!
Die Körpertemperatur ist individuell etwas unterschiedlich, weil offensichtlich jedes Temperaturzentrum sein eigenes Optimum definiert und vorgibt. Die Morgentemperatur (Aufwachtemperatur) wird üblicherweise sehr konstant auf etwa 36,5–36,9 °C eingestellt, doch gelten offiziell 36,4–37,4 °C als normal. Teilweise wird die Untergrenze auch mit 36,0 °C definiert. Dieser weite Bereich gilt auch deswegen, weil die Temperatur bei Frauen in der zweiten Zyklushälfte Progesteron-bedingt um ca. 4–5 Zehntel höher liegt als in der ersten.
Im Tagesverlauf kommt es zu Abweichungen, die von der körperlichen Aktivität und weiteren Faktoren abhängen. So liegt auf Basis der Morgentemperatur der Wert am **späten Nachmittag** meist um etwa **1 °C höher**, während er nachts gegen 3 Uhr selbst die Aufwachtemperatur nochmals um rund 2 Zehntel unterschreitet. Da dies entsprechend auch für Blutdruck und Puls gilt, dürfte das Vegetativum die entscheidende Komponente darstellen. Beispielsweise bereitet der Sympathikus u.a. über eine gewisse Tonisierung der Muskulatur das Aufstehen vor. Die tagsüber ausgeübte Muskelarbeit erwärmt den Körper weiter bis zu seinem Maximum am frühen Abend. Diese Periodizität dürfte allerdings ungeachtet der Wärmebildung bei mechanischer bzw. zerebraler Arbeit im Einklang mit der

zirkadianen Rhythmik stehen und seine Entsprechung in der Voreinstellung des Temperaturzentrums finden.
Bei schwerer körperlicher Arbeit oder bei Leistungssportlern entstehen Diskrepanzen, indem die Körpertemperatur im Extrem auf über 39 °C ansteigen kann, obwohl das Temperaturzentrum z.B. auf 37,2 °C eingestellt ist. Dies wird als **Hyperthermie** bezeichnet und muss gegenüber dem Begriff des *Fiebers* abgegrenzt werden (s. unten). Das **Aufwärmen** vor sportlicher Tätigkeit dient nicht nur der Vorbereitung bzw. dem **Schutz** vor Schäden an Muskulatur und Bandapparat, die Muskulatur wird dabei auch **leistungsfähiger** in Bezug auf die maximal mögliche Kraftentwicklung.
Definitionen:
- **Normaltemperatur:** 36,4–37,4 °C
- **erhöhte = subfebrile Temperatur:** 37,5–38,0 °C
- **mäßiges Fieber:** 38,1–39,0 °C
- **hohes Fieber:** 39,1–40,0 °C
- **sehr hohes Fieber:** ab 40,1 °C
- **Lebensgefahr:** etwa ab 42 °C, abhängig von Alter, Vorerkrankungen und Begleitumständen

Fieber

Beim Fieber wird zunächst der Sollwert der Temperatur im Temperaturzentrum (Thermoregulationszentrum) nach oben verstellt (➤ Abb. 2.9). Dementsprechend ist der Organismus nun in Relation hierzu zu kalt, woraufhin die Mechanismen zur Temperatursteigerung in Gang gesetzt werden: Die Haut ist wegen der eng gestellten Arteriolen des Corium kalt und blass, um möglichst wenig Körperwärme an die Umgebung zu verlieren, das Frösteln führt zur Suche nach wärmeren Orten oder nach wärmender Kleidung, die aktivierten Mechanismen der zusätzlichen Wärmeproduktion werden am Muskelzittern erkennbar („Schüttelfrost").

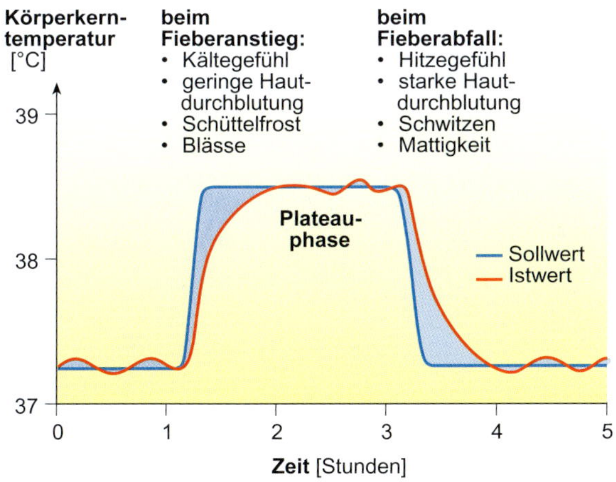

Abb. 2.9 Beim Fieber kommt es zunächst zu einer Sollwertverstellung (blaue Linie) der Körperkerntemperatur im vorderen Hypothalamus (Thermoregulationszentrum). Der Istwert (rote Linie) folgt mit zeitlicher Verzögerung (Fieberanstieg). In der Plateauphase sind Ist- und Sollwert gleich. Der Fieberabfall wird durch eine Verstellung des Sollwerts auf eine niedrigere Körpertemperatur eingeleitet, dem wiederum der Istwert zeitlich verzögert folgt. Die typischen physiologischen Begleiterscheinungen beim Fieberanstieg und Fieberabfall sind in der Abbildung aufgeführt. [L106]

Bei Fortfall der fiebererzeugenden Ursachen (Pyrogene, ➤ Fach Immunologie) wird der Sollwert im Hypothalamus wieder auf normale Werte gestellt, sodass der Organismus nun seine überschüssige Wärme loswerden muss. Dies gilt ebenso für die Hyperthermie. Dazu stimuliert er die Schweißdrüsen und stellt gleichzeitig die Hautgefäße weit, damit die Verdunstungskälte des Schweißes durch Konvektion und Strahlung aus der überwärmten Haut zur Umgebung unterstützt werden kann. Die Haut ist dementsprechend warm, rot und feucht.

MERKE

Schüttelfrost als Hinweis auf einen raschen Fieberanstieg und **Schweißausbrüche** im Fieberabfall sind höchst physiologische, sinnvolle Hilfsmechanismen. Typisch für manche Erkrankungen wie u.a. Tuberkulose oder manche Lymphome ist das Symptom des **nächtlichen Schwitzens**. Das steht aber lediglich für den nächtlichen Fieberabfall, sodass genau genommen die **nächtliche Entfieberung** das für einzelne Erkrankungen typische Symptom darstellt, nicht die Schweißausbrüche.

Sauna

In einer **Dampfsauna** besteht **keinerlei Möglichkeit der Wärmeabgabe** (➤ Kap. 2.2.2):
- **Konvektion:** Die Umgebungsluft ist deutlich wärmer als der Körper, heizt ihn also immer noch weiter auf anstatt seine überschüssige Wärme abzuführen.
- **Strahlung:** Die Temperatur der Gegenstände des Raums liegt oberhalb der Körpertemperatur. Auch Strahlungswärme wird demzufolge nicht abgegeben, sondern aufgenommen.
- **Schweiß:** Eine Verdunstung des Schweißes ist nur möglich, wenn die Luft der Umgebung nicht mit Wasserdampf gesättigt ist! Gerade das ist aber in einer Dampfsauna der Fall. Dementsprechend wird der Schweiß zwar massenhaft gebildet, perlt aber wirkungslos ab, anstatt zu verdunsten.

In einer Dampfsauna mit Temperaturen bis 80 °C steigt die Temperatur des Körperkerns innerhalb von 10 Minuten auf etwa 39 °C! Eine solche Erhöhung der Körpertemperatur ohne gleichzeitige bzw. verursachende Verstellung des Sollwerts im Hypothalamus ist begrifflich kein Fieber, sondern eine **Hyperthermie (Überwärmung)**. Die Hyperthermie verursacht eine **maximale Weitstellung der Hautgefäße** mit einer Durchblutung bis zu 5 Litern/Minute (normal 5 % des HZV = 250 ml) und mit resultierender **Hypovolämie** des restlichen Organismus. Die Folge ist eine **Sympathikusaktivierung** mit Tachykardie auf mehr als 100 Schläge/Minute und Rekrutierung von Zusatzvolumen aus den venösen Kapazitätsgefäßen (➤ Fach Herz-Kreislauf-System). Das Herzzeitvolumen (HZV) wird insgesamt beinahe verdoppelt. Der *systolische* Blutdruck steigt an, während der *diastolische* Blutdruck infolge der Gefäßerweiterung in der gesamten Haut eher etwas abfällt. Es kommt zu einer **großen Blutdruckamplitude** von z.B. RR 170/70 – entsprechend den Verhältnissen bei der Hyperthyreose, wo ja auch ständig die vermehrt gebildete Körperwärme nach außen abgegeben werden muss. Insgesamt resultiert eine **erhebliche Mehrbelastung des Herzens**, woran bei herzinsuffizienten Patienten zu denken ist.

Reichen die Mobilisierung des Sympathikus und des Blutvolumens aus den Kapazitätsgefäßen allerdings nicht aus, droht der gegenteilige

Effekt eines **Kreislaufkollapses** spätestens dann, wenn eine Aufrichtung zum Stehen erfolgt und ein Teil des Blutvolumens in den erweiterten Gefäßen der Beine versackt. Beschleunigt wird dieser Mechanismus durch den Flüssigkeitsverlust infolge des gebildeten Schweißes.

Dieselben Mechanismen gelten grundsätzlich auch in einer **Sauna mit trockener Luft** bzw. bei sonstigen extremen Umgebungstemperaturen mit dem Unterschied, dass hier wegen der kühlenden Schweißabgabe der Körperkern nicht so massiv überhitzt (➤ Abb. 2.10). Eine deutliche Steigerung des HZV mit Belastung des Herzens ist allerdings auch unter diesen Bedingungen zu erwarten. Daraus lässt sich ableiten, dass Saunabesuche oder entsprechende Kreislaufbelastungen, z.B. ein heißes Vollbad oder ein längerer Aufenthalt in der Sommersonne, bei nicht ausreichend kompensierten kardialen Erkrankungen als **kontraindiziert** zu gelten haben.

2.3 Hautdurchblutung

Die Widerstandsgefäße der Haut reagieren v.a. auf Wärme und Kälte (➤ Abb. 2.11) sowie auf die Einflüsse des Sympathikus. Darüber hinaus ist die physiologische Mediatorsubstanz **Bradykinin** von Bedeutung, deren Abgabe an die Schweißsekretion gekoppelt ist – zumindest, soweit dieselbe durch eine Überwärmung erzwungen wurde. Das bedeutet, dass jede **Überproduktion von Wärme**, die zum vermehrten Schwitzen führt, gleichzeitig auch die Arteriolen und kleinen Arterien **erweitert**. Der gefäßverengende Einfluss des Sympathikus, z.B. bei seiner Aktivierung in der Sauna, wird dadurch an der Haut überspielt.

Kältereize führen zu einer Vasokonstriktion – im Extremfall bis zur weitgehenden Unterbrechung der Durchblutung an den Akren (Finger, Zehen, Nase), was durch arteriovenöse Anastomosen ermöglicht wird.

CO_2 führt an den Hautgefäßen, wie überall im Körper, zur Gefäßerweiterung. Dies könnte man sich theoretisch mit **CO_2-Sprudelbädern** zunutze machen, wo das recht gut durch die Epidermis diffundierende Kohlendioxid denselben Effekt hat wie das, was üblicherweise aus den Zellen ins Blut übertritt und hier, je nach der gebildeten Menge, einen Sauerstoffmangel signalisiert. Zugeführtes CO_2 simuliert also einen Sauerstoffmangel und verbessert dadurch die Hautdurchblutung. Im Alltag muss das allerdings reine Theorie bleiben, denn man badet gemeinhin nicht in kaltem Wasser, in dem der Effekt zum Tragen käme, sondern in Wasser > 37 °C, in dem die Hautgefäße ohnehin schon maximal erweitert sind. Zusätzliches CO_2 hätte nicht die geringste zusätzliche Wirkung.

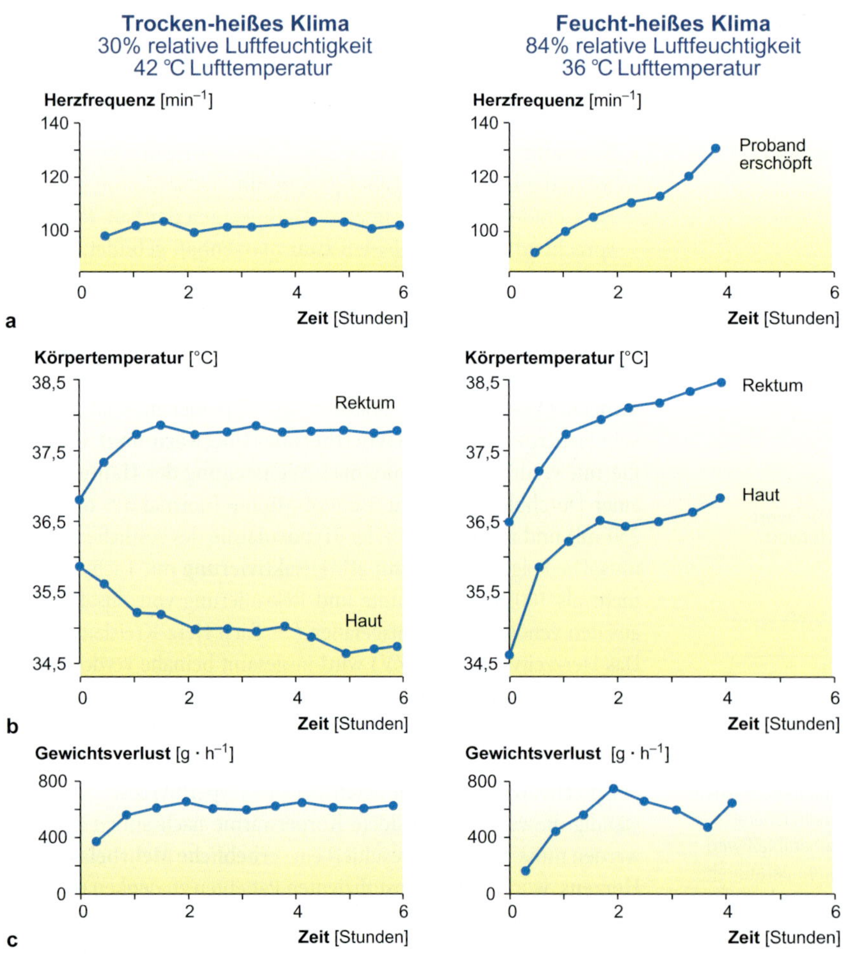

Abb. 2.10 Einfluss der Luftfeuchtigkeit auf die Temperaturregulations- und Arbeitsfähigkeit des Menschen bei mehrstündiger leichter Arbeit (3,5 km/h Gehen in der Ebene) in warmer Umgebung bei 2 verschiedenen Klimazuständen: **a** Verlauf der Herzfrequenz, **b** Rektal- und Hauttemperatur, **c** Gewichtsverlust durch Schwitzen [L123]

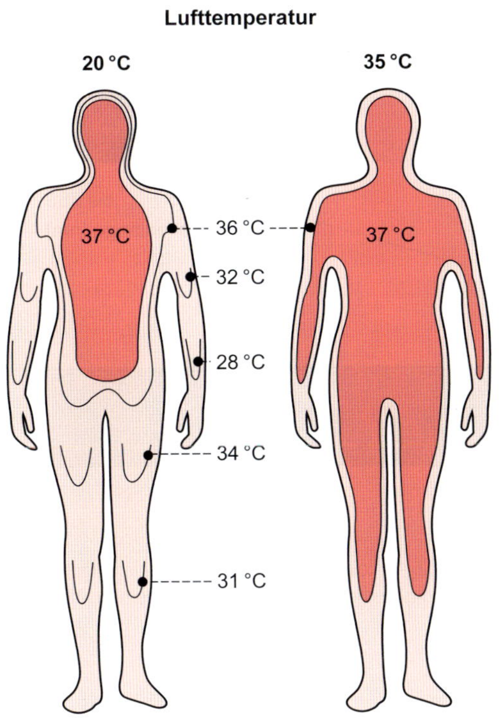

Abb. 2.11 Anpassung an die Umgebungstemperatur beim ruhenden, unbekleideten Menschen bei 20 und 35 °C Lufttemperatur. Bei niedriger Lufttemperatur ist der Körperkern verkleinert (dunkelrot), und es bilden sich radiale und axiale Temperaturgradienten in der verbreiterten Körperschale aus (hellrot). [L123]

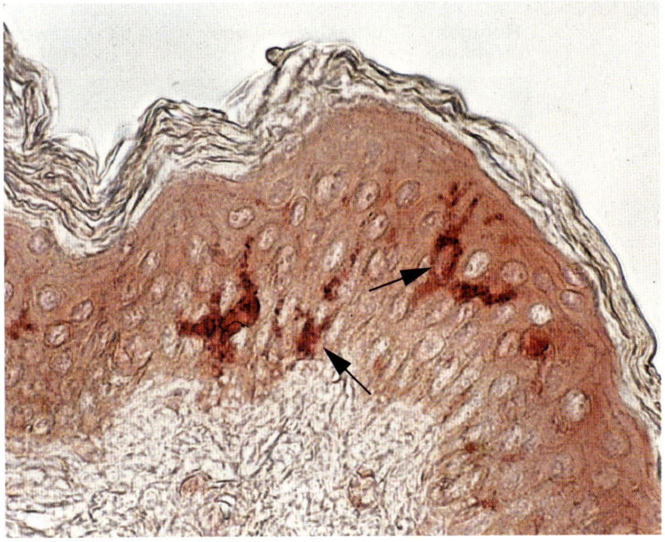

Abb. 2.12 Langerhans-Zellen (Pfeile) [M375]

An den Schleimhäuten ist der mechanische Schutz weit weniger ausgeprägt, doch ist hier das diffuse Lymphgewebe sehr kräftig entwickelt (➤ Fach Immunologie).

2.4 Immunfunktion der Haut

Sämtliche äußeren und inneren Körperoberflächen sind einem ständigen Invasionsbestreben zahlreicher Mikroorganismen (überwiegend Bakterien) ausgesetzt. Die erste Schutzbarriere hiergegen bildet neben dem **mechanischen Schutz** durch die Epidermis mit ihrer Hornauflage der **Säuremantel der Haut** mit seinem pH-Wert von ca. 5–6. Dieser entsteht einmal durch den sauren Schweiß der ekkrinen Schweißdrüsen. Zum anderen werden die (neutralen!) **Triglyceride** aus dem Talg der Talgdrüsen von der physiologischen Keimflora der Haut zersetzt, wobei (saure!) **Fettsäuren** entstehen. Schließlich bildet die **normale Keimflora** selbst einen Schutz: Wo der Platz bereits besetzt ist, tun sich Eindringlinge schwer. Zusätzlich enthält Schweiß ein antibiotisch wirkendes Peptid (**Dermicidin**), das gegen zahlreiche Bakterien wirksam ist.

ACHTUNG

Zu häufige Hautreinigungen mit ungeeigneten Mitteln berauben die Haut nicht nur ihres Säureschutzes und Fettfilms, sondern vermindern auch die Menge an schützendem Dermicidin.

Mikroorganismen, die diese Barrieren überwunden haben, werden von den **Langerhans-Zellen** des Stratum spinosum erkannt (➤ Abb. 2.12). Schließlich befinden sich im Bereich der Blutgefäße des Coriums zahlreiche immunkompetente Zellen.

2.5 Lichtfilterung

2.5.1 UV-Licht

Das UV-Licht der Sonne ist Teil des elektromagnetischen Wellenspektrums (➤ Abb. 2.13). Es wird zwar durch die Ozonschicht der Erdatmosphäre teilweise abgefangen (v.a. kurzwellige Strahlen wie Röntgenstrahlen und UV-C, ➤ Abb. 2.14), was aber bis zur Erdoberfläche gelangt, hat immer noch eine aggressive und potenziell schädigende Wirkung:

- Die kurzwelligen **UV-C**-Strahlen mit einer Wellenlänge von ca. 100–290 nm werden, soweit sie überhaupt auf die Erdoberfläche gelangen, von der Hornsubstanz des Stratum corneum weitgehend herausgefiltert.
- Längerwellige Strahlen **(UV-A, UV-B)** werden vom Melanin der tieferen Epidermis absorbiert. Gleichzeitig wird dessen Synthese durch diese Strahlung angeregt, wodurch die Haut bräunt. Die vermehrte Bildung von Melanin setzt allerdings erst im Verlauf von Tagen ein, sodass bis dahin ein Sonnenbrand droht.

Auch Hypophysenhormone (ACTH bzw. v.a. **MSH**) bewirken eine Stimulation der Melanozyten. Erkennbar wird dieser Effekt bei pathologisch erhöhten Serumspiegeln, wie sie v.a. beim **Morbus Addison** entstehen (➤ Fach Endokrinologie).

EXKURS

Wie sinnvoll evolutionär selbst die kleinsten Dinge geregelt wurden, ersieht man daraus, dass das **Melanin** nicht nur über die dendritischen Ausläufer der Melanozyten zu den Nachbarzellen gebracht wird (1 Melanozyt versorgt etwa 10 Nachbarzellen), sondern sich in denselben auch noch schwerpunktmäßig **wie eine Kappe über die Zellkerne** mit ihren mutationsgefährdeten Chromosomen legt.

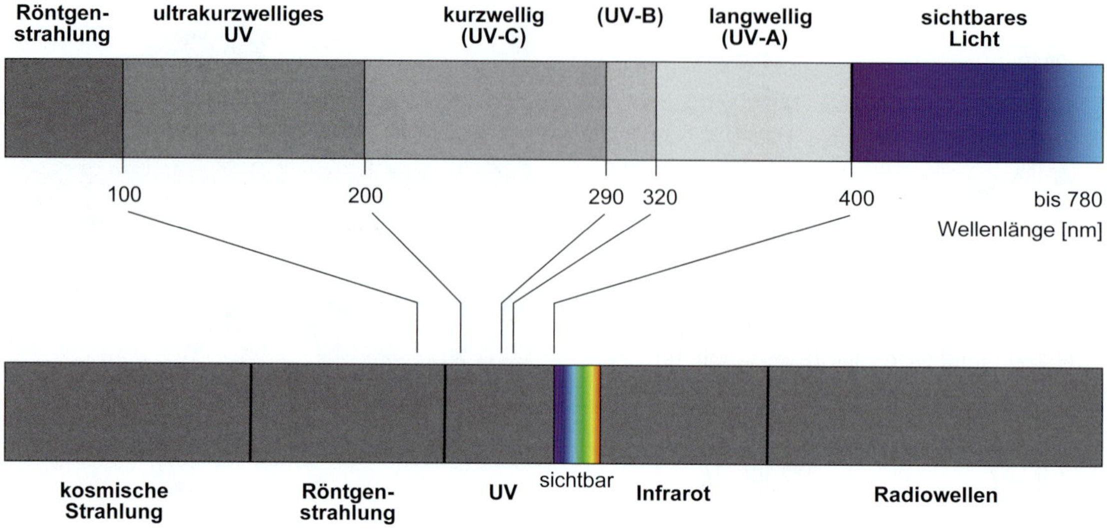

Abb. 2.13 Wellenlängen des Lichts. Das elektromagnetische Wellenspektrum umfasst die sehr kurzwelligen kosmischen Strahlen, γ-Strahlen, Röntgenstrahlen, sichtbares Licht (400–780 nm), Infrarot-/Wärmestrahlen und Radiowellen. Die Wellenlängen des UV-Lichts reichen von 100–400 nm, die des sichtbaren Lichts von 400–780 nm. [L106]

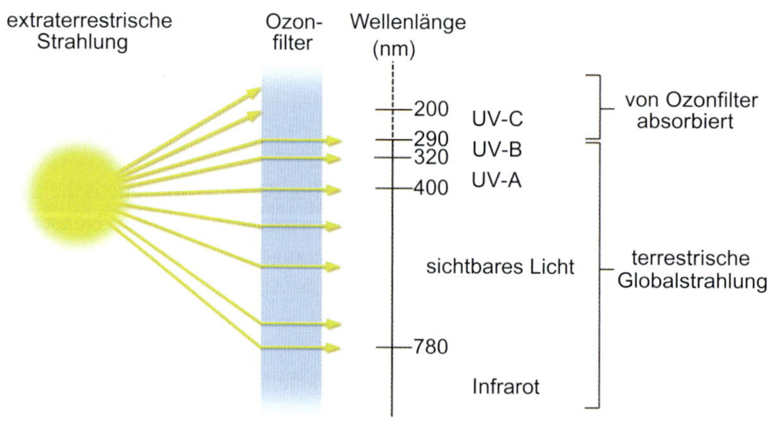

Abb. 2.14 Sonnenstrahlung. Die atmosphärische Ozonschicht filtert die Wellenlängen < 290 nm heraus. [L238]

Dunkelhäutige Menschen unterscheiden sich in der prozentualen Anzahl der Melanozyten nicht wesentlich von hellhäutigen, jedoch ist ihre Melanin-Basisproduktion deutlich gesteigert. **Rothaarige** produzieren ein Melanin, das in seiner biochemischen Zusammensetzung leicht verändert ist und dadurch eine **geringere Schutzfunktion** aufweist. Solche Molekülabwandlungen gelten grundsätzlich für alle Haarfarben außerhalb des Spektrums blond bis schwarz, aber auch für Nuancierungen der Haut- und Augenfarbe.

Wirkungen des UV-Lichts

Regelmäßige Sonnenbestrahlungen bewirken durch UV-Strahlung aller 3 Bereiche eine Verdickung der Haut, von der v.a. die Epidermis betroffen ist. Dies wird als **Lichtschwiele** bezeichnet. Die Verdickung entsteht als Orthohyperkeratose und verursacht demnach keine sichtbare Schuppung.

In den tieferen Lagen der Epidermis wird **Vitamin D_3** durch Einwirkung von **UV-B**-Strahlen aus **Cholesterin** gebildet und ans Blut abgegeben. Verstärkte Melaninbildung beeinträchtigt diese Synthese, doch wird dies bei Schwarzafrikanern durch die verstärkte Sonneneinstrahlung kompensiert. Braun gebrannte Europäer erleiden ebenfalls keinen Mangel, denn sie wurden ja von der Sonne braun gebrannt, wodurch adäquate Vitamin-D-Vorräte entstanden sind. Inuit gleichen den Mangel an Sonne durch ihre Ernährung aus. Am häufigsten entstehen Mangelzustände bei Europäern, die ganzjährig geschlossene Kleidung tragen oder dem kleinsten Sonnenstrahl mit Sonnencremes mit hohem Lichtschutzfaktor begegnen, weil die Sonne inzwischen nach übereinstimmender Meinung höchst „ungesund", um nicht zu sagen **gefährlich** geworden ist. Menschen, die diese These akzeptiert und verinnerlicht haben, sollten Vitamin D substituieren. Der **Tagesbedarf** liegt laut DGE bei 20 µg, nach der Prüfung eher höher.

2.6 Durchlässigkeit für chemische Substanzen

Die Hornschicht mitsamt ihrem Fettfilm auf der Oberfläche der Haut sowie den zwischen die Epidermiszellen ab dem Stratum granulosum eingelagerten Fetten ist eine sehr gute **Barriere für Wasser** und hydrophile (wasserlösliche) Substanzen. Diese Barriere wirkt in beiden Richtungen; entfernt man die oberflächlichen Schichten der Epidermis, wie dies z.B. bei Verbrennungen geschieht, verdunstet eine vergleichsweise so große Menge Flüssigkeit, dass dies, sofern zumindest 10 % der Hautoberfläche betroffen sind, bereits zu einer gefährlichen Hypovolämie führen kann. Bei großflächigen Verbrennungen ist deshalb eine Volumensubstitution erforderlich.

Ist die Hautoberfläche intakt und ohne gröbere Veränderungen wie z.B. nässende Ekzeme, ist sie für hydrophile Substanzen **vollkommen undurchlässig**.

HINWEIS DES AUTORS

Daraus geht hervor, dass die häufig angepriesenen Badezusätze mit allen möglichen „kostbaren Mineralien" und sonstigen wasserlöslichen Inhaltsstoffen wirkungslos bleiben müssen. Es gilt hier das Gleiche, was bereits zur Hautatmung ausgeführt wurde, denn der Sauerstoff vermag die relativ dicke Epidermis genauso wenig zu durchdringen. Es wird also weiterhin mit der Lunge geatmet und nach oraler Aufnahme über den Dünndarm resorbiert.

Fettlösliche Substanzen diffundieren vergleichsweise gut durch die Epidermis. Man nutzt dies zum Einbringen von Medikamenten in die oberen Hautschichten oder sogar in den systemischen Kreislauf, indem man eine entsprechende (Salben-)Grundlage oder ein Pflaster mit geeignetem Trägermaterial wählt. Wird nur eine Wirkung *in* der Haut gewünscht, so ist je nach Salbengrundlage an eine systemische Nebenwirkung zu denken (z.B. bei kortikoidhaltigen Salben), sofern größere Hautareale behandelt werden.

2.7 Wundheilung

2.7.1 Phasen der Wundheilung

Eine Wunde ist ein traumatischer Gewebedefekt oder eine Zusammenhangstrennung, z.B. durch einen Schnitt. Die Wundheilung verläuft in vier Schritten:

- exsudative Phase
- resorptive Phase
- reparative Phase
- Narbenbildung

Unmittelbar nach dem Entstehen der Wunde wird der Defekt aus den verletzten Gefäßen des Corium und, je nach Tiefe auch der Subkutis, mit Blut gefüllt, das in der Folge gerinnt und damit einen ersten provisorischen Wundverschluss bildet **(exsudative Phase)**. In den verletzten Kapillaren und Arteriolen bilden sich Thromben, wodurch üblicherweise größere Blutverluste verhindert werden.

Bereits wenige Stunden später wandern aus dem umliegenden gesunden Gewebe Granulozyten und Makrophagen in das geronnene Blut ein und schließen mit ihren fibrinolytischen Enzymen das Gerinnsel auf. Daneben phagozytieren sie Gewebetrümmer **(resorptive Phase)**.

Etwa am dritten Tag sprossen vom Rand her Kapillaren, Histiozyten (= Makrophagen) und Fibroblasten ein, wodurch in der Folge ein sehr aktives, ungewöhnlich gut durchblutetes Gewebe entsteht. Dieses Ersatzgewebe nennt man **Granulationsgewebe**. Die kleinen Körnchen (Granula), nach denen das Gewebe benannt wurde und die man mit bloßem Auge erkennt, bestehen überwiegend aus Ansammlungen der in großer Zahl aussprossenden Kapillaren. Das Gewebe füllt schließlich den ganzen Gewebedefekt aus. Sobald es bis an die Hautoberfläche gelangt ist, wird es aus der umliegenden, gesunden Epidermis überhäutet. Erst hierdurch wird die Wunde endgültig verschlossen und die Infektionsgefahr gebannt **(reparative Phase)**.

Zuletzt wird von den Fibroblasten zunehmend kollagenes Bindegewebe gebildet, also Grundsubstanz mit reichlichen Mengen an Kollagen. Je dichter dieses wird, desto weniger Kapillaren, Histiozyten und Fibroblasten bleiben bestehen, sodass schließlich ein faserreiches, derbes und zellarmes Gewebe entsteht, das **Narbengewebe**. Die Rückbildung der Kapillaren und Zellen führt im Verein mit dem hohen Kollagenanteil und dem reduzierten Wassergehalt des Narbengewebes zu einer zunehmenden Schrumpfung, die ein Einziehen der Hautoberfläche bewirkt.

Zugrunde gegangene **Hautanhangsgebilde** können **nicht regenerieren**. Eine Narbe enthält also weder Haare noch Talgdrüsen noch Schweißdrüsen noch sensible Strukturen. Die **Epidermis** ist im Bereich der Narbe **verdünnt** und in ihrer typischen Zellstruktur verändert. Eine Verhornung findet nicht mehr statt. Die typische Narbe ist schließlich von grau-weißer Farbe, sehr derb (unelastisch), zugfest und an ihrer Oberfläche etwas eingezogen.

2.7.2 Wundheilung und Wundversorgung

Grundsatz der Wundversorgung ist, dass jede **frische Wunde** primär durch eine **Naht** oder durch **Klammern** verschlossen werden sollte. Zum einen ist damit die Infektionsgefährdung offener Wunden gebannt, zum anderen wird die entstehende Narbe hierdurch sehr schmal und kosmetisch wenig störend (primäre Wundheilung; ➤ Abb. 2.15a). Liegt die Verletzung allerdings länger als **6–8 Stunden** zurück, ist dieses Vorgehen nicht mehr möglich, weil die Wundränder dann nicht mehr so ohne Weiteres zusammenwachsen. Dasselbe gilt für **infizierte Wunden** wie z.B. **Bisswunden**, die von vornherein **nicht** genäht werden sollten. Sie werden lediglich desinfiziert und steril verbunden. Die **Wundheilung** erfolgt damit **sekundär** (➤ Abb. 2.15b).

Der wesentliche Unterschied zwischen der primären und sekundären Wundheilung besteht im Umfang der entstehenden Narbe und im Heilungsverlauf, z.B. im Hinblick auf eine Infektionsgefährdung. Bei der **sekundären Wundheilung** entspricht das narbige Resultat im Wesentlichen dem Umfang der Verletzung. Der direkte Kontakt der Wunde zur Außenwelt begünstigt bakterielle Infektio-

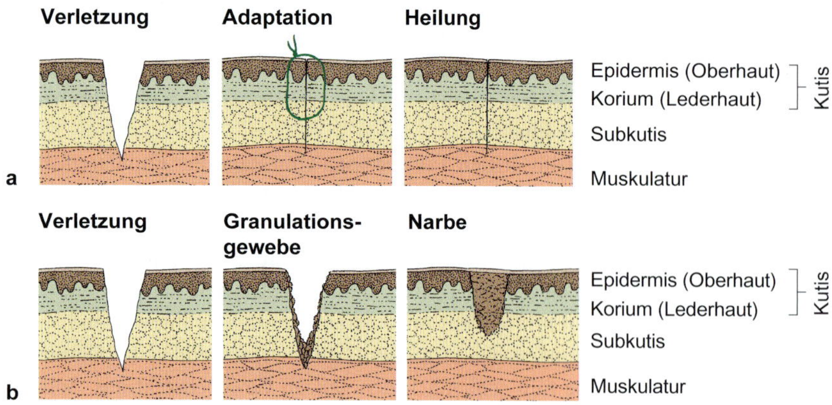

Abb. 2.15 Wundheilung: **a** Primäre Wundheilung, hier nach einer sofort chirurgisch versorgten Verletzung. **b** Die sekundäre Wundheilung verläuft langsamer und hinterlässt größere Narben. [L190]

nen, die den Heilungsfortschritt aufhalten und komplizieren. Beim Verschluss der Wunde durch eine sog. **Primärnaht** dagegen wird das Wundgebiet nicht nur von der Außenwelt abgeschirmt, sondern auch wesentlich verkleinert. So versorgte Wunden heilen schneller und ergeben sehr viel kleinere, kosmetisch und funktionell wenig störende Narben.

HINWEIS PRÜFUNG

Für den Heilpraktiker bestehen keinerlei Behandlungsverbote für eine Wundversorgung, genau genommen noch nicht einmal für kleinere oder größere Operationen. Allerdings besteht ein grundsätzliches Problem darin, dass die Lokalanästhetika (➤ Fach Pharmakologie), die für derlei Aktivitäten benötigt werden, rezeptpflichtig sind und von daher nicht verwendet werden dürfen.

PATHOLOGIE

Mögliche Ursachen von Wundheilungsstörungen

- hohes Alter
- Diabetes mellitus
- Immunschwäche (HIV, angeborene Defekte, Agranulozytose)
- immunsuppressive Therapien (Zytostatika, Glukokortikoide)
- Mangel an essenziellen Nahrungsfaktoren, v.a. hinsichtlich:
  - Eiweiß
  - Magnesium
  - Zink
  - Vitamin C
- Nikotinabusus
- bakterielle Wundinfektionen
- Fremdkörper, z.B. zurückgebliebenes Nahtmaterial

Im Alter verläuft die Wundheilung verzögert. Auch Eiweiß- oder Vitaminmangelzustände können genauso wie Kortikoidtherapien oder ein Diabetes mellitus die Heilung erschweren. Bei Leukosen, Agranulozytosen oder einem fortgeschrittenen Diabetes mellitus wird wenig oder kein Granulationsgewebe gebildet, sodass keine Heilung möglich ist. Es resultiert ein chronisches Geschwür (Ulkus). Des Weiteren können bakterielle Entzündungen die Heilung stören oder auch Fremdkörper wie z.B. Splitter oder Fadenmaterial.

KAPITEL

3 Untersuchung

3.1 Vorgehen 29

3.2 Effloreszenzen 30
3.2.1 Grundlagen 30
3.2.2 Beschreibung der Effloreszenzen 30
3.2.3 Primäreffloreszenzen 31
3.2.4 Sekundäreffloreszenzen 33
3.2.5 Effloreszenzen der Schleimhäute 37

3.3 Hauttonus und Hautturgor 38
3.3.1 Hauttonus 38
3.3.2 Hautturgor 38

Einführung

Die Dermatologie hat eine ganz eigene, beschreibende Sprache. Dies rührt daher, dass kein anderes Organ dem direkten diagnostischen Blick derart gut zugänglich ist, dass aber gleichzeitig die verschiedensten Krankheiten scheinbar ganz ähnliche, nur in Nuancen unterschiedliche und unterscheidbare Erscheinungen hervorrufen. Schließlich fehlen auch mit Ausnahme der manchmal hilfreichen Hautbiopsie oder der Auflichtmikroskopie weiterführende Untersuchungsmöglichkeiten.

Grundsätzlich haben die Schichten und Strukturen der Haut nur wenige Möglichkeiten, auf die verschiedensten Reize und Schädigungen zu reagieren. Des ungeachtet ist die auf den ersten Blick gegebene Verwechselbarkeit zahlreicher Hautkrankheiten häufig auf den zweiten Blick nicht mehr gegeben. Dermatologische Krankheitsbilder erfordern daher eine ungewöhnlich exakte Betrachtung ihrer Erscheinungsformen, ergänzt durch ausführliche Anamnesen und eventuell Hautbiopsien, um tiefer liegende Schichten in ihrer Beteiligung und Veränderung zu erfassen. Beim Verdacht auf systemische Grunderkrankungen, die sich nicht so selten auch an der Haut manifestieren, sind ergänzende Laboruntersuchungen angezeigt.

3.1 Vorgehen

Ein mögliches Vorgehen bei der dermatologischen Untersuchung ist in ➢ Abb. 3.1 dargestellt.

Die **Anamnese** wird sich häufig nicht nur auf den Patienten und seine Beschwerden, sondern auch auf seine **Familie** erstrecken müssen: Bei einem unsicheren Verdacht auf Schuppenflechte ist es hilfreich zu erfahren, dass auch Opa und Tante darunter leiden bzw. gelitten haben. Ebenso hilft es weiter, wenn man bei einem Kind mit nicht ganz typischer Neurodermitis erfährt, dass es als Säugling Milchschorf hatte und dass der eine Onkel an Heuschnupfen leidet und der andere an Asthma bronchiale. Ansonsten gelten die üblichen Regeln einer sinnvollen Anamnese natürlich auch für dermatologische Krankheitsbilder. Man wird also nach dem **zeitlichen Beginn** und dem **Zeitrahmen** der Veränderungen fragen, nach dem möglichst genauen **Aussehen** und der **Lokalisation** der ersten Effloreszenzen und evtl. nachfolgender Veränderungen. Beispielsweise beginnen Hauterkrankungen durch Herpesviren häufig in der Form gruppiert stehender (in Gruppen beieinander liegender) Bläschen, die allerdings sekundär zerfallen und sich flächig ausbreiten können, sodass der anfänglich typische Aspekt nicht mehr erkennbar ist. Bei einer eventuell im Einzelfall nicht so ganz typischen Im-

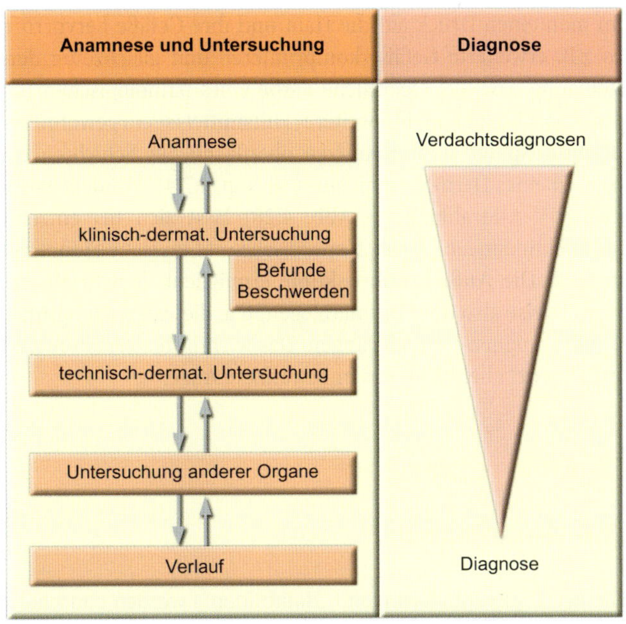

Abb. 3.1 Dermatologische Anamnese und Untersuchung [L238]

petigo contagiosa erhält man Rückschlüsse durch den Hinweis, dass zunächst einzelne Bläschen auf entzündlich geröteten Flecken zu erkennen waren. Beim dyshidrotischen Handekzem, das in fortgeschrittenen Stadien fast regelhaft mit einem atopischen Ekzem verwechselt wird, kann die korrekte Diagnose bereits aus der Anamnese gestellt werden: Es beginnt mit seitlich an den Fingern aufschießenden Bläschen, die wegen des massiven Juckreizes umgehend zerkratzt werden.

Gerade der **Juckreiz** ist ein weiteres anamnestisches Kriterium besonderer Bedeutung. Beispielsweise jucken die Bläschen des dyshidrotischen Ekzems auffallend heftig, diejenigen der Impetigo nur wenig und die Effloreszenzen der Psoriasis so gut wie überhaupt nicht. Dagegen erzeugen die Bläschen der Herpes-Erkrankungen eher brennende Schmerzen als Pruritus.

Bei den **Begleitumständen**, an die sich der Patient im zeitlichen Zusammenhang mit den dermatologischen Veränderungen erinnert, ist eher Zurückhaltung angezeigt. Ein jeder erinnert sich im Rahmen persönlicher Ursachenerforschung an subjektiv empfundene Auffälligkeiten, die allerdings zumeist vollkommen neben der Sache liegen. Wenn z.B. die Nase läuft, überlegt der Laie, wer welches Fenster wie lange geöffnet hatte, womit Ursache und Schuldzuweisung auf der Hand zu liegen scheinen. Er weiß nichts davon, dass Viren nicht durch geöffnete Fenster fliegen und er denkt nicht an den Nachbarn, dem er die Hand geschüttelt hat, um die aufgenommenen Erkältungsviren anschließend auf seine eigenen Nasenschleimhäute zu übertragen. Man kann aber den Patienten durch gezieltes Nachfragen dorthin führen, wo Zusammenhänge möglich werden. So ist z.B. an Medikamente zu denken sowie an allergisierende Substanzen in Schmuckgegenständen, kosmetischen Externas, Kleidung oder Lebensmitteln. Berufliche Expositionen oder Sexualkontakte können von Bedeutung sein, ganz besonders auch begleitende Symptome wie Störungen des Allgemeinbefindens oder Hinweise auf Infektionen im zeitlichen Zusammenhang mit dem Auftreten der Effloreszenzen.

Wichtiges Hilfsmittel der Untersuchung ist ein **Glasspatel**, mit dem man einen Druck auf die Haut und ihre Gefäße hervorrufen, also z.B. erweiterte Gefäße komprimieren und gleichzeitig deren Beteiligung bzw. die eigentliche Farbe eines pathologischen Infiltrats beobachten kann. Ein weiteres Hilfsmittel ist ein gewöhnlicher **Holzmundspatel** zum Abkratzen oberflächlicher Schichten oder Auslösen eines Dermographismus (➤ Kap. 4.7.4). Mit dem **Wood-Licht** (UV-A-Strahlung, ➤ Abb. 4.28) lässt sich bei einzelnen Hautinfektionen eine farblich spezifische und typische Fluoreszenz erzeugen. Die **Auflichtmikroskopie** ermöglicht dem Erfahrenen, üblicherweise also dem Dermatologen, u.a. die Abgrenzung maligner von benignen Veränderungen. Das wichtigste dermatologische „Instrument“ aber bleibt das unbewaffnete Auge.

3.2 Effloreszenzen

3.2.1 Grundlagen

Beliebige Hautveränderungen („Hautblüten“) werden pauschal als Effloreszenzen bezeichnet (von efflorescere = erblühen) und in 2 Gruppen unterteilt: Primär- und Sekundäreffloreszenzen. Primäreffloreszenzen entstehen definitionsgemäß *primär* und unmittelbar durch die zugrunde liegende Erkrankung, während Sekundäreffloreszenzen *sekundär* aus primären Veränderungen hervorgehen.

Primäreffloreszenzen

Die wesentlichen Primäreffloreszenzen sind:
- Fleck (Macula)
- Papel (Papula = Knötchen [Nodulus])
- Knoten (Nodus oder Tumor)
- Quaddel (Urtika)
- Bläschen (Vesicula) bzw. Blase (Vesica oder Bulla)
- Eiterbläschen (Pustula)

Sekundäreffloreszenzen

Sekundäreffloreszenzen sind:
- Schuppe (Squama)
- Kruste (Crusta)
- Schürfung bzw. Schürfwunde (Erosion)
- Geschwür (Ulkus)
- Schrunde bzw. Riss (Rhagade, Fissur)
- Hautverdünnung (Atrophie)
- Narbe (Cicatrix)

Die Einteilung in primäre und sekundäre Effloreszenzen ist nicht immer nachvollziehbar. Beispielsweise kann ein Eiterbläschen (häufig) *sekundär* aufgrund bakterieller Superinfektion aus einem Bläschen entstehen, und eine Schürfwunde wird eigentlich *primär* durch ein entsprechendes Trauma verursacht.

Effloreszenzen der Schleimhaut

Schleimhautspezifische Effloreszenzen sind Aphthe (Erosion bzw. Geschwür der Schleimhaut) und Leukoplakie (sog. Weißschwielenkrankheit).

3.2.2 Beschreibung der Effloreszenzen

Effloreszenzen werden nach Größe, Form, Begrenzung, Anordnung und Ausdehnung beschrieben (➤ Abb. 3.2). Die einzelne Effloreszenz kann in ihrem **Aussehen** anulär (ringförmig), polyzyklisch (vielbogig), linear (linienförmig), gyriert (gewunden), nummulär (münzförmig) oder landkartenartig sein. Sie kann regelmäßig oder unregelmäßig, scharf oder unscharf begrenzt sein. In ihrer **Verteilung auf der Haut** können die Effloreszenzen gruppiert (in einer Gruppe beieinander liegend), diffus (großflächig), zirkumskript (auf eine Stelle beschränkt, umschrieben), regionär (auf eine Körperregion beschränkt), disseminiert (unregelmäßig verteilt) oder generalisiert (die ganze Haut befallend) sein. Sie können einzeln und gut abgegrenzt nebeneinander liegen oder miteinander verschmelzen (konfluieren).

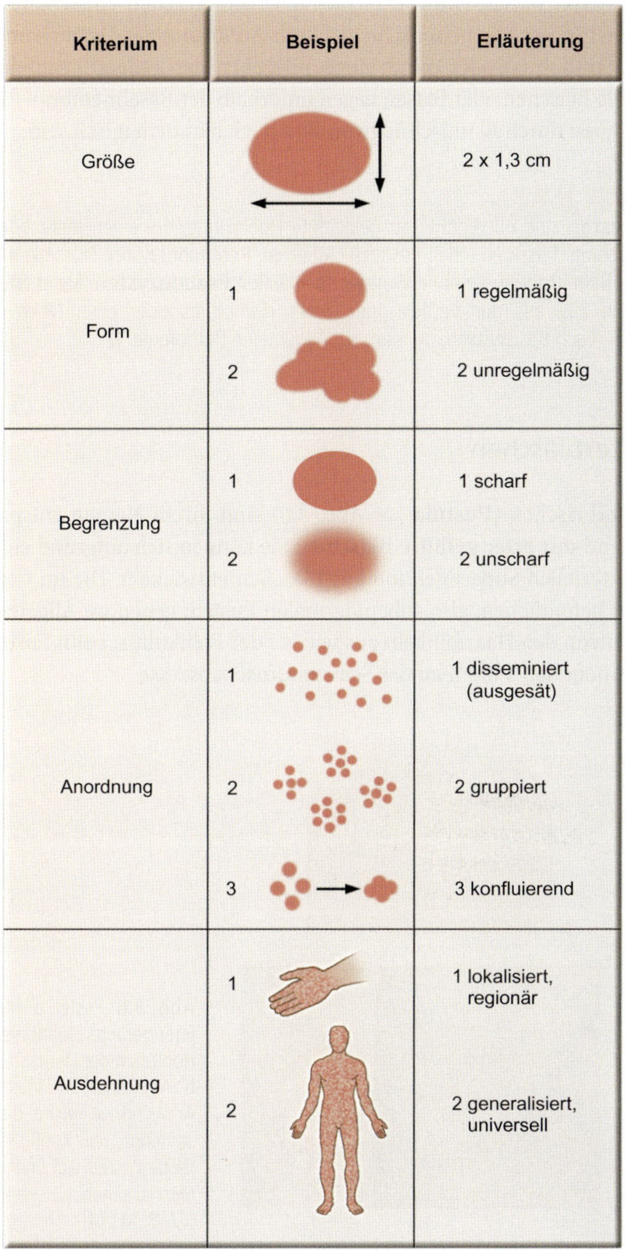

Abb. 3.2 Beschreibung der Effloreszenzen [L238]

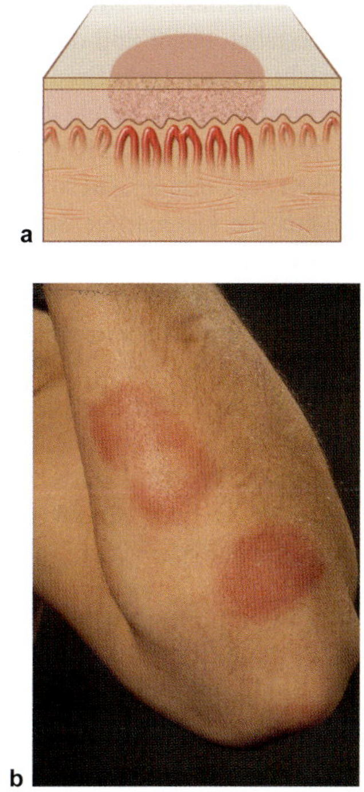

Abb. 3.3 Fleck: **a** Herdförmiger Veränderung der Hautfarbe ohne Veränderung der Hautkonsistenz. **b** Rötliche Flecke (Erytheme) am rechten Unterarm beim Erysipeloid. [L238; M174]

3.2.3 Primäreffloreszenzen

Fleck

Der Fleck (Macula; ➤ Abb. 3.3) ist definiert als **Veränderung der Hautfarbe** ohne Veränderung der Hautkonsistenz. Es gibt braune Flecken aufgrund einer umschriebenen Hyperpigmentierung, weiße bei der sog. Weißfleckenkrankheit (Vitiligo), rote bei umschriebener Hyperämie oder auch blaue bei einem Hämatom der Subkutis. Oft treten sie gemeinsam mit anderen Effloreszenzen, z.B. mit einer Papel, auf. Eine flächige Rötung wird als **Erythem** bezeichnet.

Quaddel

Die Quaddel (**Urtika**; ➤ Abb. 3.4) ist eine **flüchtige**, plateauartig **über das Hautniveau erhabene**, rote bzw. zumeist blasse Veränderung mit **gerötetem Randsaum**.

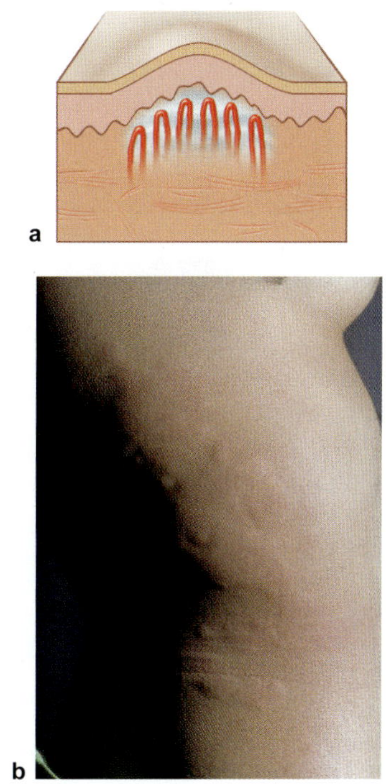

Abb. 3.4 Quaddel. **a** Plateauartig über das Hautniveau erhabene Veränderung, die durch eine umschriebenes Ödem im Bereich der Papillarkörper verursacht wird. **b** Mehrere, zum Teil einzeln stehende, zum Teil konfluierende, hautfarbene Quaddeln bei Urtikaria. [L238; M174]

Flüchtig heißt, dass sie zumeist nur über Minuten oder wenige Stunden bestehen bleibt und danach wieder verschwindet. In der Regel besteht **starker Juckreiz**. Das Aussehen der Quaddeln folgt aus einer massiven Erweiterung der Gefäße im oberen Corium mit Ödembildung im Bereich der Papillarkörper. Weil das Ödem wegen der Straffheit des Corium nicht so schnell ablaufen kann, verursacht es nicht nur die kissenartige Schwellung, sondern komprimiert auch die lokalen Blutgefäße, woraus die Blässe der Quaddeln resultiert. Im Randbereich des Ödems werden die Blutgefäße nicht komprimiert, sodass es dort zur Rötung kommt.

Quaddeln sind eine Reaktionsweise der Haut bzw. ihrer Gefäße auf innerliche oder äußerliche **Allergene** (Urtikaria; ➤ Kap. 4.7.4) und in aller Regel ein Hinweis auf eine **allergische Reaktion vom Typ I**, bei dem v.a. die IgE-vermittelte Histaminausschüttung aus den Mastzellen innerhalb von Sekunden oder Minuten (Sofortreaktion) umschriebene oder generalisierte Ödeme verursacht.

Bläschen und Blase

Flüssigkeitsgefüllte Hohlräume bis 5 mm Durchmesser heißen Bläschen (**Vesicula**; ➤ Abb. 3.5); oberhalb dieser Größe spricht man von Blasen **(Bulla)**. *Intra*epidermale Bläschen entstehen zumeist in der Stachelzellschicht durch Auflösung der Desmosomen (Akantholyse) oder durch Zugrundegehen der Zellen. *Sub*epidermale Bläschen oder Blasen liegen unterhalb der Basalmembran und können durch Beimischung von Blut auch hämorrhagisch sein.

EXKURS

Zysten sind mit Epithel ausgekleidete Hohlräume, die einen mehr oder weniger flüssigen Inhalt besitzen (Atherom, Retentionszyste). Flüssigkeitsgefüllte Hohlräume ohne Wandepithel heißen **Pseudozysten**. Sie entstehen z.B. aus der Verflüssigung eines Hämatoms oder einer Nekrose (➤ Fach Basiswissen, ➤ Kap. 6 „Allgemeine Pathologie").

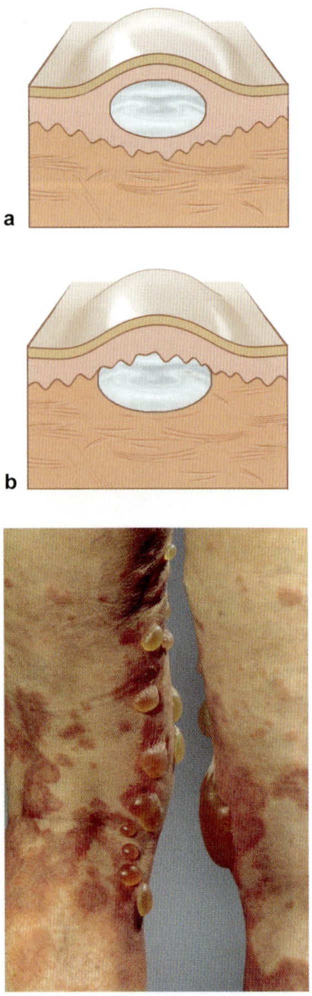

Abb. 3.5 Bläschen und Blase. **a** Intraepidermales Bläschen. **b** Subepidermales Bläschen. **c** Rote Flecke an beiden Beinen, zum Teil mit prallen Bläschen bzw. Blasen bei bullösem Pemphigoid. [L238; M174]

Eiterbläschen

Eiterbläschen (**Pustula**; ➤ Abb. 3.6) sind ihrem Namen entsprechend **mit Eiter gefüllte Bläschen**. Sie können sich aufgrund einer bakteriellen Superinfektion aus Bläschen entwickeln. Die im Corium befindlichen, also subepidermalen Pusteln gehen im Allgemeinen von den Haarfollikeln aus wie bei der Follikulitis, beim Furunkel oder den Vorstufen der Schweißdrüsenabszesse.

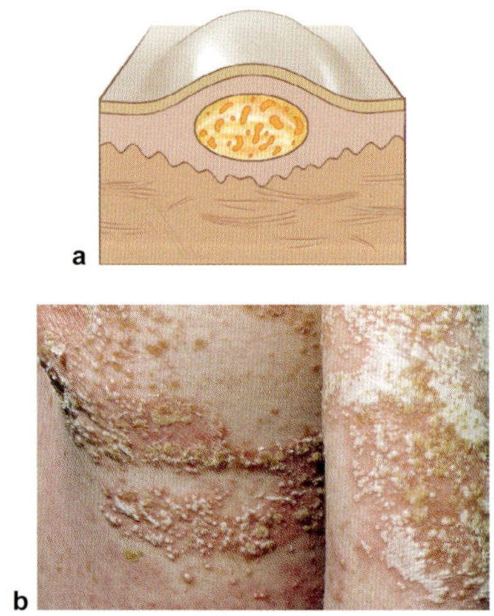

Abb. 3.6 Pustel. **a** Mit Eiter gefüllter, sichtbarer Hohlraum der Haut. **b** Am Rumpf und linken Arm sind zahlreiche, dicht stehende, teils konfluierende Pusteln auf Erythemen zu sehen. [L238; M174]

Knötchen und Knoten

Die Papel (**Papula**, Knötchen oder **Nodulus**; ➤ Abb. 3.7) ist eine bis zu 5 mm große **Gewebevermehrung** – entweder der Epidermis, der Hornschicht oder des Coriums. Zusammengesetzte Papeln zeigen oft eine verbreiterte Epidermis sowie ein entzündliches Infiltrat im oberen Corium. Die Psoriasis (Schuppenflechte) besteht aus nebeneinander liegenden, konfluierenden Papeln, wodurch ganze Herde **(Plaques)** entstehen. Der Knoten **(Nodus, Tumor)** ist praktisch „die Fortsetzung der Papeln", also eine wenig bis deutlich größere (> 5 mm), umschriebene, solide Gewebevermehrung.

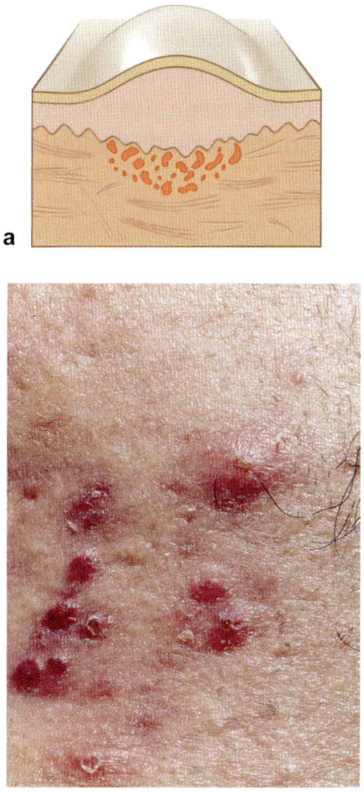

Abb. 3.7 Papel. **a** Umschriebene, feste Verdickung der Haut durch Zellvermehrung oder Ablagerung fester Substanzen. **b** An der Wange gerötete Knötchen unterschiedlicher Größe mit vereinzelter beginnender Schuppen- bzw. Krustenbildung bei papulöser Acne vulgaris. [L238; M174]

3.2.4 Sekundäreffloreszenzen

Kruste

Die Kruste (**Crusta**; ➢ Abb. 3.8) bildet sich **nach oberflächlichen Hautdefekten** und besteht aus eingetrocknetem Sekret (Blut, Plasma oder Eiter) mit darin enthaltenen Zelltrümmern. Zumeist entsteht sie in der Folge einer Erosion oder einer Wunde.

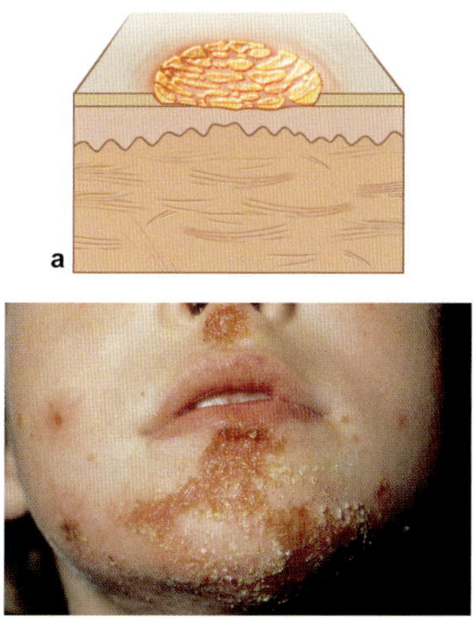

Abb. 3.8 Kruste. **a** Die Kruste ist eingetrocknetes Sekret und entsteht meist auf Erosionen. Je nach Beimengung können sich auch gelblich-eitrige bzw. hämorrhagische Krusten bilden. **b** In der unteren Gesichtshälfte sind gelbliche Krusten durch eingetrocknetes Sekret auf Erosionen zu sehen. [L238; M174]

Schuppe und Hyperkeratose

Die beiden Begriffe werden in der Dermatologie etwas unscharf unterschieden, teilweise sogar synonym benutzt. Die Schuppe (**Squama**; ➢ Abb. 3.9) bezeichnet im eigentlichen Sinn eine **Verhornungsstörung**, die in einer für das Auge erkennbaren Schuppenbildung mündet. Diese Schuppen können sehr fein und auf Anhieb kaum sichtbar sein (kleieförmige Schuppung), aber auch groblamellär. In jedem Fall handelt es sich um Keratinlamellen, die nicht mehr einzeln und unbemerkt aus dem Stratum corneum abschilfern, sondern sich zu größeren bis riesigen Verbänden zusammengeschlossen haben. Das zweite Erfordernis besteht darin, dass diese „Lamellenpakete", die durchaus noch flache, zellorganellenfreie Keratinozyten enthalten können, nicht mehr fest auf ihrer Unterlage haften, sodass sie sich spontan oder bei geringer Beanspruchung vom Stratum corneum ablösen.

Grundsätzlich besteht die **Ursache** einer Schuppung in einer **überstürzten Zellneubildung** aus dem Stratum basale, wodurch sich die nachfolgenden Zellschichten verbreitern und die zugehörige **Verhornung irregulär** stattfindet. Man kann dies mit dem Begriff einer **Parahyperkeratose** beschreiben und der geordneten Orthohyperkeratose gegenüberstellen. Ursachen sind z.B. entzündliche Vorgänge im Corium, die einen Wachstumsreiz auf die Epidermis ausüben. Das beste Beispiel hierfür bietet die Psoriasis (Schuppenflechte; ➢ Abb. 3.9b). Es kann sich aber auch um schädigende Einflüsse der Epidermis selbst handeln, z.B. der epidermale Befall durch Warzenviren (HP-Viren).

Bei einer **physiologischen**, sich ohne begleitende Entzündung ausbildenden **Hyperkeratose** kommt es ebenfalls zu einer **gesteigerten Mitoserate**, doch verläuft diese nicht überstürzt bzw. irregulär („para"), sondern wohlgeordnet („ortho"), sodass die verdickte Epidermis ein verbreitertes, jedoch regulär verhorntes Stratum

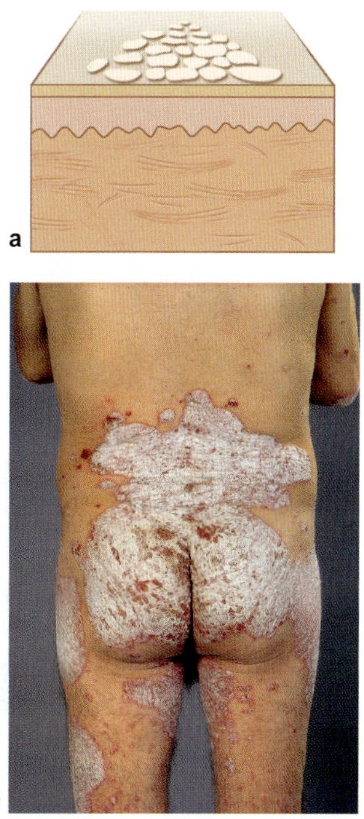

Abb. 3.9 Schuppen.
a Schuppen aus ablösbaren bzw. sich selbst ablösenden Hornzellkomplexen in unterschiedlichen Formen und Größen.
b An Rumpf und Extremitäten haben sich bei einer Psoriasis vulgaris scharf begrenzte Herde mit weißlicher, plättchenförmiger Schuppung auf durchscheinendem gerötetem Grund gebildet. [L238; M174]

corneum ausbildet, das nicht schuppt, sondern durch seine Dicke lediglich einen mechanisch stabileren Schutzwall erzeugt. Ursache ist niemals eine Erkrankung der Haut im eigentlichen Sinn, sondern lediglich die höchst **angemessene Reaktion** auf eine **höhere Belastung** an einer Lokalisation, die bis dahin geringeren Anforderungen ausgesetzt war. Die zusätzliche Belastung kann **mechanischer Art** sein, z.B. bei Fehlstellungen der Füße bzw. über einen Dauerdruck durch schlecht sitzendes Schuhwerk. Auf diese Weise entstehen dann z.B. **Schwielen** an den Fußsohlen oder **Clavi** (Hühneraugen) an den Zehen. Oder die Ursache besteht in einem Arbeitsgerät, das andauernd oder zumindest wiederholt auf ein und dieselbe Stelle drückt und der Haut damit signalisiert, dass diese Lokalisation widerstandsfähiger zu werden hat.

Eine Dauerbelastung durch **UV-Strahlen** an ungeschützter Haut, z.B. bei einem Landwirt, kann den entsprechenden Effekt erzeugen. Es bildet sich die sog. **Lichtschwiele**. Während die Lichtschwiele eine physiologische Reaktion einer gesunden Haut anzeigt, kann es im Zuge degenerativer Umwandlungen im fortgeschrittenen Lebensalter auch passieren, dass die anhaltende UV-Exposition entzündliche Vorgänge mit **reaktiven Parahyperkeratosen** auslöst. Die nun entstehende Schuppenbildung wird als **aktinische Keratose** bezeichnet (➤ Kap. 4.15.7). UV-Strahlung kann demnach in Abhängigkeit von ihrer Intensität, ihrer Einwirkzeit und vom Zustand der Haut, auf die sie einwirkt, unterschiedliche Reaktionen erzeugen.

Leider wird die überaus physiologische Hyperkeratose auf dem Boden vermehrter Beanspruchung häufig ebenfalls mit dem Begriff der *Schuppe* belegt, wobei man zur Abgrenzung gegenüber schuppenden Hautkrankheiten dann lediglich von der festhaftenden, sog. **orthokeratotischen Schuppe** spricht, um den Unterschied und die für das Auge fehlende Schuppenbildung herauszustellen. Wenn eine „Schuppe“ jedoch nicht schuppt, ist es eben eine **Hyperkeratose** – z.B. eine Schwiele – und keine Schuppe.

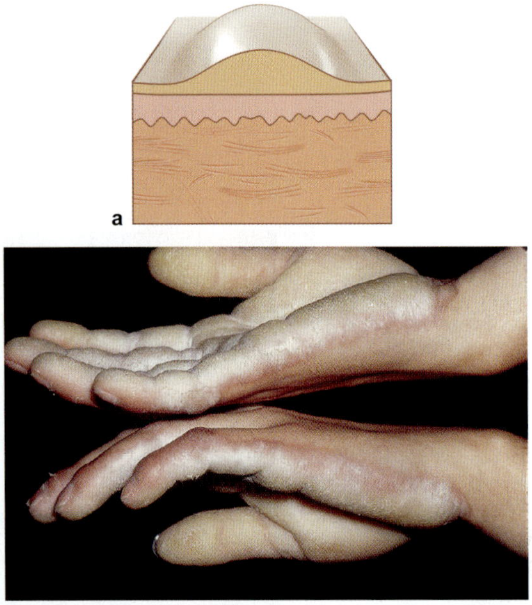

Abb. 3.10 Ortho- und Parahyperkeratosen. **a** Fest haftende Auflagerung von Hornzellen. **b** An Handinnenflächen und seitlichen Hand- bzw. Fingerkanten flächenhafte, weißliche Keratose mit rötlichem Randsaum. [L238; M174]

Sporadisch findet man Mischtypen, also Übergänge zwischen beiden Formen, wenn sich z.B. im Verein mit mechanischen Belastungen geringe entzündliche Reaktionen ausbilden (➤ Abb. 3.10).

Schürfung

Die Schürfwunde (**Erosion**; ➤ Abb. 3.11) ist definitionsgemäß ein **Hautdefekt**, der **auf die Epidermis beschränkt** ist. Trotz aller Definitionen zeigt sie aber doch zumeist kleine, punktförmige Blutungen, die beweisend dafür stehen, dass das Corium im Bereich der Papillarkörper in Mitleidenschaft gezogen worden ist. Schürfwunden **heilen ohne Narbenbildung**, weil die Neubildung der Epidermis durch das im Wesentlichen unversehrte Stratum basale regelrecht erfolgen kann.

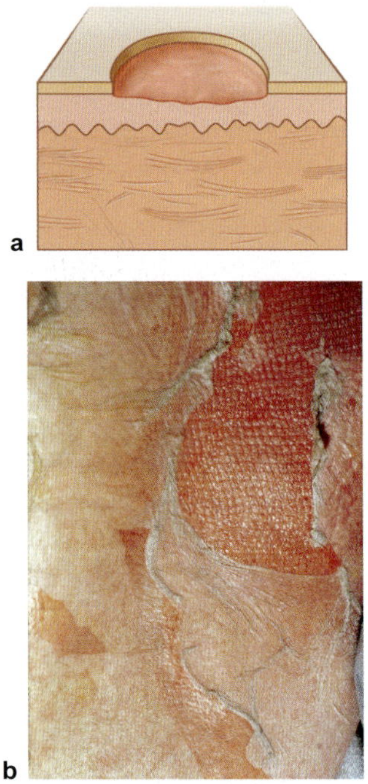

Abb. 3.11 Erosion.
a Der epidermale Substanzdefekt kann einige oder alle Schichten der Epidermis umfassen.
b Großflächige Erosionen am Rumpf, die zum Teil noch von der abgelösten und zusammengeschobenen Epidermis bedeckt sind. [L238; M174]

EXKURS

Man kann der Erosion die **Exkoriation** gegenüberstellen, bei der die Schürfung eindeutig bis in den Bereich der Papillen reicht. Hier finden sich zahlreiche punktförmige Blutungen neben Bezirken, die oberhalb der Basalmembran getroffen wurden und daher keinen Blutaustritt aufweisen. Auch Exkoriationen heilen üblicherweise ohne Narbenbildung.

Geschwür

Das Geschwür (**Ulkus**; ➤ Abb. 3.12, ➤ Abb. 3.13) bezeichnet einen **größeren Defekt** mit breiter **Eröffnung des Corium** oder sogar der Subkutis. Die Epidermis fehlt, wodurch das coriale bzw. subkutane Gewebe frei und ungeschützt ist. Die Folge ist stets ei-

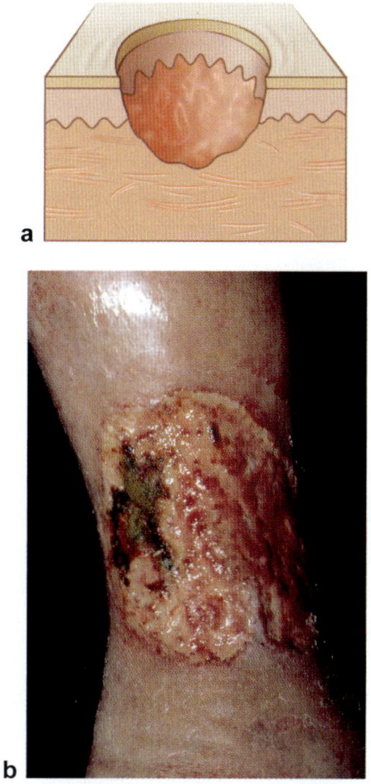

Abb. 3.12 Geschwür.
a Tief reichender Substanzdefekt der vorgeschädigten Haut mit schlechter Heilungstendenz.
b Großflächiges Ulkus an der Vorderseite des Unterschenkels mit leicht gerötetem Rand und zum Teil rötlichem, zum Teil schmierig-gelblich belegtem oder schwärzlich-nekrotischem Ulkusgrund. [L238; M174]

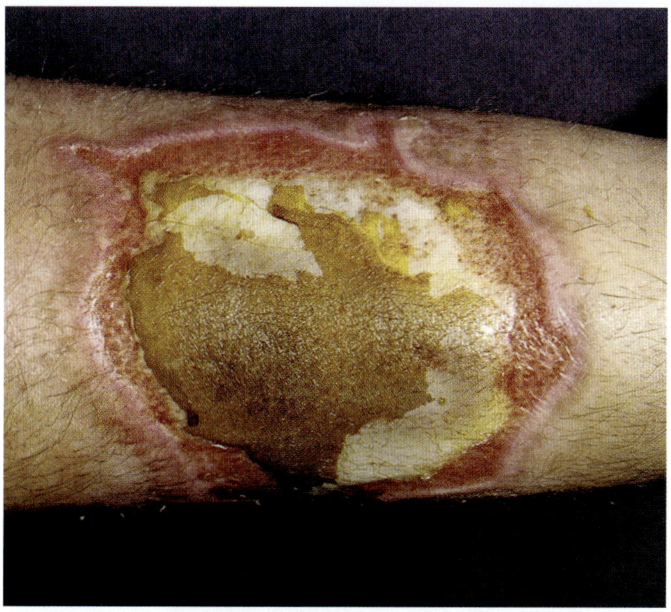

Abb. 3.13 Handtellergroßes, scharf begrenztes Ulkus am linken Unterarm mit entzündlich infiltriertem Rand, anschließender Granulationszone und zentraler bräunlicher Nekrose (Koagulationsnekrose) mit aufgelagerten weiß-gelben Gewebsresten nach Verätzung mit Salpetersäure. [M174]

ne **bakterielle Besiedelung**, sodass der Geschwürsgrund schmierig-eitrig belegt und teilweise nekrotisch ist (➤ Fach Basiswissen, ➤ Kap. 6 „Allgemeine Pathologie"). Das erste therapeutische Ziel besteht darin, die Wunde sauber zu bekommen, sodass sich ein ungestörtes Granulationsgewebe bilden kann (➤ Fach Basiswissen, ➤ Kap. 6 „Allgemeine Pathologie"). Die optimierte Behandlung eines Unterschenkelgeschwürs (Ulcus cruris) mit Varidase®, Zucker und Kompressionsverband bzw. der modernen Methode mittels feucht haltender Verbände wird im ➤ Fach Herz-Kreislauf-System besprochen. Geschwüre heilen immer unter **Narbenbildung**.

EXKURS

Der grundlegende **Unterschied** zwischen einer **Wunde** und einem **Geschwür** besteht darin, dass die Wunde durch ein Trauma im Bereich einer gesunden, nicht vorgeschädigten Haut entsteht, während das Geschwür aus einer Wunde in vorgeschädigter Haut oder sekundär durch die bakterielle Infektion einer Wunde entsteht oder dadurch, dass ein Hautbezirk aufbricht, weil er nicht mehr durchblutet wird oder auf andere Art geschädigt ist. Wunden durch tiefe Verbrennungen oder durch Verätzungen mit Laugen oder starken Säuren führen immer zu Ulzerationen, bevor sie unter Narbenbildung abheilen.

Schrunde, Rhagade und Fissur

Schrunden bzw. Rhagaden (➤ Abb. 3.14) sind **spaltförmige Risse** in Epidermis und Corium einer **vorgeschädigten** bzw. besonders trockenen Haut, aus denen es bluten kann. In diesem Fall bildet sich eine hämorrhagische Kruste.

An nicht verhornenden Haut- bzw. Schleimhautregionen wird ein solcher Riss als **Fissur** bezeichnet (z.B. Analfissur). Dies gilt auch für Einrisse oder feinste Schnittwunden an nicht vorgeschädigter Oberhaut. Andererseits werden auch physiologische Furchen bzw. Einsenkungen als Fissuren bezeichnet, z.B. an der Großhirnrinde. Selbst ein haarförmiger Riss einer knöchernen Struktur, der noch nicht das Kriterium einer Fraktur erfüllt, wird als Fissur bezeichnet.

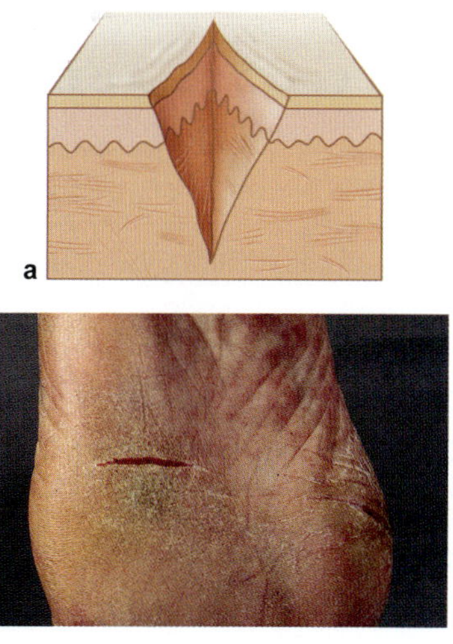

Abb. 3.14 Rhagade.
a Schmerzhafter Einriss gedehnter, aber unelastischer, meist stark verhornter Haut, der bis in die Dermis reicht.
b Schnittförmiger, bis ins obere Corium reichender Einriss der stärker verhornten, hyperkeratotischen Haut. [L238; M174]

EXKURS

Fisteln sind Verbindungsgänge zwischen aneinander liegenden Hohlorganen oder Hohlorganen und Körperhöhlen (innere Fisteln) oder zwischen einem Organ bzw. Hohlraum und der Körperoberfläche (äußere Fistel). Sie können angeboren oder, z.B. infolge Eiterungen oder Tumoren, erworben sein.

Narbe

Narben (Cicatrix; ➤ Abb. 3.15) entstehen aus traumatischen Hautdefekten (➤ Kap. 2.7) oder aus heilenden Geschwüren oder nach tief reichenden und gewebezerstörenden Entzündungen, z.B. durch Bakterien. Ein Defekt wie die Erosion, bei der die Basalzellschicht intakt bleibt, heilt ohne Narbenbildung. Ist die **Basalzellschicht zerstört**, bildet sich immer eine Narbe, weil hier keine reguläre Epidermis und kein reguläres Corium nachgebildet werden kann. Narben bestehen aus einem Bindegewebe mit wenig Grundsubstanz und damit auch wenig Wassergehalt, und einem besonders großen Anteil an Kollagenfasern. Sie enthalten nur noch minimale Anteile an Zellen und Blutgefäßen und sind außerordentlich derb und widerstandsfähig.

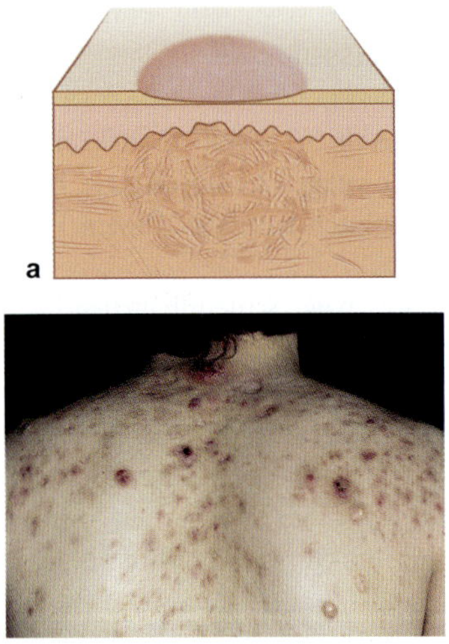

Abb. 3.15 Narbe.
a Defektheilung, zum Teil mit Atrophie (atrophische Narbe), zum Teil mit Hypertrophie (hypertrophische Narbe).
b Zahlreiche disseminierte, meist bräunlich gefärbte Närbchen, daneben entzündliche Papeln und hautfarbene Knoten bei Acne conglobata.
[L238; M174]

HINWEIS DES AUTORS

Narben können (selten!) je nach ihrer Einbindung in den Verlauf eines Meridians schwere Störungen des Allgemeinbefindens verursachen. Man sollte daran denken und z.B. einen Versuch durch „Ausspritzen" mit Lokalanästhetika unternehmen. Intrakutane Injektionen mit niedrig konzentrierten Lokalanästhetika sind dem Heilpraktiker erlaubt.

PATHOLOGIE

Caro luxurians und Keloid

Caro luxurians („wildes Fleisch") ist die Bezeichnung für eine **überschießende Bildung von Granulationsgewebe** über das Hautniveau hinaus, in aller Regel im Rahmen der Wundheilung. Es wird vom umgebenden Epidermisgewebe nicht mehr überhäutet. Das überschießende Gewebe muss entfernt werden, damit eine endgültige Überhäutung und Heilung möglich wird. Dies geschieht bevorzugt mittels Ätzstiften (Silbernitrat), die das überschießende Gewebe regelrecht „verkochen". Ungeachtet der heftigen Lokalreaktion und des Geruchs nach verkohltem Gewebe entstehen für den Patienten keine Schmerzen, weil Granulationsgewebe nicht innerviert ist. Aus einer entstehenden Narbe heraus kann sich ein sog. **Keloid (= Wulstnarbe)** entwickeln. Das Keloid gehört zu den (systemischen) Wundheilungsstörungen und ist eine Wucherung aus Bindegewebe über das Hautniveau hinaus, die auch zuvor unbeteiligtes Gewebe im Randbereich der Narbe einbeziehen kann (➤ Abb. 3.16, ➤ Abb. 3.17). Es gibt ganze Familien oder Volksstämme, aber auch einzelne Menschen, die zu einer Keloidbildung, u.a. aus einer Operationsnaht heraus, neigen. Andererseits gibt es Verletzungsarten wie **Brandwunden** oder **Verätzungen** durch Säuren oder Laugen, die auch ohne entsprechende Veranlagungen besonders häufig Keloide nach sich ziehen. Man kann versuchen, die Veränderungen mit spezifischen Cremes kosmetisch erträglicher zu gestalten. Das chirurgische Ausschneiden mit anschließender sorgfältiger Primärnaht ist selten von Erfolg gekrönt, weil sich bei der Veranlagung der Betroffenen meist wiederum ein Keloid entwickelt. Eventuell lässt sich mit spezifischen Druckverbänden, Laser- oder Kryotherapie, mit Bestrahlung oder Injektion von Glukokortikoiden ein befriedigendes Ergebnis erzielen.

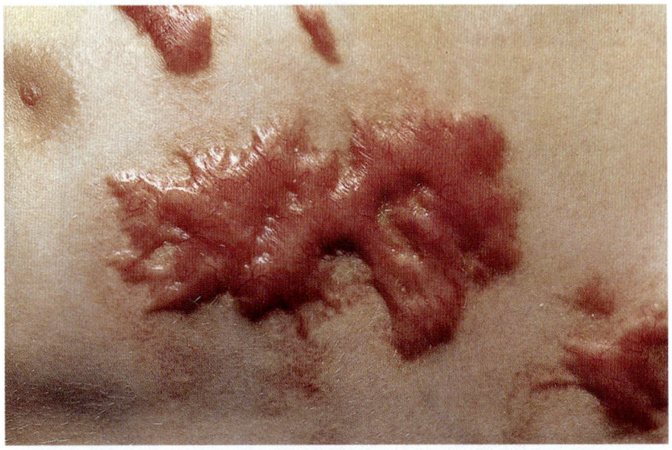

Abb. 3.16 Keloide nach Verbrennung. Scharf, aber unregelmäßig-bizarr begrenzte Streifen bzw. plattenartige, verdickte, gerötete Hautherde im Brust- und Prästernalbereich mit deutlichem Berührungs- und Druckschmerz [M174]

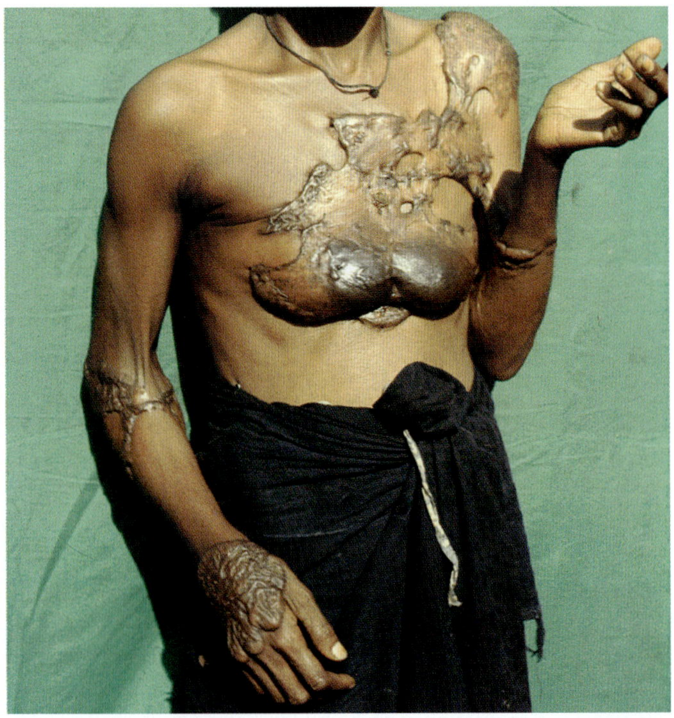

Abb. 3.17 Keloid nach Verbrennung: ausgedehnte Keloidbildung an Oberkörper und Armen mit narbiger Fixierung des linken Arms am Thorax, plattenartiger Verwachsung beider Mammae, Streckhemmung im rechten Ellenbogengelenk und plattenartigem Keloid am rechten Handrücken [M174]

Atrophie

Eine Hautatrophie (➤ Abb. 3.18, ➤ Fach Basiswissen, ➤ Kap. 6 „Allgemeine Pathologie“) ist eine **Verdünnung der Haut** bzw. ihrer Schichten. Sie betrifft entweder die Epidermis oder die tieferen Schichten einschließlich der Anhangsgebilde oder beide. Eine Abflachung der Epidermis tritt meist im Alter ein. Krankheiten wie die Sklerodermie führen zu einem Schwund und zu einer Umwandlung des Bindegewebes. Auch ein Dauerdruck (Gips, Bettlägerigkeit) oder eine länger dauernde lokale bzw. hochdosierte systemische Kortikoidtherapie können eine Atrophie verursachen1.

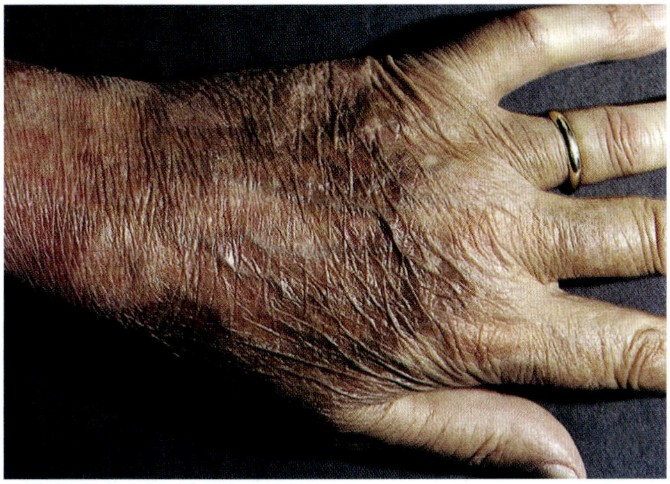

Abb. 3.18 Extrem ausgeprägte Hautatrophie nach (oraler) Kortikoidtherapie: zigarettenpapierartige Fältelung sowie hyper- und hypopigmentierte Areale am Handrücken [M174]

3.2.5 Effloreszenzen der Schleimhäute

Aphthen

Aphthen (➤ Abb. 3.19) sind **flache Geschwüre oder Erosionen** der Schleimhäute, zumeist des Mundes, selten des Genitales. Ihre Größe liegt bei 2–5 mm, kann aber auch darüber hinausgehen. Der Geschwürsgrund ist gelblich-fibrinös belegt. Die Umgebung ist entzündlich gerötet. Zumeist sind sie **sehr schmerzhaft**. Da sie nicht sehr weit in die Tiefe reichen, heilen sie im Allgemeinen ohne Narbenbildung.

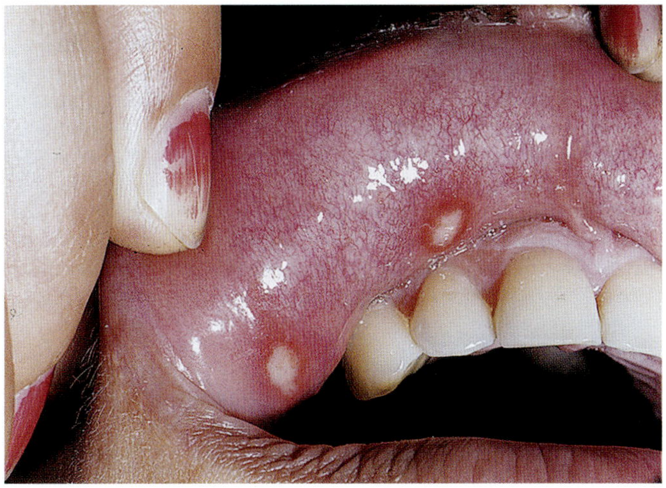

Abb. 3.19 Aphthen: zwei etwa linsengroße gelbliche Herde mit gerötetem Hof an der Innenseite der Oberlippe [M174]

Leukoplakie

Unter Leukoplakie (➤ Abb. 3.20) versteht man eine **weiße** (leukos) **Platte** (Plakos) auf einer Schleimhaut. Sie stellt eine **Metaplasie**, also **Präkanzerose** dar – d.h., es besteht eine gewisse Wahrscheinlichkeit oder zumindest Möglichkeit einer späteren malignen Entartung. Leukoplakien sollten also immer exzidiert oder zumindest abgeklärt und beobachtet werden.

Leukoplakien sind Schleimhautbereiche, die „regelwidrig“ verhornen. Es handelt sich zumeist um ein chronisch gereiztes Schleimhautareal, z.B. bei Pfeifenrauchern in der Mundschleimhaut, das sich durch eine Umwandlung und Hornbildung gegen die chronische Druckbelastung „zur Wehr“ setzt. Von der Candidose der Schleimhaut lässt sich die Leukoplakie dadurch abgrenzen, dass der weiße Belag mit dem Spatel nicht abgestreift werden kann.

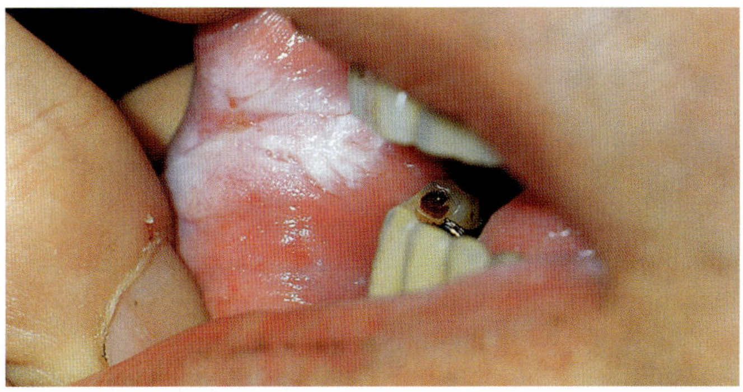

Abb. 3.20 Leukoplakie: scharf begrenzter, dreieckiger, nicht abstreifbarer weißlicher Herd an der rechten Mundwinkelinnenseite, im vorderen Teil flach, im hinteren Teil unregelmäßig erhaben [M174]

3

MERKE

Wenn sich eine umschriebene Epidermis verdickt und in eine Schwiele umwandelt, ist dies ein physiologischer Vorgang, denn aus einer Epidermis entstand lediglich eine dickere Epidermis identischen Aufbaus. Dagegen stellt die Umwandlung einer Schleimhaut in eine verhornte Oberhaut eine **Metaplasie** dar. Entsprechendes gilt für die Umwandlung des Flimmerepithels der Atemwege in ein mehrschichtiges Plattenepithel oder die Umwandlung des mehrschichtigen Plattenepithels der Speiseröhre in ein einschichtiges zylindrisches Epithel. Grundsätzlich entsteht bei einer Metaplasie ein Gewebe, das an dieser Stelle physiologischerweise nicht zu finden ist. Und alle diese Metaplasien tragen den Keim der malignen Entartung in sich.

3.3 Hauttonus und Hautturgor

Weitere Beurteilungsmöglichkeiten der Haut bzw. auch des Allgemeinbefindens liefern Hauttonus und Hautturgor:

3.3.1 Hauttonus

Mit Tonus meint man die **Spannung im Gewebe**, die v.a. vom Zustand des Corium abhängt. Aufgebaut wird sie durch Anordnung und relative Menge zwischen kollagenen und elastischen Fasern.

3.3.2 Hautturgor

Der Turgor ist abhängig überwiegend vom Wassergehalt des Gewebes. Die **Exsikkose** führt zur Austrocknung des Gewebes, die u.a. daran erkennbar wird, dass eine abgehobene Hautfalte an Arm oder Bauch nur langsam wieder verstreicht. Die Augen sind wegen des wasserarmen Gewebes (auch retrobulbär) haloniert (eingesunken und von ringförmigen Schatten umgeben).

ACHTUNG

Auch eine atrophierte, an elastischen Fasern verarmte Haut kann das Stehenbleiben einer abgehobenen Hautfalte bewirken, sodass Tonus und Turgor in ihrer Beurteilbarkeit nicht immer gut voneinander zu trennen sind.

KAPITEL

4 Krankheitsbilder

4.1 Angeborene Hauterkrankungen ... 41
4.1.1 Ichthyosis ... 41
4.1.2 Ehlers-Danlos-Syndrom ... 41
4.1.3 Morbus Recklinghausen (Neurofibromatose Recklinghausen) ... 42

4.2 Viruserkrankungen der Haut ... 43
4.2.1 Warzen ... 43
4.2.2 Erkrankungen durch Herpesviren ... 46

4.3 Bakterielle Hauterkrankungen ... 51
4.3.1 Impetigo contagiosa ... 51
4.3.2 Erysipel ... 53
4.3.3 Phlegmone ... 53
4.3.4 Erysipeloid ... 54
4.3.5 Abszess ... 54
4.3.6 Panaritium und Paronychie ... 56
4.3.7 Lyell-Syndrom und SSSS ... 56
4.3.8 Erythrasma ... 58
4.3.9 Hauttuberkulose ... 58

4.4 Hautmykosen ... 59
4.4.1 Pityriasis versicolor ... 59
4.4.2 Dermatomykosen ... 60
4.4.3 Candidose ... 61
4.4.4 Seborrhoisches Ekzem ... 64

4.5 Tierische Parasitosen ... 65
4.5.1 Erkrankungen durch Läuse ... 65
4.5.2 Erkrankungen durch Flöhe ... 68
4.5.3 Erkrankungen durch Wanzen ... 68
4.5.4 Skabies ... 69
4.5.5 Erkrankungen durch Zecken (Borreliose) ... 73

4.6 Hautschäden durch Wärme und Kälte ... 74
4.6.1 Verbrennung ... 74
4.6.2 Erfrierung ... 76
4.6.3 Polymorphe Lichtdermatose ... 77

4.7 Toxische und allergische Ekzeme ... 78
4.7.1 Kontaktekzem ... 78
4.7.2 Atopisches Ekzem (Neurodermitis) ... 80
4.7.3 Dyshidrotisches Ekzem ... 86
4.7.4 Urtikaria, Quincke-Ödem und Dermographismus ... 86

4.8 Hauterscheinungen bei Stoffwechselkrankheiten ... 89
4.8.1 Xanthome, Xanthelasmen ... 89
4.8.2 Myxödem ... 90
4.8.3 Necrobiosis lipoidica ... 91

4.9 Entzündliche, hyperkeratotische Hauterkrankungen ... 91
4.9.1 Psoriasis ... 91
4.9.2 Pityriasis rosea ... 96

4.10 Papulöse Hauterkrankungen ... 97
4.10.1 Rosazea ... 97
4.10.2 Periorale Dermatitis ... 98

4.11 Erkrankungen des Bindegewebes (Kollagenosen) ... 99
4.11.1 Sklerodermie ... 99
4.11.2 Lupus erythematodes ... 102

4.12 Erkrankungen der Nägel ... 104

4.13 Erkrankungen der Talgdrüsen ... 106
4.13.1 Acne vulgaris ... 106

4.14 Erkrankungen der Schleimhäute ... 109
4.14.1 Aphthen ... 109
4.14.2 Mundwinkelrhagaden ... 110

4.15 Tumoren und Fehlbildungen der Haut ... 111
4.15.1 Lipom ... 111
4.15.2 Basaliom ... 111
4.15.3 Nävus ... 113
4.15.4 Hämangiom ... 117
4.15.5 Vitiligo ... 118
4.15.6 Malignes Melanom ... 118
4.15.7 Aktinische Keratose und Plattenepithelkarzinom ... 123
4.15.8 Seborrhoische Warze ... 125
4.15.9 Altershaut ... 126
4.15.10 Fibrom ... 126

4.16 Cellulite ... 127

4.17 Dekubitus ... 127

In ➤ Tab. 4.1 sind die Hauterkrankungen nach Prüfungs- und Praxisrelevanz eingestuft.

Tab. 4.1 Bedeutung der dermatologischen Krankheitsbilder für Prüfung und Praxis

Besonders prüfungsrelevant	Prüfungsrelevant	Wenig prüfungsrelevant	Praxisrelevant
Angeborene Hauterkrankungen (➤ Kap. 4.1)			
		• Ichthyosis • Morbus Recklinghausen	• Ehlers-Danlos-Syndrom
Viruserkrankungen der Haut (➤ Kap. 4.2)			
• Herpes simplex • Varizellen • Herpes Zoster		• Warzen	
Bakterielle Hauterkrankungen (➤ Kap. 4.3)			
• Impetigo contagiosa • Erysipel	• Abszess • Furunkel	• Karbunkel • Phlegmone	• Erysipeloid • Panaritium, Paronychie • Erythrasma • Hauttuberkulose
Hautmykosen (➤ Kap. 4.4)			
	• Candidose		• Pityriasis versicolor • Dermatomykosen • seborrhoisches Ekzem
Parasitosen der Haut (➤ Kap. 4.5)			
• Läuse • Skabies (Milben)	• Borreliose (Zecken)		• Flöhe • Wanzen
Hautschäden durch Wärme oder Kälte (➤ Kap. 4.6)			
• Verbrennung			• Sonnenbrand • Erfrierung • polymorphe Lichtdermatose
Toxische und allergische Ekzeme (➤ Kap. 4.7)			
	• atopisches Ekzem (Neurodermitis)	• Urtikaria/Dermographismus	• Kontaktekzem • dyshidrotisches Ekzem
Hauterscheinungen bei Stoffwechselkrankheiten (➤ Kap. 4.8)			
	• Myxödem	• Xanthome, Xanthelasmen • Necrobiosis lipoidica	
Entzündliche, hyperkeratotische Hauterkrankungen (➤ Kap. 4.9)			
• Psoriasis			• Pityriasis rosea
Papulöse Hauterkrankungen (➤ Kap. 4.10)			
			• Rosazea/Rhinophym • periorale Dermatitis
Erkrankungen des Bindegewebes (➤ Kap. 4.11)			
		• Sklerodermie • Lupus erythematodes	
Erkrankungen der Nägel (➤ Kap. 4.12)			
			x
Erkrankungen der Talgdrüsen (➤ Kap. 4.13)			
		• Acne vulgaris	
Erkrankungen der Schleimhäute (➤ Kap. 4.14)			
	• Aphthen	• Mundwinkelrhagaden	
Tumoren und Fehlbildungen der Haut (➤ Kap. 4.15)			
• Basaliom • Malignes Melanom	• Nävi	• aktinische Keratose • Spinaliom • Fibrom • Vitiligo	• Lipom • Alterswarze • Altershaut

Tab. 4.1 Bedeutung der dermatologischen Krankheitsbilder für Prüfung und Praxis *(Forts.)*

Besonders prüfungsrelevant	Prüfungsrelevant	Wenig prüfungsrelevant	Praxisrelevant
Cellulite (➤ Kap. 4.16)			
			x
Dekubitus (➤ Kap. 4.17)			
		x	

4.1 Angeborene Hauterkrankungen

4.1.1 Ichthyosis

Die Ichthyosis ist durch eine **verzögerte Hornabstoßung** gekennzeichnet. Es gibt verschiedene Formen. Die häufigste ist die **Ichthyosis vulgaris (Fischschuppenkrankheit)**, welche gleichzeitig die häufigste angeborene Hauterkrankung überhaupt darstellt. In Deutschland sind mehr als 300.000 Menschen betroffen, rund 0,3 % der Bevölkerung.

Krankheitsentstehung

Die Erkrankung wird **autosomal-dominant** vererbt. Dies bedeutet, dass die Mutation auf einem der 22 „Nicht-Geschlechtschromosomen-Paare" (= Autosomen) liegt und bereits dann in Erscheinung tritt, wenn nur eines der beiden Chromosomen defekt und das andere vollkommen gesund ist.

Histologisch besteht ein **Defekt in der Bildung des Keratohyalin**, sodass in der Epidermis das Stratum granulosum infolge der fehlenden Granula nicht erkennbar ist. Wenn bereits die Zwischenstufe des Keratohyalin chemisch fehlerhaft ist, kann natürlich auch das Keratin des Stratum corneum nicht regulär aufgebaut sein.

Symptomatik

Die Reaktion der Epidermis besteht in einer **Hyperkeratose**, wodurch die fehlerhaften Hornlamellen vermehrt gebildet werden, gleichzeitig aber auch nicht so leicht abgestoßen werden können (➤ Abb. 4.1). Die Haut der Patienten ist übersät mit **gelblich-bräunlichen Schuppenplatten**, wobei die Beugeseiten der Extremitätengelenke teilweise ausgespart bleiben. Auch die **Talg- und Schweißsekretion** ist gestört, wodurch es an heißen Sommertagen zur **Hyperthermie** bis hin zum Kreislaufkollaps kommen kann. Patienten mit Ichthyosis leiden sehr häufig gleichzeitig an einer Atopie.

Therapie

Die rein **symptomatische** Therapie besteht oral in einer hochdosierten **Vitamin-A-Zufuhr** (wirkt keratinolytisch) bzw. äußerlich in **schuppenlösenden Salben** mit konzentriertem Harnstoff, Salicylsäure, Kochsalz oder Milchsäure sowie **Bädern** mit Kleie, Kochsalz oder Badeölen. Zusätzlich lassen sich die Schuppen beim Baden **mechanisch** durch Schwämme oder Mikrofasertücher entfernen.

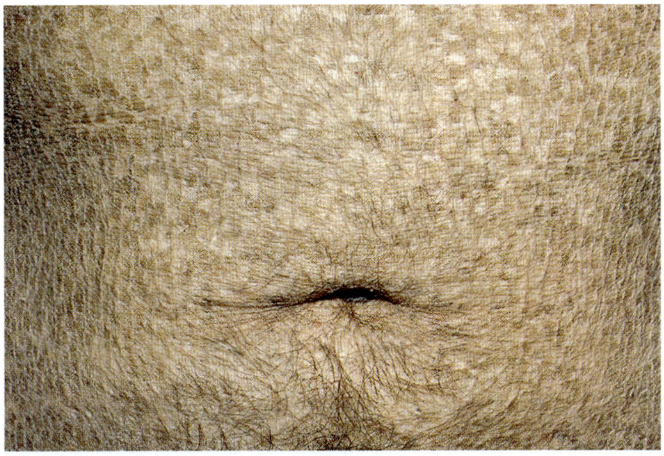

Abb. 4.1 Ichthyosis vulgaris. Grau-bräunliche, zentral fest haftende, schildförmige Schuppen mit abgehobenem Schuppenrand. Flächenhafter Befall der gesamten Haut mit Ausnahme von Gesicht, Gelenkbeugen, Handflächen und Fußsohlen. [M174]

Zusammenfassung

Ichthyosis vulgaris

Häufigste kongenitale Hauterkrankung

Ursache
- fehlerhaft gebildetes Keratohyalin (und Keratin)

Symptome
- Hyperkeratose mit gelblich-bräunlichen, fest haftenden Schuppenplatten
- Störung der Talg- und Schweißproduktion (→ Hyperthermie)

Therapie
- schuppenlösende Externa

4.1.2 Ehlers-Danlos-Syndrom

Das Ehlers-Danlos-Syndrom ist eine insgesamt seltene, angeborene **Erkrankung des Bindegewebes**, von der es diverse Unterformen gibt. Allen gemeinsam ist eine verdünnte Haut mit Verarmung an Kollagenfasern und kompensatorischer **Vermehrung der elastischen Fasern**. Besonders die Fibrillenbildung des Kollagens ist gestört.

Symptomatik

Das sichtbare Resultat besteht in einer massiv **überdehnbaren Haut** (➤ Abb. 4.2), **überstreckbaren Gelenken** (➤ Abb. 4.3), schlechter Heilungstendenz bei Hautwunden sowie Erkrankungen des Bewegungsapparats infolge allgemeiner „Nachgiebigkeit" (Kyphose, Skoliose, Senk-Spreiz-Füße). Häufig kommt es zu chronischen **Schmerzen**.

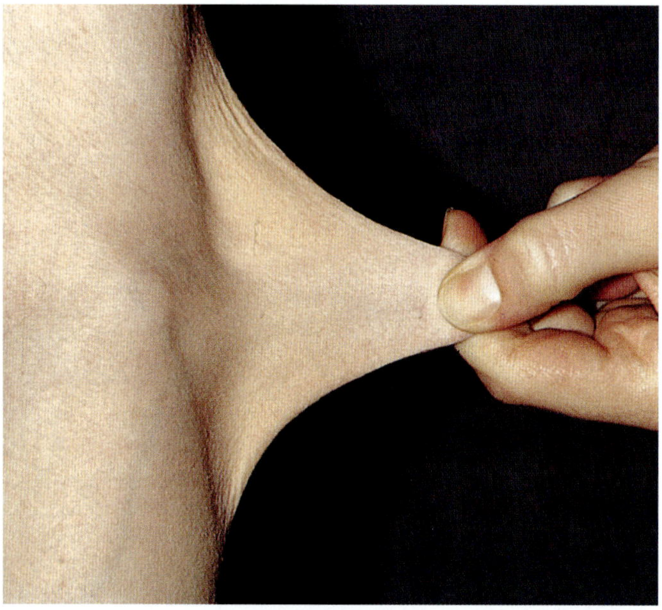

Abb. 4.2 Ehlers-Danlos-Syndrom mit abnormer Dehnbarkeit der Haut [M174]

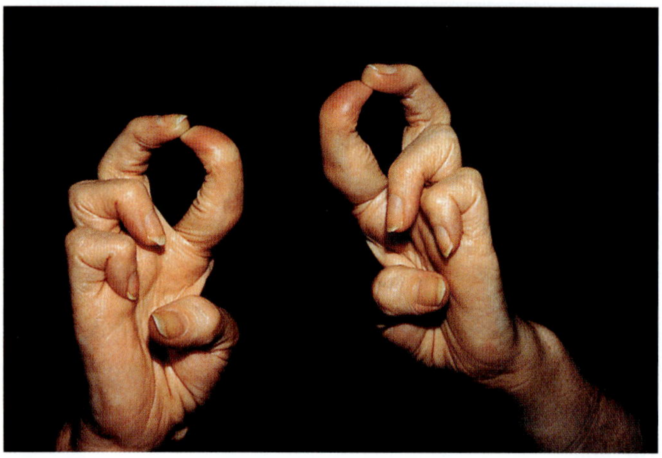

Abb. 4.3 Ehlers-Danlos-Syndrom mit Überstreckbarkeit der Gelenke [E273]

Therapie

Die Ursache der Erkrankung kann **nicht therapiert** werden. Mit orthopädischen Hilfsmitteln, z.B. Bandagen, versucht man eine Stabilisierung zu erreichen. Vitamin C vermag wenigstens die Wundheilung zu fördern, wenn auch nicht zu normalisieren. Mittels Haltungskontrolle und Physiotherapie kann man eventuell die muskuläre Stabilität verbessern.

Zusammenfassung

Ehlers-Danlos-Syndrom

Angeborener Kollagendefekt

Symptome
- überdehnbare Haut
- überstreckbare Gelenke
- Wundheilungsstörungen

Therapie
- ursächlich nicht möglich

4.1.3 Morbus Recklinghausen (Neurofibromatose Recklinghausen)

Die Recklinghausen-Krankheit (Neurofibromatose Recklinghausen bzw. Neurofibromatosis generalisata) wird **autosomal-dominant vererbt** und kommt gar nicht so selten vor (1 : 3000 Geburten). Häufig entsteht sie aber auch als Neumutation. Es gibt diverse Untertypen. Die häufigste Form betrifft einen Defekt auf Chromosom 17.

Allen gemeinsam ist der **generalisierte Befall des Nervensystems und der Haut**. Auch Knochen und Augen zeigen häufig Veränderungen. Gehirntumoren sind möglich (z.B. Akustikusneurinome bzw. Vestibularisschwannome). Erkrankungen, die u.a. **Haut und Nervensystem** betreffen, werden ganz allgemein zu den **Phakomatose** gerechnet. Phakomatosen wie die Neurofibromatosis generalisata sind also genau genommen keine Haut-, sondern **systemische Erkrankungen**.

HINWEIS PRÜFUNG

Die Neurofibromatose Recklinghausen hat mit dem Morbus Recklinghausen des Knochens (= Osteodystrophia fibrosa generalisata) bei Hyperparathyreoidismus nichts zu tun (➤ Fach Stoffwechsel).

Symptomatik

Die Haut ist übersät mit **braunen Flecken** – Nävuszellnävi, Café-au-lait-Flecken („Milchkaffeeflecken") und anderen. Daneben entstehen zumeist erst ab der Pubertät zahlreiche **Hauttumoren** – **Hämangiome**, **Lymphangiome** und v.a. kleine bis riesengroße, hautfarbene bis bläuliche, breitbasige oder gestielte Neurofibrome, gutartige Mischtumoren aus Nerven- und Bindegewebe (➤ Abb. 4.4). Diese **Neurofibrome** gibt es auch an inneren Organen einschließlich der Nervenwurzeln, bei denen sie neurologische Symptome verursachen. Die Tumoren nehmen im Lauf des Lebens an Zahl und Größe zu (➤ Abb. 4.5). Primär sind sie benigne, doch gibt es speziell bei den Neurofibromen ein Risiko von ca. 5 % für eine Entartung zum **Neurofibrosarkom**.

Die häufigste Begleitkomplikation des Morbus Recklinghausen besteht in einer **Lernschwäche** der betroffenen Kinder.

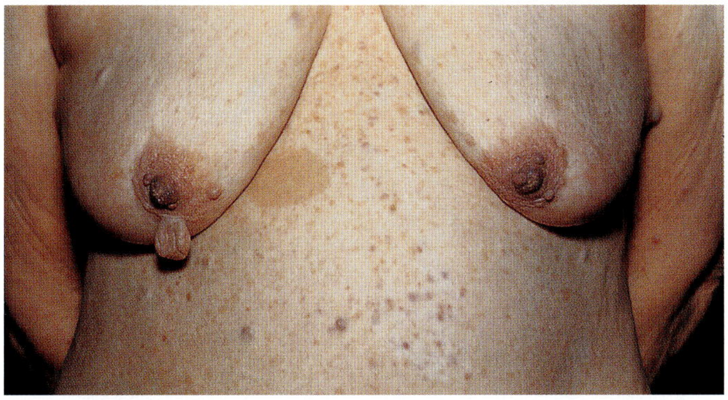

Abb. 4.4 Neurofibromatose Recklinghausen mit Neurofibromen und Café-au-lait-Fleck [E288]

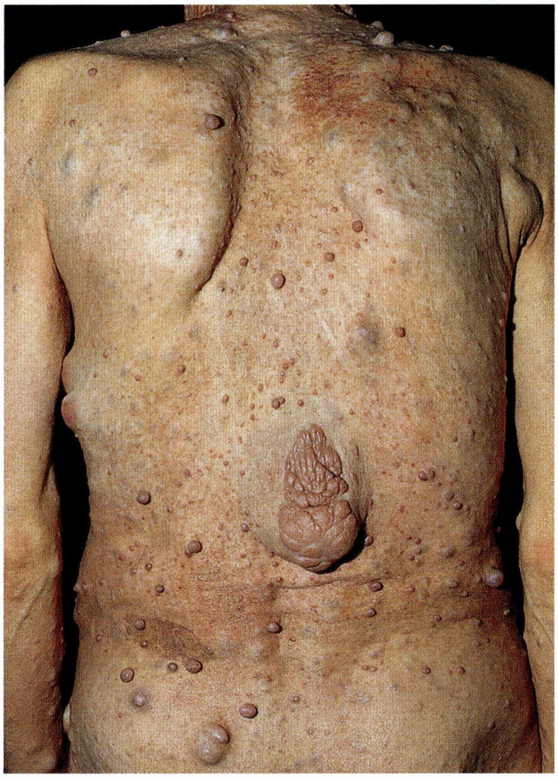

Abb. 4.5 Bei der Neurofibromatose Recklinghausen finden sich am gesamten Körper mit Betonung des Rumpfes zahlreiche disseminierte Neurofibrome, kleinpapulös bis tumorös, bräunlich bis bläulich durchschimmernd. [M174]

Therapie

Eine Therapie gibt es nicht. Die besonders störenden oder potenziell gefährlichen Tumoren können **exzidiert** werden.

Zusammenfassung

Morbus Recklinghausen

Häufige, autosomal-dominant vererbte Systemerkrankung von Haut, Nervensystem und Knochen (sog. Phakomatose)

Symptome
- Café-au-lait-Flecken
- Neurofibrome mit Risiko maligner Entartung
- Hämangiome, Lymphangiome
- nervale Störungen
- Lernschwäche im Kindesalter

Therapie
- Exzision der Tumoren

4.2 Viruserkrankungen der Haut

Es ist lange bekannt, dass Haut und Schleimhäute physiologischerweise **bakteriell besiedelt** sind (➤ Kap. 4.3). In einer kleinen Studie der Uni Washington wurde nun 2014 gezeigt, dass dies offensichtlich auch für manche **Viren** gilt. So wurden bei gesunden Probanden auf Haut und oralen bzw. vaginalen Schleimhäuten mit einer gewissen Regelmäßigkeit u.a. die **Herpesviren** der Typen 6 und 7, **HP-Viren** (HPV) und **Adenoviren** nachgewiesen. Auf HP-Viren bezogen könnte dies eventuell bedeuten, dass Warzen nicht unbedingt durch Ansteckung, sondern bei gegebener Empfänglichkeit auch aus dem eigenen Reservoir erworben werden können. Dies entspräche der Situation beim bakteriell verursachten Erythrasma oder auch dem Pilz Pityrosporum ovale, der einerseits bei einem Teil der Menschen symptomlos als Teil der physiologischen Hautflora nachgewiesen werden kann, und andererseits sowohl die Pityriasis versicolor als auch möglicherweise das seborrhoische Ekzem verursacht.

4.2.1 Warzen

Krankheitsentstehung

Warzen entstehen durch eine Infektion mit dem **h**umanen (menschlichen) **P**apilloma-**V**irus **(HPV)**, von dem zahlreiche unterschiedliche Typen bekannt sind, die durchnummeriert werden (nicht prüfungsrelevant): Vulgäre Warzen werden von HPV 2, 4, 26, 28 usw. verursacht, plane Warzen von HPV 3, 10 und 27, Dornwarzen von HPV 1, 2 und 4 und spitze Kondylome u.a. von HPV 6, 11, 40 und 42. Eine Ausnahme stellen die **Dellwarzen** dar, die nicht durch HP-Viren, sondern durch ein **Virus** aus der **Pockengruppe** hervorgerufen werden.

HINWEIS PRÜFUNG
Welcher HPV-Typ welche Warzen hervorruft, braucht selbstverständlich niemand auswendig zu lernen.

Übertragen werden die Viren durch **direkten Kontakt** mit der Haut oder Schleimhaut – entweder über Mikrotraumen oder sogar über die unverletzte Haut. Sie vermehren sich dann bevorzugt in den Zellen des Stratum basale. Die zusätzliche Möglichkeit einer vorbestehenden, mehr oder weniger physiologischen Hautbesiedelung wurde oben angesprochen.

EXKURS

Karzinome an Gebärmutterhals, Vulva und Penis werden durch einzelne Subtypen von **HP-Viren** verursacht. Seit 2006 gibt es einen Totimpfstoff (Gardasil®) gegen die HPV-Subtypen 6, 11, 16 und 18, der seit Sommer 2007 als empfohlene vorbeugende **Impfung** im STIKO-Impfkalender enthalten ist (nur für Mädchen). HPV 16 und 18 sind für rund 70 % der Zervixkarzinome verantwortlich. 2015 wurde der Impfstoff durch weitere Subtypen ergänzt, sodass nun mit Gardasil 9® mehr als 90 % aller ursächlich in Frage kommenden HP-Viren erfasst werden. Dies bedeutet allerdings immer noch, dass einem Teil der Karzinome durch den aktuellen Impfstoff nicht vorgebeugt wird, die **Vorsorge also unverändert notwendig** bleibt.
Der empfohlene **Impfzeitraum** wurde von den ursprünglichen 12–17 Jahren im August 2014 auf **Mädchen** im Alter zwischen **9 und 14 Jahren** vorverlegt, weil die STIKO nach eingehenden Recherchen erkannt hatte, dass Mädchen häufig bereits vor dem 17. Lebensjahr ihren ersten Geschlechtsverkehr haben.

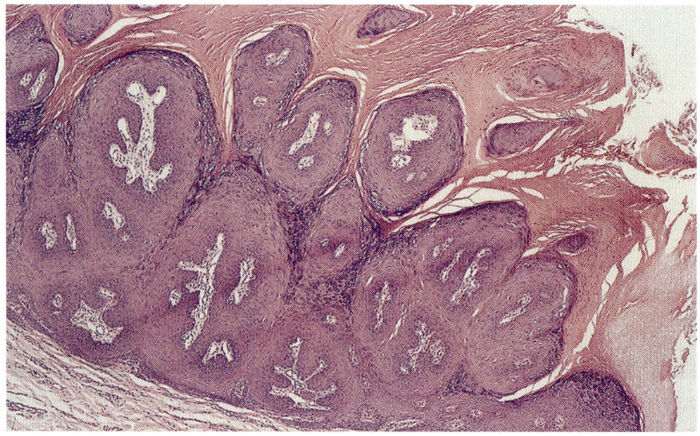

Abb. 4.7 Verruca vulgaris im histologischen Bild. Exophytische papillomatöse Hyperplasie der Epidermis. Die Keratinozyten des Stratum granulosum sind vakuolisiert. Eine mächtige Parahyperkeratose ist aufgelagert. [M174]

Symptomatik

Allgemein verursachen HP-Viren eine Akanthose, Papillomatose und Hyperkeratose der Haut. In zahlreichen Epidermiszellen finden sich Vakuolen. **Akanthose** ist eine Verdickung des Stratum spinosum, **Papillomatose** bedeutet Verdickung von Epidermis **und** Corium insgesamt. Warzen sind also Papeln oder Tumoren, die aus verdickten und vermehrten Epidermisschichten und corialem Bindegewebe bestehen und an ihrer Oberfläche **hyperkeratotisch** sind. Sie unterscheiden sich in Abhängigkeit vom verursachenden Subtypus im Aussehen und der bevorzugten Lokalisation (➤ Tab. 4.2).

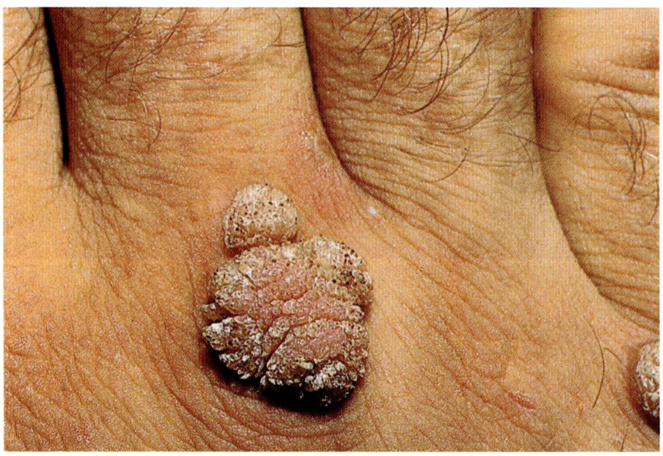

Abb. 4.6 Verruca vulgaris. Etwa 1 × 1,5 cm großer, derber, keratotischer Tumor mit verruköser Oberfläche und punktförmigen Hämorrhagien über dem Grundgelenk des rechten Mittelfingers. Am Bildrand ist ein weiterer Herd zu sehen. [M174]

Vulgäre Warzen

Vulgäre Warzen (Verrucae vulgares; ➤ Abb. 4.6, ➤ Abb. 4.7) besitzen eine zunächst glatte und später höckerige Oberfläche. Sie finden sich solitär oder multipel v.a. an **freien Hautpartien** wie Händen und Füßen sowie im Gesicht.

Plane Warzen

Plane Warzen (Verrucae planae juveniles; ➤ Abb. 4.8) sind hautfarben oder bräunlich und sehr flach, sie überragen kaum das Hautniveau. Bevorzugt kommen sie bei **Kindern und Jugendlichen** im Gesicht und am Handrücken vor.

Tab. 4.2 Warzen

Typ	Merkmale	Vorkommen	Besonderheiten
Vulgäre Warzen	glatte, später höckerige Oberfläche	solitär oder multipel v.a. an freien Hautpartien wie Händen und Füßen sowie im Gesicht	
Plane Warzen	hautfarben oder bräunlich und sehr flach	Kinder und Jugendliche im Gesicht und am Handrücken	
Gestielte Warzen	gestielt, filiform	besonders am Hals	Verwechslung mit Fibroma pendulans
Plantarwarzen	lange Zapfen („Dornen") in die Tiefe	Fußsohlen, sehr selten an den Handtellern	beim Gehen schmerzhaft
Mosaikwarzen	oberflächlicher als Dornwarzen	Fußsohlen	
Feigwarzen (= spitze Kondylome)	rosafarbene Papeln, später blumenkohlartige Gebilde	Anal- und Genitalbereich	maligne Entartung möglich, keine Behandlung durch Heilpraktiker
Dellwarzen	kleine Papeln mit zentraler Eindellung	überwiegend bei Kindern, bei Erwachsenen am ehesten im Genitalbereich	werden durch ein Virus aus der Pockengruppe hervorgerufen

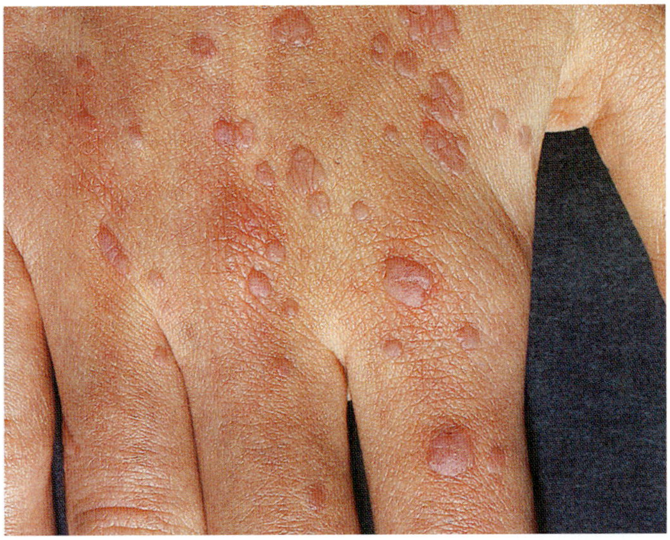

Abb. 4.8 Plane Warzen: zahlreiche, zum Teil einzeln stehende, zum Teil konfluierende, scharf begrenzte, rosafarbene, plane Papeln mit stumpfer Oberfläche am rechten Handrücken [M174]

Gestielte Warzen

Die gestielten, filiformen Warzen sind eine Sonderform, die besonders am **Hals** auftritt und mit einem Fibroma pendulans (➤ Kap. 4.15.10) verwechselt werden kann.

Dornwarzen

Die Dornwarzen (**Plantarwarzen**, Verrucae plantares; ➤ Abb. 4.9) kommen, wie ihr Name besagt, an den **Fußsohlen** (Plantae), sehr selten auch an den Handtellern vor. Sie bilden lange Zapfen („Dornen") in die Tiefe, die man gut tasten kann und die beim Gehen schmerzen.

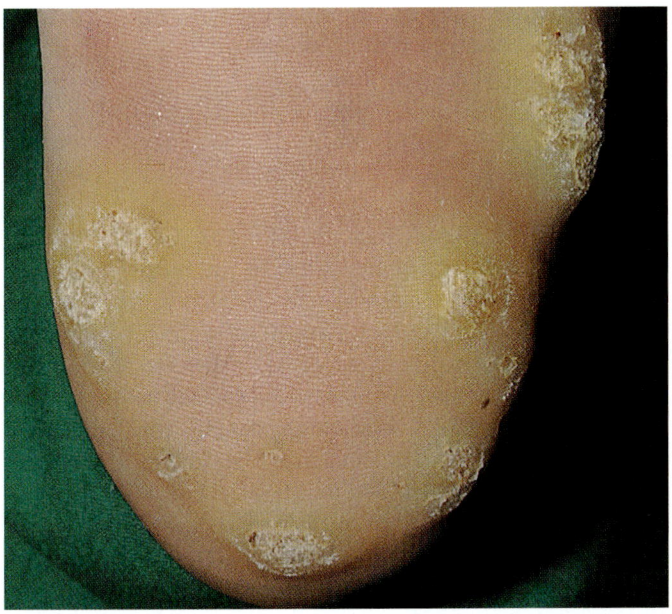

Abb. 4.9 Plantarwarzen: mehrere linsen- bis zweieurostückgroße, derbe, keratotische verruköse Papeln mit vereinzelten punktförmigen Hämorrhagien an der Ferse und den Fußsohlenrändern, die stechende Schmerzen beim Gehen verursachen („Dornwarzen") [M174]

Mosaikwarzen

Mosaikwarzen sind oberflächlicher als Dornwarzen und schmerzlos. Sie sind beetförmig über die **Fußsohlen** ausgestreut.

Feigwarzen

Feigwarzen bzw. **spitze Kondylome** (Condylomata acuminata; ➤ Abb. 4.10) besiedeln das feuchte Milieu des **Anal- und Genitalbereichs**. Es handelt sich um rosafarbene Papeln, die gruppiert stehen und zu blumenkohlartigen Gebilden auswachsen können. Chronischer Fluor vaginalis oder eine Urethritis begünstigen Ansteckung und Wachstum. Nach langem Bestand ist eine **maligne Entartung** der einzelnen Herde möglich.

Spitze Kondylome dürfen nicht mit den **breiten Kondylomen** (Condylomata lata) der **Syphilis** verwechselt werden, die im selben Bereich vorkommen und der Haut oder Schleimhaut breit (latus) bzw. flächig aufsitzen (➤ Fach Infektionskrankheiten) (➤ Abb. 4.11).

ACHTUNG

Spitze Kondylome (= **Feigwarzen**) gehören zu den sexuell übertragbaren Erkrankungen und fallen damit nach § 24 IfSG unter das **Behandlungsverbot** für Heilpraktiker. Das gilt bei entsprechender Lokalisation auch für die – bei Erwachsenen eher selten vorkommenden – Dellwarzen, die sexuell übertragen werden können.

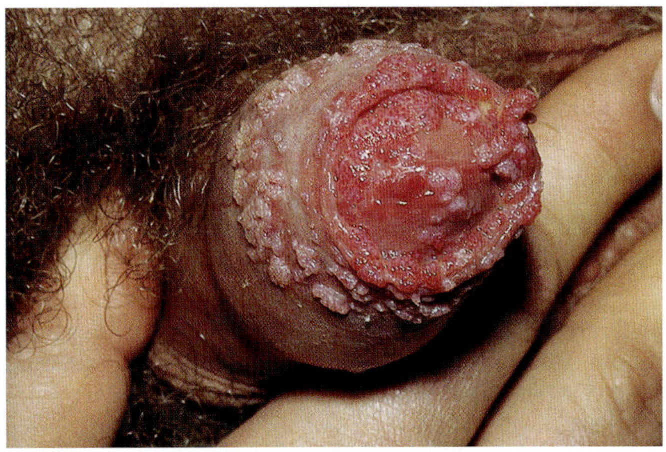

Abb. 4.10 Condylomata acuminata [M174]

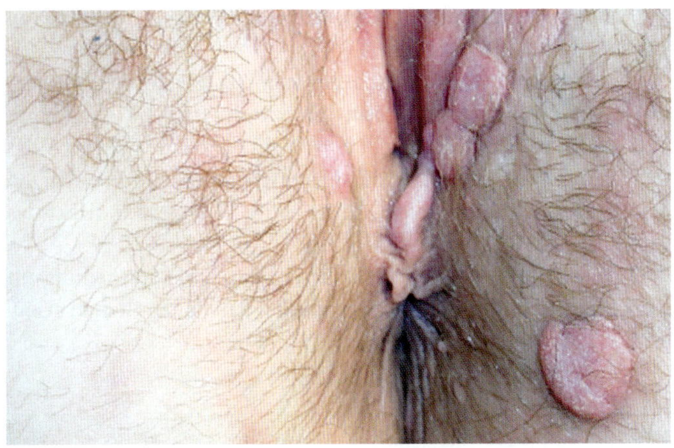

Abb. 4.11 Condylomata lata [F584]

Dellwarzen

Dellwarzen (Mollusca contagiosa; ➤ Abb. 4.12) werden nicht durch HP-Viren, sondern durch ein Virus aus der **Pockengruppe** hervorgerufen – meist durch Schmierinfektion oder direkten Kontakt. Die Viren sind sehr kontagiös, weshalb man Dellwarzen zügig behandeln sollte. Andererseits erfolgt die Übertragung überwiegend auf eine vorgeschädigte, z.B. im Schwimmbad aufgeweichte Haut bzw. auf die trockene Haut atopischer Kinder, sodass man bei einiger Vorsicht auch auf ihre spontane Abheilung innerhalb einiger Monate warten könnte.

Dellwarzen sind **kleine Papeln**, die **zentral** zumeist **eingedellt** sind. Überwiegend findet man sie bei Kindern an Gesicht, Hals und Extremitäten. Im Erwachsenenalter sind sie eher selten, werden dann aber, v.a. beim Auftreten im Genitalbereich, meist sexuell übertragen (§ 24 IfSG).

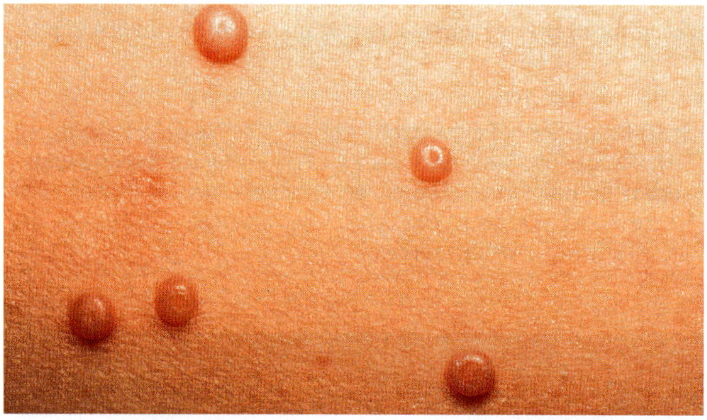

Abb. 4.12 Dellwarzen [E650]

Therapie

Warzen (außer Feigwarzen) **heilen häufig spontan**. „Gesundbeten" hilft tatsächlich in vielen Fällen. Hilfreich ist das Betupfen mit Essigsäure oder Salicylsäure oder Thuja; letzteres kann auch eingenommen werden. Verrumal® ist ein verschreibungspflichtiges, lokal gut wirksames Virustatikum. Dellwarzen lassen sich nach zentralem Anritzen (mit einer Nadel) ausdrücken. Gut wirksam ist auch eine Kaliumhydroxid-Lösung (InfectoDell®), die lokal aufgetragen wird. Dorn- und Dellwarzen kann man mit dem „scharfen Löffel" operativ ausschälen bzw. abtragen (Dellwarzen). Gut wirksam ist bei den meisten Warzen die **Kryotherapie** (Vereisen in mehreren Sitzungen – z.B. mit Wartner®).

Feigwarzen heilen praktisch nie spontan. Sie werden **chirurgisch entfernt** oder mit **Podophyllin** bzw. Interferon (Fiblaferon® Gel) behandelt. Inzwischen gibt es eine gut wirksame Creme (Aldara® Creme), die auf die Herde aufgetragen wird und die Warzen bzw. enthaltenen Viren nicht direkt abtötet, sondern indirekt das Immunsystem dazu stimuliert.

Ganz allgemein gilt für alle Warzen, dass eine Ausheilung oft schwierig und langwierig ist und von allen Beteiligten Geduld erfordert.

HINWEIS DES AUTORS

Warzen haben bestimmte Ursachen, die über die scheinbare Ursache (Ansteckung mit Viren) hinausgehen: Auffallend ist ihr **überwiegendes Auftreten** bei Kindern und Erwachsenen mit einer **atopischen Genese** (➤ Fach Immunologie), wobei sich dieselbe teilweise nur an einer trockenen Haut und einem mäßig bis deutlich erhöhten IgE-Spiegel zeigt. Eine Behandlung solcher Patienten mit **γ-Linolensäure** und der Versuch, über **Darmsanierung** und **Ausleitung von Umweltgiften** den ganzen Menschen mitsamt seinem Immunsystem in bessere Harmonie zu bringen, ist im Allgemeinen weit erfolgreicher und auch sinnvoller, als den Warzen mit dem scharfen Löffel hinterherzulaufen: Wo das Immunsystem in Ordnung ist, kann sich keine Warze halten. Als Ausnahme können Feigwarzen gelten.

Zusammenfassung

Warzen

Ursache
- Infektion der Haut durch humane Papillomaviren (HPV), Ausnahme: Dellwarzen (Virus aus der Pockengruppe); einzelne HPV-Subtypen verursachen Karzinome im Genitalbereich – u.a. Zervix-, Vulva-, Peniskarzinome (Impfung für Mädchen empfohlen [STIKO])

Symptome
- Akanthose
- Papillomatose
- Hyperkeratose
- abhängig von der Lokalisation und vom Subtyp unterschiedliche Wachstumsformen
- kleine, zentral eingedellte Papeln bei Dellwarzen (➤ Tab. 4.2)

Therapie
- extern: Externa, die z.B. Salicylsäure enthalten, Virustatika (Verrumal®), ausdrücken (Dellwarzen), Kryotherapie (Wartner®); Feigwarzen durch Podophyllin oder Interferon
- intern: homöopathisches Thuja

4.2.2 Erkrankungen durch Herpesviren

Zur **Gruppe der Herpesviren** (➤ Tab. 4.3), **menschenspezifischen** und mit einem Durchmesser von bis zu 190 nm **sehr großen DNA-Viren**, gehören Herpes-simplex-Viren, Varizellen-Zoster-, Zytomegalie- und Epstein-Barr-Viren. Weitere Herpesviren größerer Bedeutung sind u.a. die Typen 6 und 8. **Allen Herpes-Viren** ist gemein, dass sie nach der Erstinfektion **lebenslang im Körper** bleiben, auch wenn die Akuterkrankungen zumeist schnell und problemlos abheilen oder die Infektionen sogar vollkommen inapparent verlaufen (Herpes simplex, Zytomegalie). Bei einem Teil der Infizierten lassen sich die Viren in den Folgejahren sporadisch oder auf Dauer auf den Schleimhäuten nachweisen, weil sie z. B. aus einzelnen Speicheldrüsen ausgeschieden werden. Für Übertragungen auf Nichtinfizierte bedarf es dementsprechend keiner akuten Infektion, woraus die **hohen Durchseuchungsraten** verständlich werden.

Etliche Viren dieser Gruppe lösen **maligne Tumoren** aus. Zweifelsfrei bewiesen ist dies bisher für das Burkitt-Lymphom (Epstein-

Tab. 4.3 Überblick über die Herpesviren

Typ	Erkrankung	Bemerkung
Herpes simplex Typ 1	Stomatitis aphthosa, Herpes labialis	Erstinfektion in 99 % aller Fälle inapparent
Herpes simplex Typ 2	Herpes genitalis	begünstigt die Entstehung des Zervixkarzinoms
Herpesvirus Typ 6	Exanthema subitum	Kinderkrankheit
Herpesvirus Typ 8	Kaposi-Sarkom	besonders häufig bei AIDS-Patienten
Varizellen-Zoster-Virus	Windpocken, Gürtelrose	Windpocken als Kinderkrankheit
Epstein-Barr-Virus	Mononukleose, Burkitt-Lymphom, Nasopharynxkarzinom, evtl. auch Hodgkin-Lymphom und NHL-Lymphome	
Zytomegalie-Virus	Zytomegalie	Erstinfektion in 99 % aller Fälle inapparent

Barr-Virus), das Nasopharynxkarzinom (Epstein-Barr-Virus) und das Kaposi-Sarkom (Herpesvirus Typ 8). Die Entstehung des Zervixkarzinoms wird durch einen Herpes genitalis begünstigt, auch wenn die eigentliche Ursache eine Infektion durch HPV darstellt.

Herpesviren sind sehr **kontagiös** (ansteckend). Sie werden durch **Tröpfcheninfektion** bzw. überwiegend durch **direkten Kontakt** übertragen. Die Viren penetrieren in intakte Epidermisschichten an Haut und Schleimhaut und vermehren sich intraepidermal. Im Rahmen der Erstmanifestation hangelt sich das Virus an den sensiblen Nerven von Haut und Schleimhäuten entlang zu den Spinalganglien und verbleibt dort **lebenslang**. Es „ruht" in den Nervenzellen, vermehrt sich also in dieser Phase nicht und verursacht auch keinerlei Krankheitssymptome.

Herpes-simplex-Viren: Stomatitis aphthosa, Herpes labialis und Herpes genitalis

Beim Herpes-simplex-Virus (HSV)lässt sich der Typ 1, welcher überwiegend Gesichtshaut und orale Schleimhäute befällt, vom Typ 2, dem sog. Herpes genitalis, unterscheiden. Die weltweite **Durchseuchung** mit dem **Typ 1** liegt in der Größenordnung von **90 %**, beim Typ 2 geht man in den westlichen Ländern von etwa 20 % aus.

Krankheitsentstehung

Beim **Typ 1 (HSV 1)** verläuft die Infektion in 99 % der Fälle **inapparent**, also ohne erkennbare Erkrankung. Entsteht jedoch im Einzelfall eine Erkrankung, handelt es sich um die **Stomatitis aphthosa (Gingivostomatitis herpetica, Mundfäule)**. Sie ist also die seltene Erstmanifestation einer Herpes-simplex-Infektion vom Typ 1, in der Regel im **Kleinkindesalter**. Die Herpes-Viren ziehen sich nach der apparenten oder inapparenten Infektion über die sensiblen Nerven in die Spinalganglien bzw. (Kopfbereich) Hirnnervenganglien zurück, aus denen bei erneuter Aktivierung dann keine Stomatitis, sondern ein **Herpes labialis** entsteht. Der Herpes labialis ist also keine Neuansteckung, sondern lediglich eine **Reaktivierung** bereits vorhandener, ruhender Viren, die auf einen Reiz hin zur Haut wandern und dort die typischen Symptome verursachen. **Auslösende Reize** können in einer **Sonnenbestrahlung** (Hitze, UV-Strahlung) bestehen, in einem (fieberhaften) **Infekt** oder im Extremfall in der allmonatlichen **Menses**. Auch (psychischer) **Disstress** einschließlich Ekel oder Angst sowie lokale oder systemische **Immunschwächen** können Rezidive auslösen oder zumindest begünstigen.

Das Herpes-simplex-Virus **Typ 2** (HSV 2) befällt hauptsächlich Haut und Schleimhäute im Genital- und Analbereich und ruft den **Herpes genitalis** hervor.

MERKE

HSV 1 und 2 befallen überwiegend, jedoch **nicht ausschließlich** die oralen bzw. genitalen Schleimhäute. In erster Linie durch oral-genitale Kontakte übertragen, findet man sowohl den Typ 1 im Genitalbereich (ca. 20 % der Fälle) als auch den Typ 2 als Verursacher eines Herpes labialis.

4

HINWEIS PRÜFUNG

Im Hinblick auf die Heilpraktikerprüfung ist zu beachten, dass die Infektionen durch das Herpes-simplex-Virus **angeblich keine Immunität** erzeugen, obwohl diese Formulierung im eigentlichen Sinn etwas unglücklich ist. Denn Rezidive bzw. Exazerbationen erfolgen stets aus dem eigenen Reservoir, niemals von außen als Zweitinfektion, sodass eben sehr wohl eine weitgehend vollständige Immunität gegenüber einer Neuinfektion entsteht. Es gibt also z.B. keine zweite Gingivostomatitis herpetica, und einen Herpes labialis kann man nicht durch Ansteckung erwerben, auch wenn dies im Zuge der üblichen Ursachenforschung manchmal so erscheinen mag.

Symptomatik

Bei der **Stomatitis aphthosa (Gingivostomatitis herpetica)** kommt es nach einer **Inkubationszeit** von **2–7 Tagen** zu einer ausgeprägten und **überaus schmerzhaften Gingivitis** (Zahnfleischentzündung) und **Stomatitis** (Stoma = Öffnung bzw. Mundhöhle) mit intraepidermalen Bläschen, die rasch zu **Aphthen** zerfallen (➤ Abb. 4.13). Zumeist besteht mäßiges **Fieber**. Die zervikalen und submandibulären **Lymphknoten** sind geschwollen.

Der **Herpes labialis** (Herpes simplex, Herpes recidivans) beginnt mit einem **Spannungsgefühl** oder einem **Brennen** meist an den **Lippen**, dem dann nach Stunden oder am nächsten Tag aufschießende, gruppiert stehende, sehr schmerzhafte **Bläschen** (intraepidermal) nachfolgen. Diese können sich sekundär infizieren und werden dann eitrig (➤ Abb. 4.14). Sie heilen über Krustenbildung innerhalb von 10 Tagen ab. Teilweise findet man mäßig geschwollene regionäre Lymphknoten.

Der Herpes simplex kommt als **Herpes recidivans** auch an anderer Lokalisation vor – z.B. im Gesicht einschließlich Nase und **Augen** (→ Keratokonjunktivitis), an Händen und Körperstamm sowie weiteren Lokalisationen einschließlich des Gehirns (→ Enzephalitis), sehr selten auch einmal **generalisiert (Ekzema herpeticatum)** mit **schwersten septischen Krankheitssymptomen**. Davon betroffen sind in erster Linie Neugeborene, Atopiker oder Menschen mit anderweitig geschwächter Immunabwehr, z.B. unter einer immunsuppressiven Therapie.

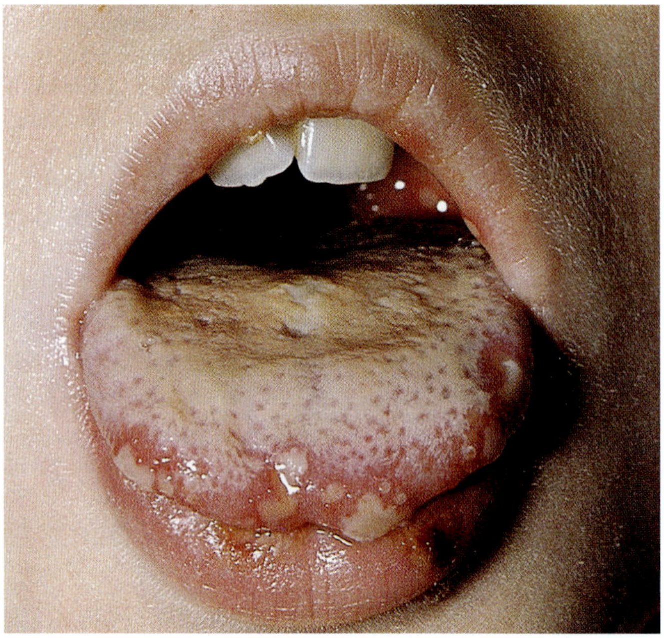

Abb. 4.13 Gingivostomatitis herpetica. Mehrere gruppiert stehende Bläschen am Zungenrand auf gerötetem Grund mit gelblicher Blasendecke, an den Lippen verkrustete Erosionen. Weitere entsprechende Herde an der Gingiva und am Gaumen. Flächenhafter, weißlich-bräunlicher Zungenbelag. Regionäre Lymphknoten druckschmerzhaft angeschwollen. [M174]

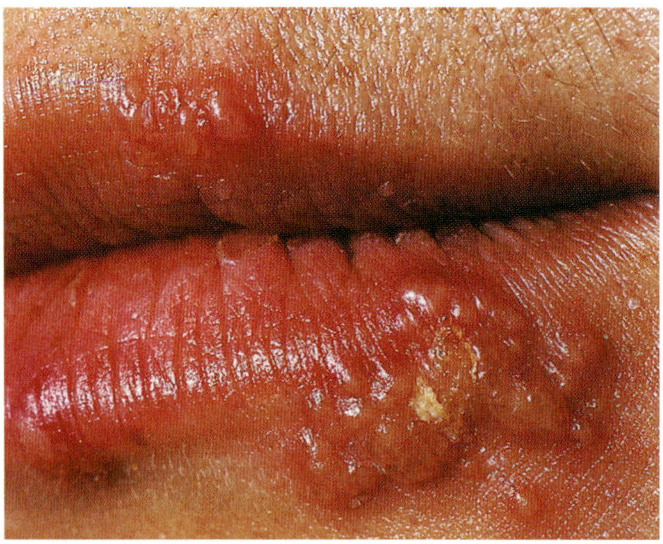

Abb. 4.14 Herpes labialis [M174]

Beim **Herpes genitalis** sind Haut und Schleimhäute im Genitalbereich betroffen (➤ Abb. 4.15), besonders Penis, Vulva, Vagina sowie der Analbereich. Dort findet man besonders als Erstmanifestation **Aphthen** bzw. gruppiert stehende **Bläschen**. Die Viren können im Rahmen der Erstinfektion oder später wie beim Typ 1 auch ohne erkennbare Krankheitssymptome übertragen werden.

Differenzialdiagnose

Abzugrenzen von der Erstmanifestation einer Stomatitis aphthosa ist die **Hand-Fuß-Mund-Krankheit**, die nicht durch Herpes-, sondern durch **Coxsackie-Viren** (Typ A 16) verursacht wird. Hier entstehen, zumeist im **Kindesalter**, neben den Aphthen an der Mundschleimhaut auch Bläschen an **Händen und Füßen**, verbunden mit leichtem Krankheitsgefühl und evtl. Fieber. Eine Therapie ist nicht erforderlich.

Therapie

ACHTUNG

Für den Heilpraktiker besteht bei der **Stomatitis aphthosa** nach dem **Zahnheilkundegesetz**, nach dem die Behandlung der Mundhöhle (feuchte Innenseite der Lippen bis zum vorderen Gaumenbogen) Ärzten und Zahnärzten vorbehalten bleibt, **Behandlungsverbot**. Das gilt dementsprechend **nicht** für den **Herpes labialis**, da die Erkrankung nicht die Mundhöhle, sondern die trockene Außenseite der Lippen betrifft.
Beim **Herpes genitalis** besteht wiederum ein **Behandlungsverbot**, weil die Viren durch sexuelle Kontakte übertragen werden (§ 24 IfSG).

Die **Stomatitis aphthosa** wird symptomatisch mit Kamillenspülungen oder Schleimhautsalben behandelt, die z.B. Kamille und einen lokalanästhesierenden Zusatz enthalten (Kamistad® Gel). Die Abheilung erfolgt innerhalb von 2–3 Wochen, dauert also **deutlich länger als üblich**, was problematisch sein kann, weil die Nahrungsaufnahme wegen der Schmerzhaftigkeit der Aphthen erheblich erschwert ist.

Beim **Herpes labialis** wird schulmedizinisch meist lokal mit rezeptfreiem Aciclovir (Zovirax® und Generika) behandelt. Ähnlich gut wirksam sind Lomaherpan® (Melissenextrakt) und v.a. **Virudermin®** (Zinksulfat). Häufig kann die Bläschenbildung vermieden werden, wenn man die Lippen bereits beim ersten Spannungsgefühl mit einem guten Fettstift behandelt. Eine wirksame Rezidivprophylaxe ist mit naturheilkundlichen Methoden möglich, wobei besonders auf Immunschwächen, eine Atopie oder Mangelzustände an essenziellen Nahrungsfaktoren zu achten ist. Auch hier gilt das, was zur Therapie der Warzen gesagt wurde (➤ Kap. 4.2.1).

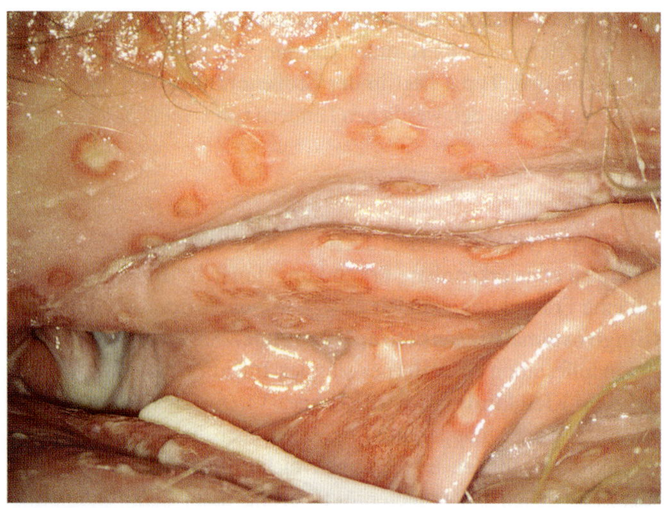

Abb. 4.15 Aphthen der Schleimhaut bei Herpes genitalis (Primärinfekt) [M438]

Zusammenfassung

Herpes-simplex-Virus

Typ 1

- **Stomatitis aphthosa** (Gingivostomatitis herpetica) als Erstmanifestation (selten, meist inapparente Infektion)
- **Herpes labialis** oder Herpes recidivans anderer Lokalisation (Rezidive aus dem eigenen Reservoir)
- Der Typ 1 wird teilweise auch im Genitalbereich nachgewiesen.

Typ 2

- **Herpes genitalis** mit Aphthen der genitalen Schleimhaut, gruppiert stehende Bläschen der genitalen Oberhaut
- Der Typ 2 wird teilweise auch im Gesichtsbereich nachgewiesen.

Therapie

- bei Aphthen: lokalanästhesierende Externa (z.B. Kamistad® Gel)
- bei Bläschen (Herpes recidivans): Aciclovir, Virudermin®

Behandlungsverbot

- für Stomatitis aphthosa (Zahnheilkundegesetz) und Herpes genitalis (§ 24 IfSG)
- kein Behandlungsverbot für den Herpes labialis

Varicella-Zoster-Virus: Windpocken und Gürtelrose

Krankheitsentstehung

Varizellen (Windpocken) und Herpes Zoster (Gürtelrose) werden durch **dasselbe Virus** verursacht. Entsprechend der Erst- und Zweitmanifestation der Herpes-simplex-Erkrankungen sind hier die **Windpocken** die **Erstmanifestation**, der Herpes Zoster entsteht dagegen aus dem eigenen Virusreservoir – das **Virus persistiert** nach durchgemachter Varizellen-Erkrankung lebenslang in den Spinalganglien bzw. denjenigen der Hirnnerven.

Die Windpocken gehören zu den sog. Kinderkrankheiten, weil sie aufgrund ihrer hohen Kontagiosität fast immer bereits im Kindesalter durchgemacht werden. Dies galt jedenfalls bis zur Einführung der Impfung. Der Herpes Zoster (Gürtelrose) ist dagegen eine Erkrankung des mittleren bzw. (meist) fortgeschrittenen Lebensalters. Eher selten tritt er bei jungen Erwachsenen oder sogar Kindern auf.

MERKE

Weil der Herpes Zoster aus dem eigenen Virusreservoir entsteht, ist eine Ansteckung bei anderen nicht möglich. Nicht Immunisierte (üblicherweise Kinder) können sich jedoch bei einem Zosterkranken mit Varizellen infizieren. Dementsprechend kann ein Kind nach Kontakt zu einem Herpes labialis eine Gingivostomatitis herpetica entwickeln.

Symptomatik

Die Inkubationszeit der **Windpocken** (➤ Fach Infektionskrankheiten) beträgt 1–4 Wochen (meist 14–16 Tage). Der Allgemeinzustand ist häufig wenig oder gar nicht beeinträchtigt, weshalb die Infektion bei geringer Hautbeteiligung mit Insektenstichen verwechselt werden kann. Hilfreich für die Diagnose ist dann, wenn auf dem behaarten Kopf oder auf den Schleimhäuten Effloreszenzen gefunden werden. Nach einem Beginn mit papulomakulösem Exanthem schießen im Verlauf mehrerer Wochen immer neue Papeln und **intraepidermale Bläschen** am gesamten Integument einschließlich des behaarten Kopfes und der Schleimhäute auf, die schließlich aufplatzen und verkrusten. Typisch sind daher einzeln stehende Effloreszenzen in **unterschiedlichen Entwicklungsstadien**, vom neu entstandenen Bläschen bis hin zur abheilenden Kruste (**„Sternenhimmel"** bzw. Heubner-Sternenkarte). Es besteht **starker Juckreiz**.

Beim **Herpes Zoster** werden die Viren durch lokale oder generalisierte Immunschwächen aktiviert. Im fortgeschrittenen Lebensalter genügen allerdings bereits geringe Reize, weil der Antikörpertiter, der durch die Windpocken oder die 2-malige Varizellen-Impfung erworben wurde, im Verlauf der Jahrzehnte stetig weiter abfällt, bis er das Auftreten der Gürtelrose nicht mehr zuverlässig verhindern kann.

EXKURS

In den Jahren vor Einführung der Varizellen-Impfung war die Gürtelrose seltener als heute und auch weit überwiegend auf das hohe Lebensalter bzw. auf Menschen beschränkt, die im Zusammenhang mit systemischen Grunderkrankungen immuninsuffizient wurden. Als wesentliche Ursache für die inzwischen zu beobachtende Zunahme und Verschiebung hin zu jüngeren Patienten kann der **fehlende Booster-Effekt** angesehen werden, weil der wiederholte Kontakt zu einem der jährlich mehr als 700.000 an Windpocken erkrankten Kinder nicht mehr möglich ist. Dies kann, überspitzt formuliert, als eine „Impfnebenwirkung" der besonderen Art bezeichnet werden. Eine grob vergleichbare Situation, in Bezug auf die Boosterung, könnte im Hinblick auf die Poliomyelitis bevorstehen. Der bis in die 1990er-Jahre verwendete Lebendimpfstoff, dessen Impfviren vom Impfling auch auf ungeimpfte Kontaktpersonen (einschließlich der Impfgegner!) übertragen wurden, sorgte für eine **vollständige Immunisierung** der Bevölkerung. Im Ergebnis wurde die **Kinderlähmung** in sämtlichen westlichen Ländern **ausgerottet**. Da seither ein Totimpfstoff verwendet wird, dürfen die Impfgegner seit den 1990er-Jahren wieder Impfgegner bleiben – mit dem Ergebnis, dass ein Teil der Bevölkerung keine Immunität mehr aufweist und nach einem möglichen Einschleppen der Erkrankung aus dem Ausland die Polio wieder aktuell werden könnte. Dies gilt zumindest für Deutschland, weil die weit überwiegende Mehrzahl der westlichen Länder nach wie vor den Lebendimpfstoff einsetzt.

Die Viren laufen an ihrem Spinalnerven entlang zu dessen **Dermatom** (zumeist am Stamm, seltener im Gesicht einschließlich des Auges). Dort verursachen sie in aller Regel über 1–2 Tage Brennen oder **Schmerzen** oder Parästhesien, bevor dann anhand der aufschießenden, **gruppiert stehenden, intraepidermalen Bläschen** und der begleitenden entzündlichen Rötung die Diagnose klar wird (➤ Abb. 4.16). Allerdings ist der (brennende) Schmerz zumeist so heftig **(Zoster-Neuralgie)**, dass er bereits vor der Hautbeteiligung auf die Diagnose weist. Häufig kommt es im Prodromalstadium zur **Virämie**, sodass zusätzlich zum lokalen Geschehen **Krankheitsgefühl**, **Fieber** und **Gliederschmerzen** auftreten können. Auch die regionären **Lymphknoten** sind geschwollen. Die Bläschen enthalten infektiöse Viren, sind also genauso kontagiös wie diejenigen der Windpocken. Allerdings ist eine Übertragung durch Tröpfchenin-

Symptomatik

Zunächst bilden sich kleine rote **Flecken** oder **Papeln**, die in **Bläschen** oder Blasen übergehen. Die Bläschen entstehen überwiegend direkt subcorneal, also zwischen Stratum granulosum und Stratum corneum der Epidermis. Der Bläscheninhalt wird **eitrig** – es entstehen **Pusteln**, die bald darauf platzen. Die entstehenden **Krusten** sind bei der üblichen Streptokokkenätiologie von typisch **„honiggelber" Farbe** (➤ Abb. 4.18), während die Staphylokokken mehr bräunliche Auflagerungen zeigen. Da sich auch die Größe der entstehenden Bläschen unterscheiden kann, stellt man die **Streptokokken**-Impetigo als **kleinblasige** Form der **großblasigen** (bullösen) **Staphylokokken**-Form gegenüber. Dies wird nur deshalb erwähnt, weil die bullöse Form der Impetigo manchmal mit der lokalen Form eines SSSS (➤ Kap. 4.3.7) gleichgesetzt wird. Die Impetigo contagiosa wird allerdings weit überwiegend durch die Bakterien selbst und nicht durch deren Toxine (→ SSSS) verursacht.

Die Areale werden durch sich neu bildende und wieder zerfallende Bläschen in den Randbezirken stetig größer, sodass häufig recht große Hautbezirke befallen sind. Es besteht nur **mäßiger Juckreiz**. *Allgemeinsymptome* wie Fieber gehören zumindest bei der üblichen, durch A-Streptokokken verursachten Form **nicht** zum Krankheitsbild, weil die Effloreszenzen hierfür zu umschrieben und zu oberflächlich liegen und damit das Immunsystem nicht ausreichend aktivieren. Lediglich bei großflächigen und sich teilweise in die Tiefe ausbreitenden Formen kann es auch einmal zu **leichtem Fieber** und zur Beteiligung der regionären **Lymphknoten** kommen.

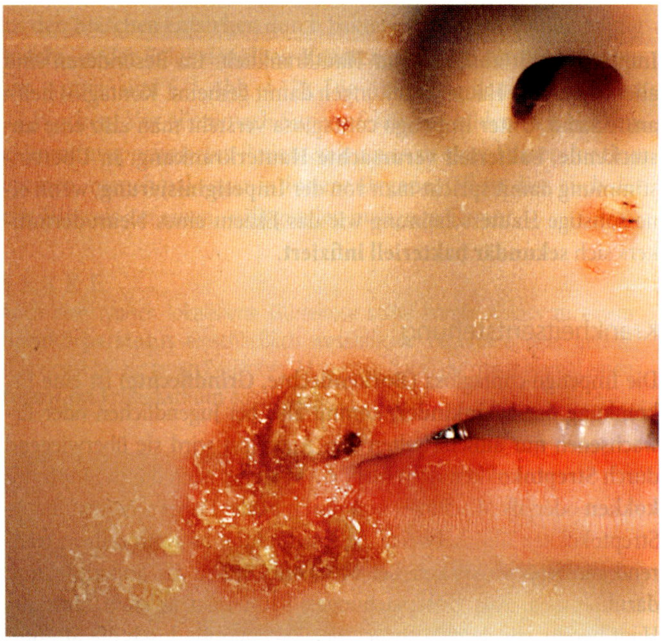

Abb. 4.18 Impetigo contagiosa: überwiegend konfluierende Erosionen mit Krusten [E273]

Komplikationen

Bei einer großflächigen, schlecht heilenden Impetigo ist daran zu denken, dass hieraus selten, analog Angina und Scharlach, auch einmal eine **Glomerulonephritis** entstehen kann. Dies ist die eigentliche Ursache für den Einsatz oraler Antibiotika, sofern größere Areale betroffen sind. Das als weitere Streptokokken-Nachkrankheit theoretisch ebenfalls mögliche Rheumatische Fieber gibt es dagegen bei einer Impetigo *nicht* – sehr wahrscheinlich deswegen, weil die entsprechenden Serotypen auf der Haut nicht gefunden werden. Es gibt auch die Theorie, dass die oberflächliche Entzündung der Impetigo für eine Autoimmunisierung nicht ausreicht, doch würde dies ebenso auf die zirkulierenden Immunkomplexe der Glomerulonephritis zutreffen.

Therapie

ACHTUNG

Nach den §§ 24 und 34 IfSG besteht für **alle** Erkrankungen durch **A-Streptokokken** (Impetigo, Erysipel, Phlegmone, Angina, Scharlach) ein **Behandlungsverbot** für den Heilpraktiker.

Die Therapie erfolgt durch **antibiotische Salben**, bei großflächigen Infektionen auch durch **orale Antibiotika**. Wichtig sind eine gute **Hygiene** sowie ein „Kratzverbot", damit nicht laufend wieder andere Hautbezirke oder auch die Geschwister befallen werden. Weil die Impetigo contagiosa eine sehr oberflächliche Hautkrankheit ist, heilen die Effloreszenzen ohne Narbenbildung.

HINWEIS DES AUTORS

Auffallend ist, dass von der Impetigo contagiosa praktisch ausnahmslos **atopische Kinder** betroffen sind, also Kinder mit geschwächtem Immunsystem und v.a. trockener, empfindlicher Haut, die den Bakterien Besiedelung und Infektion des Stratum corneum ermöglicht, während dies bei normaler Haut ohne Mikrotraumen nicht möglich ist. Es stehen demnach weniger die hygienischen Verhältnisse und mehr die **unzureichende Barrierefunktion** atopischer Haut im Vordergrund. Derselbe Zusammenhang gilt für die Warzen. Es lohnt sich also immer, das IgE zu bestimmen und bei Bedarf γ-Linolensäure zuzuführen. Wegweisend sind wie üblich neben der auffallend trockenen Haut dieser Kinder die Anamnese eines Milchschorfs und/oder einer familiären Belastung.

Zusammenfassung

Impetigo contagiosa

Weit überwiegend sehr oberflächliche (subcorneale) Infektion durch A-Streptokokken und/oder Staphylokokken; Erkrankung der Kleinkinder

Symptome

- meist honiggelbe Krusten im Bereich von Mund und Nase
- geringer Juckreiz, keine Schmerzen, überwiegend kein Fieber
- aufgrund der hohen Kontagiosität („contagiosa") Übertragung der Herde auf weitere Hautlokalisationen und die Geschwister

Komplikationen

- Entstehung einer Glomerulonephritis bei unzureichender Therapie

Therapie

- je nach Ausprägung Antibiotikagabe lokal oder systemisch

Behandlungsverbot

- gilt nach § 34 IfSG für sämtliche A-Streptokokken-Erkrankungen

4.3.2 Erysipel

Krankheitsentstehung

Das Erysipel **(Wundrose)** entsteht durch den Befall des Corium mit **Streptokokken** (β-hämolysierende Streptokokken der Gruppe A, zumeist aber andere Subtypen als bei Scharlach bzw. Angina). Es kann an jeder Lokalisation auftreten, an der die Streptokokken über kleine Verletzungen in die Dermis eindringen können. Besonders häufig findet es sich im **Gesicht** (➢ Abb. 4.19) oder am **Unterschenkel** (➢ Abb. 4.20), wo die Bakterien z.B. über Mundwinkelrhagaden, eine erosive Pilzinfektion im Zehenzwischenraum (Tinea pedis; ➢ Kap. 4.4.2), ein Ulcus cruris oder eine Paronychie (Kap. 4.3.6) Zugang finden.

Symptomatik

Mit der entzündlichen Infektion der Lederhaut entsteht eine **flächige**, überwiegend **scharf begrenzte, „flammende", ödematöse Rötung** (➢ Abb. 4.19, ➢ Abb. 4.20), die sich aufgrund der Ausbreitungsfaktoren der Streptokokken (u.a. Hyaluronidase) **rasch vergrößert**. Gleichzeitig bestehen **Fieber** und **starkes Krankheitsgefühl**. Die regionären **Lymphknoten** sind geschwollen. Bei **Rezidiven**, die wegen unzureichender Immunisierung und zahlreicher, in Frage kommender Serotypen immer möglich sind, kommt es durch zunehmende Nekrotisierung der Lymphgänge nicht so selten zum chronischen **sekundären Lymphödem**.

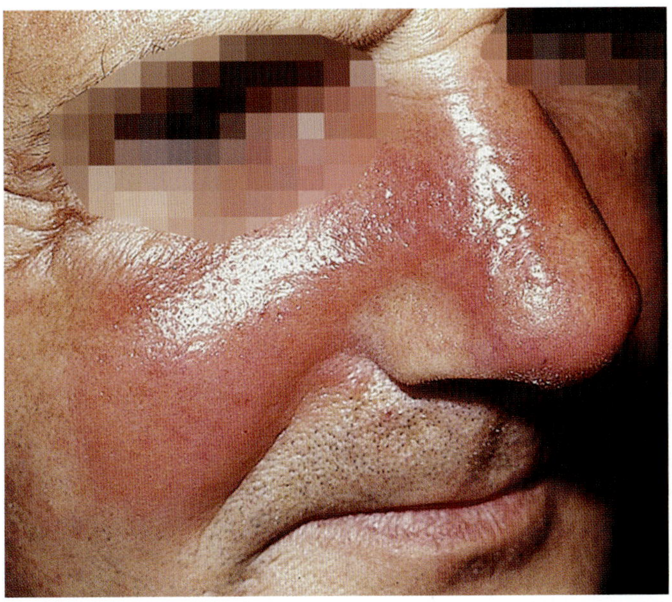

Abb. 4.19 Erysipel: bilaterale, schmetterlingsförmig angeordnete Rötung und Schwellung der Haut in Nasen- und Wangenregion mit teils scharfer, teils unscharfer Begrenzung [M174]

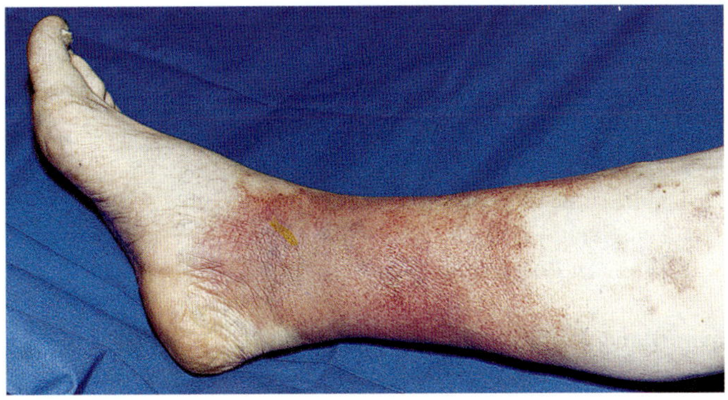

Abb. 4.20 Erysipel: teils scharf, teils unscharf begrenzter, flächenhafter, dunkelroter Herd mit zahlreichen Hämorrhagien an der rechten Unterschenkelinnenseite [M174]

Extrem selten sieht man bei unzureichender Therapie, entsprechend Angina tonsillaris bzw. Scharlach, **Nachfolgekrankheiten** wie ein Rheumatisches Fieber oder eine Glomerulonephritis.

Therapie

Die Therapie erfolgt mit **Penicillin**. Entsprechend jeder umfangreicheren Entzündung im Bereich der Extremitäten (z.B. Arthritis, Lymphangitis) wird der betroffene Bezirk auch beim Erysipel **ruhig gestellt** und **gekühlt**. Für Eiterungen im Gesicht **oberhalb der Oberlippe** gilt wegen der Gefahr einer Sinus-cavernosus-Thrombose ein „Sprech- und Kauverbot" (➢ Kap. 4.3.5).

4.3.3 Phlegmone

Krankheitsentstehung

Die Phlegmone ist gewissermaßen die Fortsetzung und Steigerung des Erysipels (➢ Kap. 4.3.2), sowohl hinsichtlich der Hautschicht (Befall der **Subkutis**) als auch hinsichtlich des Entzündungsausmaßes. Sie wird durch **A-Streptokokken** oder (eher selten) Staphylococcus aureus verursacht, die wie beim Erysipel über kleinere oder größere Verletzungen in die Dermis eindringen können.

Symptomatik

Im weichen Gewebe der Subkutis breiten sich die Erreger schrankenlos aus und verursachen dort Entzündung, ausgeprägte Schwellung, klopfende Schmerzen und vereinzelte Gewebenekrosen. Noch mehr als beim Erysipel kommt es zu **schwerem Krankheitsgefühl** und **hohem Fieber**.

Therapie

Die Phlegmone wird mit **Antibiotika** behandelt. Häufig muss aber zusätzlich inzidiert bzw. drainiert werden.

4

Zusammenfassung

A-Streptokokken

- Streptokokkenerkrankung der
  - Epidermis: **Impetigo contagiosa**
  - Lederhaut: **Erysipel**
  - Subkutis: **Phlegmone**

Symptome von Erysipel und Phlegmone

- schweres Krankheitsgefühl
- Fieber
- Schwellung regionärer Lymphknoten

Therapie

- Ruhigstellung, Penicillin

Behandlungsverbot

- sämtliche A-Streptokokken-Erkrankungen nach § 34 IfSG

4.3.4 Erysipeloid

Krankheitsentstehung

Das Erysipel*oid* (dem Erysipel *ähnlich*, Rotlauf) wird nicht durch Streptokokken, sondern durch das Bakterium **Erysipelothrix** (ein degenerierter Verwandter von Idefix) verursacht. Es wird bevorzugt bei Metzgern oder Tierärzten bzw. -pflegern von verschiedenen Tieren auf Hände oder Unterarme übertragen. Eintrittspforte sind kleine Verletzungen.

Symptomatik

Es entsteht eine **scharf begrenzte, bläulich-rote Verfärbung** und Schwellung (➤ Abb. 4.21), zumeist **ohne Allgemeinsymptome**.

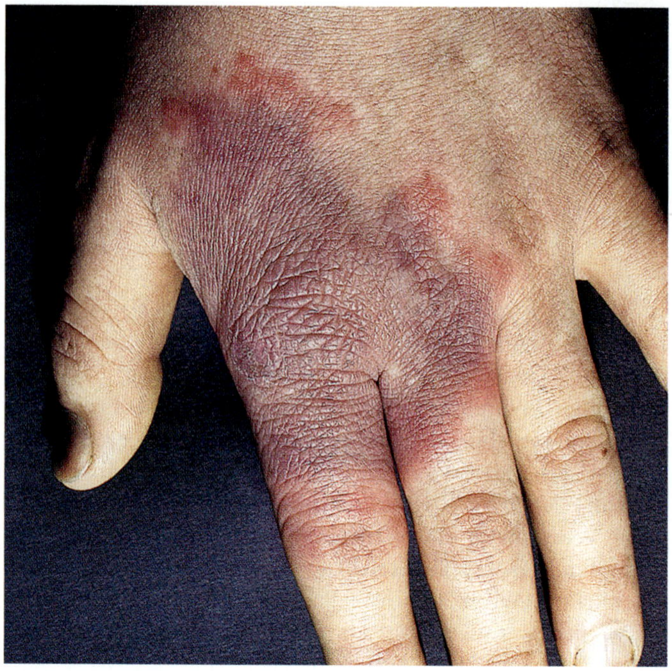

Abb. 4.21 Erysipeloid. Etwa 10 × 6 cm großer, unregelmäßiger, scharf begrenzter Herd an der Radialseite des linken Handrückens mit livid-rotem Zentrum und hellrotem, etwas infiltriertem Rand [M174]

4.3.5 Abszess

Der Abszess ist eine **abgekapselte, eitrige Entzündung** mit Gewebeeinschmelzung. Die entstandene Abszesshöhle wird bei längerem Bestand von einer bindegewebigen Membran ausgekleidet. Typisch für den Abszess ist also die Umhüllung durch eine Membran.

MERKE

Entwickelt sich eine eitrige Entzündung ohne Gewebeeinschmelzung in einem **vorbestehenden Hohlraum** wie dem Pleuraspalt oder der Gallenblase, spricht man nicht vom Abszess, sondern vom **Empyem** (z.B. Pleuraempyem, Gallenblasenempyem).

Krankheitsentstehung

Verursachende Bakterien sind in aller Regel **Staphylokokken (Staphylococcus aureus)**, teilweise als Mischinfektion mit Proteus, Streptokokken, Colibakterien und anderen. Abszesse in der Haut sind in verschiedenen Formen möglich (➤ Tab. 4.4); sie entstehen aber nicht nur in der Haut, sondern auch in weiteren Organen wie

Tab. 4.4 Eitrige Entzündungen in der Haut

Form	Lokalisation	Entstehung	Besonderheiten
Schweißdrüsenabszess	Axilla oder Genitalbereich	eitrige Einschmelzung der apokrinen Schweißdrüsen; die Bakterien gelangen durch den Haarfollikel und den Ausführungsgang bis zur subkutanen Drüse	häufig Immunschwäche (z.B. Diabetes mellitus) oder hygienische Mängel
Follikulitis (➤ Abb. 4.22)	behaarte Haut	eitrige Entzündung eines Haarfollikels, oberflächlich oder bis in die Hypodermis reichend	narbenlose Abheilung
Furunkel (➤ Abb. 4.23)	im Bereich der terminalen Haarfollikel: Nacken, behaarter Kopf, Nase oder äußerer Gehörgang, axillär oder perigenital	Abszess im Bereich mehrerer benachbarter Haarwurzeln unter Einschmelzung des dazwischen liegenden Gewebes	Abheilung unter Narbenbildung
Karbunkel		tief reichender Abszess einer ganzen Follikelgruppe, meist inkl. der Talgdrüsen	Allgemeinsymptome mit Krankheitsgefühl und Fieber sind möglich; Abheilung unter Narbenbildung

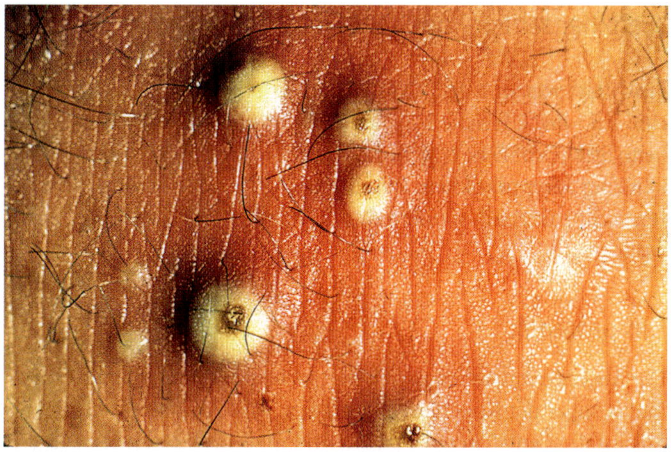

Abb. 4.22 Follikulitis [M174]

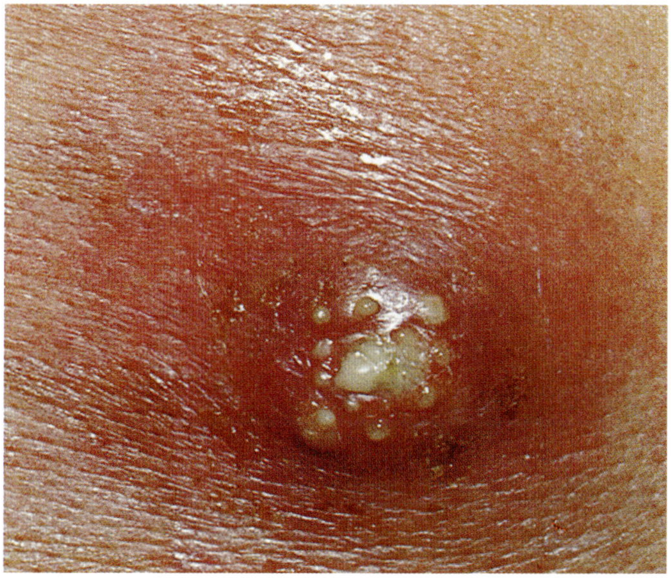

Abb. 4.23 Furunkel: walnussgroßer, entzündlich geröteter, druckschmerzhafter Tumor am Rücken. Im Zentrum Eiterpfropf und einige umgebende Pusteln (Follikulitiden). [M174]

z.B. Leber, Gehirn, Lunge oder Niere, dort in aller Regel bei Menschen mit geschwächtem Immunsystem.

MERKE

Flächige Pyodermien (eitrige Entzündungen der Haut; Pyon oder Pus = Eiter) werden vorrangig durch **A-Streptokokken** verursacht, **umschriebene** Eiterungen (Abszesse) durch **Staphylococcus aureus**.

Symptomatik

Der eitrige Inhalt der Abszesshöhle **fluktuiert** unter dem palpierenden Finger. Die Haut ist **gerötet**. Es besteht ein drückender oder auch **klopfender Schmerz**, der mit der Eröffnung der Abszesshöhle durch Inzision umgehend verschwindet.

Komplikationen

Eiterungen (Abszess, Erysipel) im Gesicht **oberhalb der Oberlippe** beinhalten die Gefahr einer **eitrigen Meningitis**, eines **Hirnabszesses** oder einer **Thrombosierung des Sinus cavernosus** (venöser Sinus beiderseits der Sella turcica), die allesamt mit unmittelbarer **Lebensgefahr** verbunden sind: Das venöse Blut des Gesichts wird über die V. facialis überwiegend in die V. jugularis interna, zusätzlich aber auch über die V. angularis des inneren Augenwinkels und die Vv. ophthalmicae ins Schädelinnere zum Sinus cavernosus abgeleitet (➤ Abb. 4.24), wodurch Bakterien bzw. eitriges Material ins Zerebrum gelangen können.

Mögliche **Symptome** einer Sinus-cavernosus-Thrombose sind **Fieber** und, bedingt durch den venösen Rückstau sowohl in Gehirnanteile als auch in den Bereich der Augen, **Bewusstseinstrübungen**, **epileptische Anfälle**, **Ödeme** in Lidern und retrobulbärem Gewebe (Folge: Protrusio bulbi = Exophthalmus), **konjunktivale Einblutungen**, Ödeme über dem **Mastoid** und **Hirnnervenausfälle**, z.B. Augenmuskellähmungen. Behandelt wird unter Intensivbedingungen mit strenger Bettruhe, Antibiotika und Antikoagulanzien bzw. Fibrinolytika.

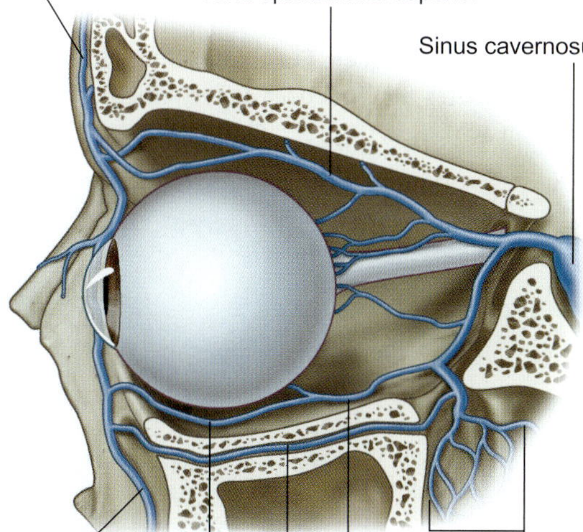

Abb. 4.24 Sinus cavernosus [E402]

ACHTUNG

Die Thrombose des Sinus cavernosus ist mit **akuter Lebensgefahr** verbunden.

Therapie

Die Therapie eines Abszesses erfolgt durch **Inzision**, falls möglich, oder durch **lokale Antiseptika**. Ideal geeignet sind Verbände mit **Rivanol-Lösung** 1 ‰ bis 1 %. Die Behandlung kann auch durch den Heilpraktiker erfolgen, weil für Staphylokokken-Erkrankungen

kein Behandlungsverbot besteht (Ausnahme: MRSA) und Rivanol nicht verschreibungspflichtig ist.

Eine Follikulitis wird mit antibiotischen Salben behandelt, Furunkel und erst recht Karbunkel müssen meist inzidiert werden. Bei Karbunkeln werden manchmal Drainagen notwendig, um einen noch besseren Abfluss sowie eine Möglichkeit für Wundspülungen zu schaffen. Ein Versuch mit Rivanol-Lösung wird allerdings bei umschriebenen Eiterungen, etwa kleineren Furunkeln, häufig zum Erfolg führen.

EXKURS

Der große Vorteil des Farbstoffs **Rivanol** besteht neben seiner guten und breiten antibiotischen Wirkung v.a. darin, dass er im Gegensatz zu antibakteriell wirkenden Salben bis in die Tiefe des Gewebes wirksam ist, die Haut also geschont werden kann, wodurch zumindest oberflächlich sichtbare Narben vermieden werden. Ein potenzieller Nachteil besteht in seiner Anwendung, weil versehentlich benetzte Flächen ihre Gelbverfärbung **auf Dauer** behalten werden. Selbst die Haut normalisiert sich allein deswegen in den nachfolgenden Wochen, weil sie sich unter Abstoßung der verfärbten Areale erneuert.

4

Abszessbildungen im Gesicht, jedenfalls oberhalb des Mundes, bedürfen neben der eigentlichen Therapie auch einer **„Ruhigstellung"**, indem der Patient möglichst wenig spricht und isst (→ Flüssignahrung oder parenterale Ernährung).

Bei einer **rezidivierenden Furunkulose** (➤ Abb. 4.25) sollte man einen **Diabetes mellitus** oder anderweitig bedingte Immunschwächen ausschließen.

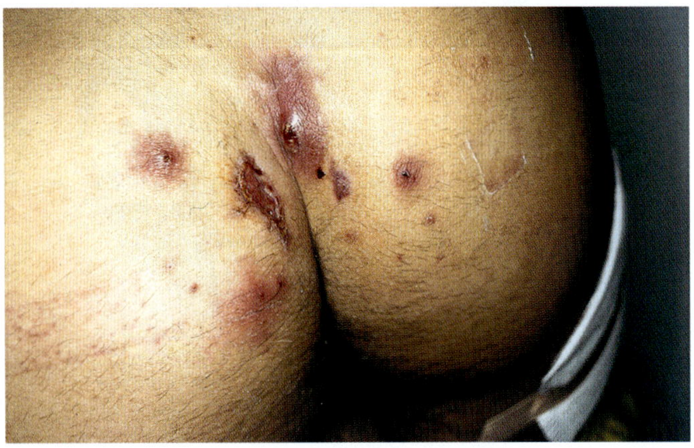

Abb. 4.25 Furunkulose [R168]

4.3.6 Panaritium und Paronychie

Das **Panaritium** ist eine Abszessbildung an den Endgliedern der Finger oder Zehen. Überwiegend betroffen ist die Beugeseite oder das Nagelbett. Betrifft die eitrige Entzündung den seitlichen oder auch proximalen Nagelfalz, entsteht sprachlich die Sonderform der **Paronychie.** Weitaus am häufigsten davon betroffen ist die **Großzehe**, weil einwachsende Nägel dort über Druck und nachfolgende Mikrotraumen Eintrittspforten für die Bakterien bilden.

Krankheitsentstehung

Eintrittspforte sind also stets kleine Verletzungen, bei der Paronychie z.B. durch falsche Nagelpflege oder durch eingewachsene Zehennägel (Großzehe). Verursachende Erreger sind **Staphylokokken** oder **Streptokokken**. Die chronische Paronychie wird des Öfteren nicht bakteriell, sondern durch **Hefepilze** wie Candida albicans verursacht.

Symptomatik

Die Abszesse entstehen in der Dermis oder sogar Hypodermis. Selten ist sogar der Knochen mitbetroffen. Wie bei Abszessen anderer Lokalisation entstehen die typischen **Entzündungszeichen** Schwellung, Rötung, Überwärmung und Schmerz, wobei letzterer wie bei Abszessen anderer Lokalisation oft klopfenden, pulsierenden Charakter hat.

Therapie

Die Therapie besteht in der **Inzision**. Bei einer Paronychie aufgrund eines eingewachsenen Zehennagels muss dieser manchmal unter Mitnahme der Matrix teilentfernt werden (sog. Emmert-Plastik). Paronychien aufgrund kleiner Traumen und dort eingedrungener Bakterien können zumeist mit **Rivanol** zum Abheilen gebracht werden. Im Fall einer Candida-Paronychie sollte der Rivanolbehandlung eine **Pilzsanierung** folgen. Übertriebene Nagelpflege (Zurückschieben der Kutikula) muss unterbleiben.

4.3.7 Lyell-Syndrom und SSSS

Krankheitsentstehung

Das Lyell-Syndrom wurde in früheren Jahren in eine **kindliche** und in eine **Erwachsenenform** unterteilt, weil dieses sog. **Syndrom der verbrühten Haut** vom Aspekt her vergleichbar war, jedoch unterschiedliche Ursachen hatte. Neuerdings steht der Begriff Lyell-Syndrom nur noch für die **Erwachsenenform**, die zumeist im Rahmen einer **Medikamentenunverträglichkeit** (z.B. auf Sulfonamide) auftritt. Die Erkrankung kann sehr schwer verlaufen und die Schleimhäute sowie innere Organe miteinbeziehen.

Dagegen wird die **kindliche Form** neuerdings nicht mehr als Lyell-Syndrom, sondern als **SSSS** (**S**taphylococcal **S**calded-**S**kin **S**yndrome) bezeichnet, also als staphylokokkenverursachtes Syndrom, das mit einer Abschälung der Haut einhergeht.

Staphylokokken produzieren verschiedene **Toxine**, sowohl bei ihrer Vermehrung in Lebensmitteln (→ Nahrungsmittelintoxikation) als auch bei derjenigen im menschlichen Körper. Die toxinbildenden Staphylokokken des SSSS befinden sich meist im **Nasen-Rachen-Raum**, wobei allerdings nur einige wenige Subtypen in Frage kommen, die ein ganz spezifisches, auf die Haut wirkendes Toxin („Exfoliatin") produzieren.

MERKE

Syndrom der verbrühten Haut

- Bezeichnung beim **Kind: SSSS**
  - Ursache: Toxine einzelner Staphylokokken-Subtypen
- Bezeichnung beim **Erwachsenen: Lyell-Syndrom**
  - Ursache: meist als Reaktion auf Medikamente

Man findet das SSSS fast nur im **Säuglings- und Kleinkindesalter,** äußerst selten auch einmal bei immunsupprimierten Erwachsenen. Es kann **generalisiert** oder auf einzelne Hautareale wie u.a. Hals und Bauch begrenzt erscheinen **(lokalisierte Form)**. Nach seinem Erstbeschreiber wurde es zu der Zeit, als es noch nicht üblich war, immer noch mehr Krankheiten nur noch über englischsprachige Kürzel zu definieren, mit dem wohlklingenden Namen **Dermatitis exfoliativa Ritter von Rittershain** belegt.

Symptomatik

Die Toxine können beim Säugling und Kleinkind zu einer Nekrotisierung umfangreicher epidermaler Hautschichten mit **intraepidermalen Blasen** führen. Gekennzeichnet sind die Erscheinungen durch **große Blasen**, die sich auf einer **entzündeten Haut** entwickeln, wodurch ein Bild ähnlich einer **Verbrühung** entsteht. (➤ Abb. 4.26).

Der wichtigste Unterschied der lokalisierten Form zur großblasigen Impetigo contagiosa (➤ Kap. 4.3.1) besteht, abgesehen von der Lokalisation und dem Aussehen der Effloreszenzen darin, dass in den toxinverursachten Hauterscheinungen des SSSS **keine Staphylokokken** gefunden werden. Sie sind steril. Außerdem bestehen zumindest beim generalisierten SSSS **Fieber und Krankheitsgefühl**.

Therapie

Die kindliche Letalität des SSSS ist bei frühzeitiger Therapie (spezielle **Penicilline** zur Sanierung des Nasen-Rachen-Raums) gering. Beim Lyell-Syndrom des Erwachsenen werden meist **Glukokortikoide** benötigt. Die Hauterscheinungen heilen ohne Narbenbildung.

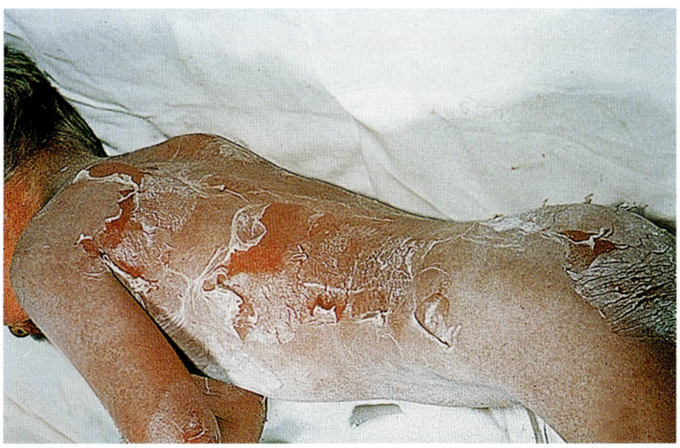

Abb. 4.26 Lyell-Syndrom (SSSS): großflächige Ablösung der weißlich-nekrotischen Epidermis (Spätstadium) [M174]

Differenzialdiagnose Pemphigus

Eine gewisse Ähnlichkeit mit dem Lyell-Syndrom des Erwachsenen kann bei verschiedenen Formen einer Pemphigus-Erkrankung, z.B. beim Pemphigus vulgaris entstehen, weil es dabei ebenfalls zu **großen intraepidermalen Blasen** kommt, die aufplatzen und zu **ausgedehnten Erosionen** führen.

Der **Pemphigus vulgaris** („Blasensucht") betrifft mehrheitlich das mittlere Erwachsenenalter. Es handelt sich um eine **Autoimmunerkrankung** unklarer Genese, bei der Autoantikörper gegen Faktoren der Desmosomen der Stachelzellschicht gebildet werden. In der Folge kommt es zur **Akantholyse** mit großen schlaffen Blasen zwischen Basalzellschicht und Stratum granulosum. Eine entzündliche Mitreaktion des Corium erfolgt nur in ganz geringem Umfang. Die meist chronisch verlaufende Erkrankung führt ohne Glukokortikoidgabe in den meisten Fällen zum Tod. Selbst unter der Therapie mit Glukokortikoiden und manchmal zusätzlich erforderlichen Immunsuppressiva liegt die Letalität noch bei 5 %.

Das wichtigste Unterscheidungsmerkmal zum Lyell-Syndrom besteht zum einen darin, dass die Oberhaut nicht flächig, sondern nur im Bereich der Herde betroffen ist, also auch keine flächige Abschälung zeigt, und zum anderen in der höchstens minimalen entzündlichen Komponente. Außerdem findet sich die **Beteiligung der Schleimhäute** in weit größerem Umfang als beim Lyell-Syndrom. In der Mehrzahl aller Fälle beginnt der Pemphigus vulgaris sogar in der Mundschleimhaut und greift erst später auf die Oberhaut über. Das **Nikolski-Phänomen** ist allerdings bei **beiden Hauterkrankungen positiv:** Bei seitlichem Druck auf unverändert scheinende Haut entstehen an dieser Lokalisation Blasen. Zusätzlich lassen sich bereits bestehende Blasen seitlich verschieben. Damit weist das Nikolski-Phänomen darauf hin, dass ungeachtet des akuten Erscheinungsbildes von Pemphigus oder Lyell-Syndrom stets die **gesamte Oberhaut** in den pathologischen Prozess einbezogen ist.

Zusammenfassung

Staphylokokkenerkrankungen

- Abszesse an Haut und inneren Organen
- Empyeme in Hohlorganen (Gallenblase, Pleuraspalt)
- Follikulitis
- Furunkel, Karbunkel
- Schweißdrüsenabszess
- Panaritium, Paronychie
- toxinbedingtes Staphylococcal-Scalded-Skin-Syndrom (SSSS) beim Säugling

Therapie der Abszesse

- Inzision oder Versuch mit Rivanol-Lösung (Haut) bzw. Drainage nach außen
- Antibiotika

4

Meldepflicht

- keine Meldepflicht

Behandlungsverbot

- **kein Behandlungsverbot** (Ausnahme: MRSA)

4.3.8 Erythrasma

Krankheitsentstehung

Das Erythrasma ist eine oberflächliche Hautinfektion durch **Korynebakterien** (Corynebacterium minutissimum), nicht durch Pilze, wie man früher gemeint hatte. Es entsteht bevorzugt in Beugefalten **(intertriginös)**, die durch apokrine Schweißdrüsen versorgt werden und wo, begünstigt beispielsweise durch eine Adipositas, „Haut auf Haut" liegt. Die Haut wird mazeriert (aufgeweicht), was zusammen mit dem alkalischen pH-Wert den eigentlich physiologischen und harmlosen Korynebakterien die Entzündung ermöglicht.

Symptomatik

In der Achselhöhle oder in der Leiste – mit Übergreifen auf die Innenseite des Oberschenkels – entsteht eine milde, großflächige, scharf begrenzte **Rötung mit minimaler Schuppung** (➤ Abb. 4.27). Leichter Juckreiz ist möglich.

Differenzialdiagnose

Differenzialdiagnostisch muss man das Erythrasma von einer **Pilzinfektion** abgrenzen, bei der aber das Erythem zumeist **randständig betont** ist. In Zweifelsfällen hilft das **Wood-Licht** weiter, das beim Erythrasma eine Rotfluoreszenz hervorruft (➤ Abb. 4.28).

Therapie

Das Erythrasma wird mit einer **antibiotischen oder antimykotischen Creme** behandelt. Auch die modernen Breitbandantimykotika wie z.B. das rezeptfreie **Miconazol** sind gegenüber dem Erreger wirksam, sodass eine eventuelle Verwechslung mit einer Pilzerkrankung keine Auswirkung hat. Die Haut sollte trocken gehalten werden.

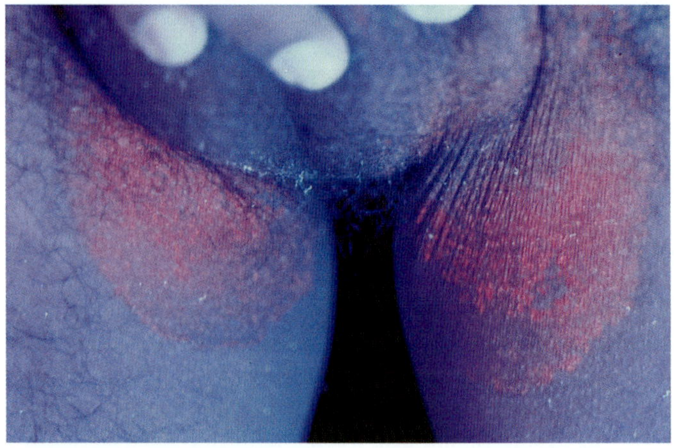

Abb. 4.28 Ziegelrote Fluoreszenz im Wood-Licht beim Erythrasma, bedingt durch die Porphyrinbildung des Erregers Corynebacterium minutissimum [M174]

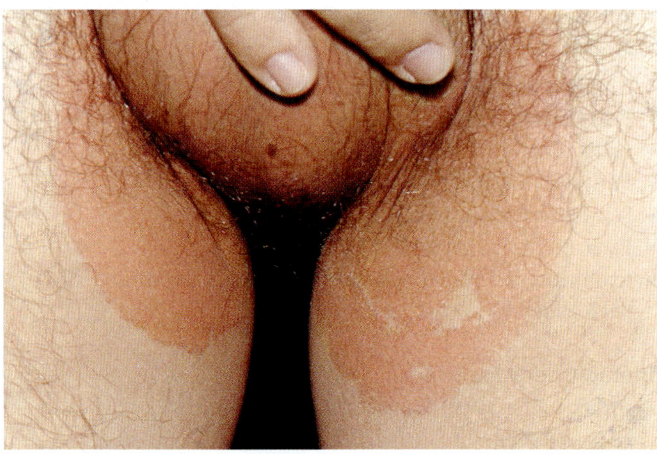

Abb. 4.27 Erythrasma: großflächige, scharf begrenzte, rot-braune Verfärbung mit feinlamellöser Schuppung an den beiden Oberschenkelinnenseiten [M174]

Zusammenfassung

Erythrasma

Infektion geschädigter (mazerierter) intertriginöser Haut durch physiologische Hautbakterien (Corynebacterium minutissimum)

Symptome

- schwach schuppendes, bräunlich pigmentiertes Erythem ohne randständige Betonung

Therapie

- antibiotische oder antimykotische Creme

Behandlungsverbot

- **kein Behandlungsverbot**

4.3.9 Hauttuberkulose

Krankheitsentstehung

Die **Erstinfektion** der Haut durch Tuberkelbakterien ist **extrem selten**. Der tuberkulöse Primärkomplex verursacht dabei eine Ulzeration und eine regionäre Lymphknotenschwellung. Dies kann auch einmal im Rahmen einer BCG-Impfung beobachtet werden. In aller Regel entstehen tuberkulöse Herde der Haut (➤ Abb. 4.29) durch die hämatogene oder lymphogene **Streuung aus einem Organbefall**.

Histologie

Histologisch (in der Hautbiopsie) findet man im Corium, teilweise bis in die Subkutis reichend, die typischen **epitheloidzelligen Gra-**

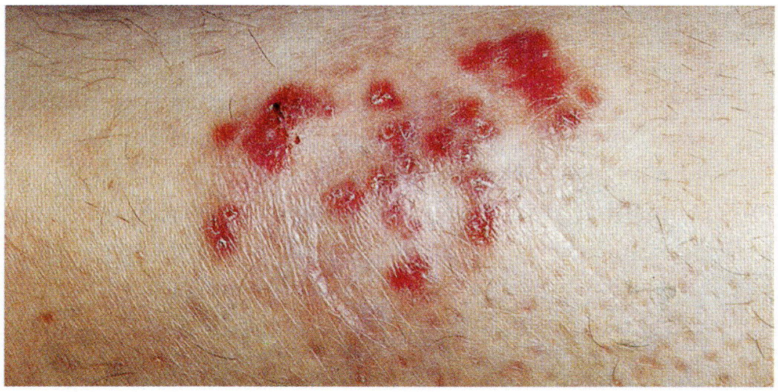

Abb. 4.29 Lupus vulgaris (einzelne Granulome). In einem handtellergroßen Areal zum Teil einzeln stehende, zum Teil konfluierte, linsengroße, rot-bräunliche Knötchen mit fein-lamellöser Schuppung an der Wade. [M174]

nulome mit mehrkernigen **Langhans-Riesenzellen**. In der Peripherie der Granulome befinden sich reichlich Lymphozyten; die Hautanhangsgebilde sind in diesem Bereich zerstört. Im Zentrum der Granulome bildet sich meist die typische **verkäsende Nekrose**. In der darüber liegenden Epidermis, sofern sie noch vorhanden ist, besteht häufig eine reaktive Hyperkeratose.

Symptomatik

Fast immer (über 90 %) ist die Haut des **Gesichts** betroffen. Die Tuberkulose des Gesichts **(= Lupus vulgaris)** beginnt mit rötlich-braunen Papeln. Diese konfluieren, zerfallen dann und bilden Ulzerationen, aus denen später ausgedehnte und entstellende Vernarbungen entstehen (➤ Abb. 4.29). Genauer besprochen wird die Tuberkulose im ➤ Fach Infektionskrankheiten.

4.4 Hautmykosen

4.4.1 Pityriasis versicolor

Pityriasis bezeichnet eine kleieförmige Schuppung. Mit *versicolor* meint man den Farbwechsel, der bei dieser Erkrankung auftreten kann.

Krankheitsentstehung

Die Pityriasis versicolor wird durch den Pilz **Malassezia furfur** (= **Pityrosporum ovale**; ➤ Abb. 4.30) verursacht. Er benötigt für sein Wachstum ein feuchtes Milieu, weshalb die Erkrankung bevorzugt bei **stark schwitzenden Menschen** auftritt. Der Pilz gilt als Teil der physiologischen Hautflora, der häufig, wenn auch längst nicht bei allen Menschen nachgewiesen werden kann.

Symptomatik

Malassezia furfur verursacht **bräunliche Flecken auf weißer Haut**, insbesondere in der sog. Schweißrinne am oberen Thorax (➤ Abb. 4.31) oder am Rücken, evtl. mit Übergreifen auf die Oberarme. Die rundlichen, kleinen bis münzgroßen Flecken können zu größeren Effloreszenzen konfluieren. Sie verursachen üblicherweise keine Beschwerden, stören eigentlich nur kosmetisch. Die Schuppung ist sehr fein. Man sieht sie hauptsächlich beim Darüberschaben mit dem Spatel.

Der Pilz bildet bei seiner Vermehrung in der Epidermis bestimmte Säuren, welche die **Melaninbildung der Melanozyten hemmen**. Lässt man sich von der Sonne bräunen, nimmt die umliegende Haut Farbe an, die Flecken bleiben jedoch unpigmentiert: Aus bräunlichen Flecken auf weißer Haut werden nun helle Flecken auf brauner Haut (Pityriasis *versicolor*).

Therapie

Zur Therapie werden **antimykotische Cremes oder Lösungen** eingesetzt (Azole wie z.B. Econazol, Miconazol). Rezidive sind häufig. Sehr gut helfen dann **orale Antimykotika** (z.B. Itraconazol = Sempera® und Generika). Ersatzweise kann das **Reservoir** an der behaarten Kopfhaut mit einer antimykotischen Lokaltherapie (z.B. Ketoconazol Lösung) behandelt werden. Besonders wichtig ist das möglichst perfekte Trockenhalten der Haut.

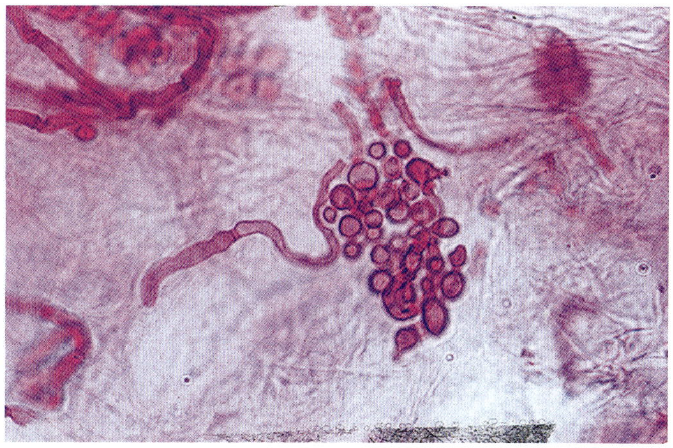

Abb. 4.30 Pityriasis versicolor im Mikroskop (Nativpräparat): typische traubenförmige Sporenhäufchen sowie kurze Pilzfäden (Hyphen) (→ „Spaghetti mit Fleischklößchen") [M174]

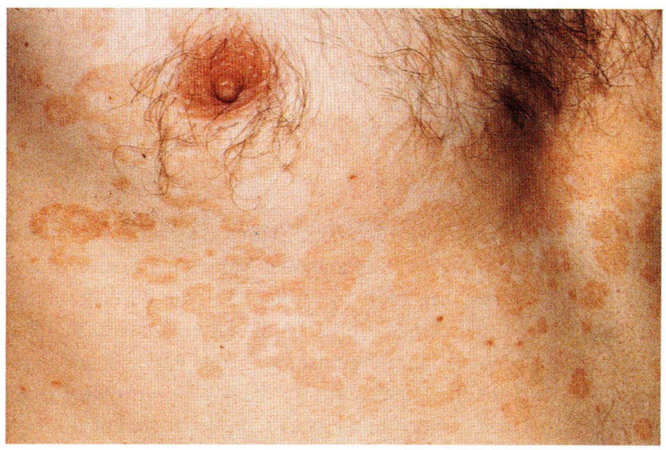

Abb. 4.31 Pityriasis versicolor: scharf begrenzte, zum Teil einzeln stehende, zum Teil konfluierende gelbbraune Flecke mit zarter fein-lamellöser Schuppung in Brust- und oberer Rückenregion [M174]

Zusammenfassung

Pityriasis versicolor

Infektion feuchter Haut durch den „physiologischen" Hautpilz Malassezia furfur (= Pityrosporum ovale)

Symptome

- braune Flecken auf heller Haut, helle Flecken auf brauner Haut
- keine weiteren Symptome, nur kosmetische Störung

Therapie

- Trockenhalten der Haut
- lokale oder – bei Therapieresistenz – systemische Antimykotika
- Mitbehandlung des Pilzreservoirs in der behaarten Kopfhaut

4.4.2 Dermatomykosen

Krankheitsentstehung

Dermatophyten sind Pilze, die sich durch Sporenbildung vermehren. Sie werden durch direkten Kontakt (auch mit Tieren) oder durch kontaminierte Gegenstände übertragen. Hauterkrankungen verursachen sie dadurch, dass sie das Keratin in Haut, Haaren und Nägeln befallen; die Infektion **beschränkt** sich also in aller Regel auf das **Stratum corneum**, evtl. mit begleitender **Entzündungsreaktion**.

Menschenpathogen sind v.a. drei große Klassen:

- Microsporum
- Trichophyton
- Epidermophyton

Symptomatik

Die Effloreszenzen der Haut sind sich zumeist sehr ähnlich. Es handelt sich um rundliche, **erythematöse, schuppende Herde**. Diese sind zumeist **randbetont** mit zentraler Abblassung. Diese Abblassung nimmt parallel zur Vergrößerung der Herde weiter zu. Allgemeinsymptome fehlen. *Teilweise* besteht lokaler **Juckreiz**.

Namensgebung

Generell heißt eine Dermatomykose **Tinea**. Je nachdem, welche Körperregion betroffen ist, fügt man den Namen der Region hinzu: Fußpilz heißt also Tinea pedis (➤ Abb. 4.32), die Pilzerkrankung des behaarten Kopfes Tinea capitis. Ist die Effloreszenz im Bereich der Leiste, so heißt sie Tinea inguinalis (➤ Abb. 4.33), an der Hand handelt es sich um die Tinea manus (➤ Abb. 4.34). Ansonsten sagt man einfach Tinea corporis und fügt evtl. die genauere Lokalisation hinzu. Der Pilzbefall der Nägel heißt allerdings nicht Tinea, sondern Onychomykose (➤ Abb. 4.35).

Diagnostik

Der allgemeine Nachweis ist durch ein **Hautgeschabsel** möglich, das nach Behandlung mit 15 %iger Kalilauge (zum Auflösen der Hornsubstanz) im **Mikroskop** betrachtet wird. Man sieht dabei die typischen Pilzhyphen. Eine Unterscheidung der verschiedenen Pilze ist damit nicht möglich, in der Regel aber auch nicht erforderlich. Für eine genauere Diagnostik muss eine **Kultur** angelegt werden. Manche Dermatophyten geben eine rote, gelbliche oder grüne Fluoreszenz im **Wood-Licht**, woran sie unterschieden werden können.

Die rundlichen, schuppenden Herde können manchmal differenzialdiagnostische Probleme bereiten – v.a. dann, wenn die randständige Betonung der Herde (noch) fehlt. Zu denken ist dann

- an Leiste und Oberschenkel: an ein **Erythrasma** (➤ Kap. 4.3.8),
- an den Extremitäten: an das **nummuläre Ekzem** (➤ Kap. 4.7.2),
- nahezu am gesamten Integument: an eine **Psoriasis** (➤ Kap. 4.9.1).

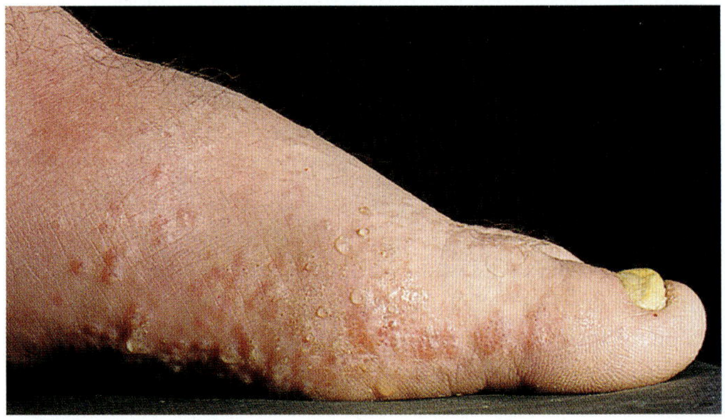

Abb. 4.32 Tinea pedis (Trichophyton): dicht stehende, glasstecknadelkopfgroße Bläschen, vereinzelt auch Pusteln an der Innenseite des linken Fußes. Dystrophie und Dyschromasie des Großzehennagels. Diffuse Rötung und Schwellung des Fußrückens. [M174]

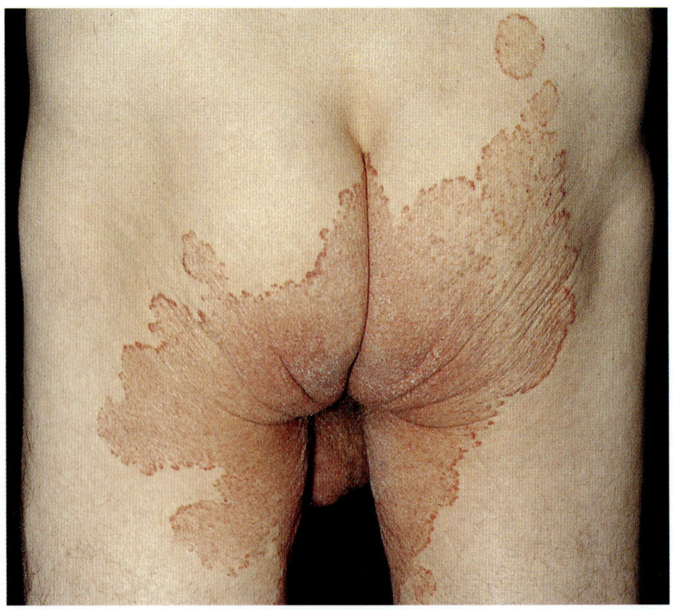

Abb. 4.33 Tinea inguinalis: flächenhafte erythematöse Herde mit scharfer, unregelmäßiger Begrenzung, papulösem Rand und feinlamellöser Schuppung an Oberschenkelinnenseiten und Glutealregion [M174]

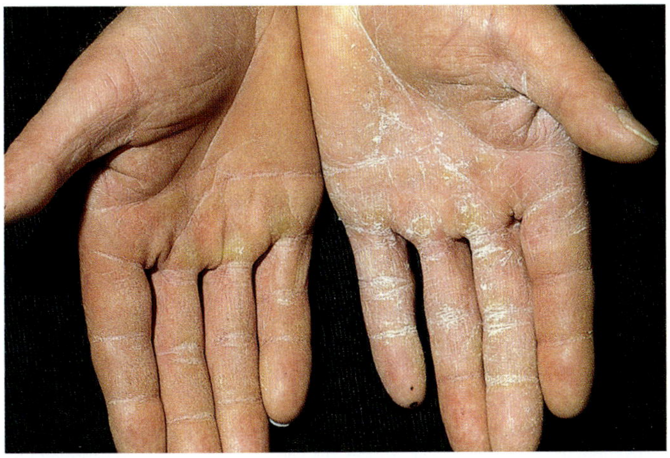

Abb. 4.34 Tinea manus (Trichophyton): flächenhafte Keratose mit fein-lamellöser Schuppung unter Betonung der Beugefalten unter vorwiegendem Befall der linken Handinnenfläche [M174]

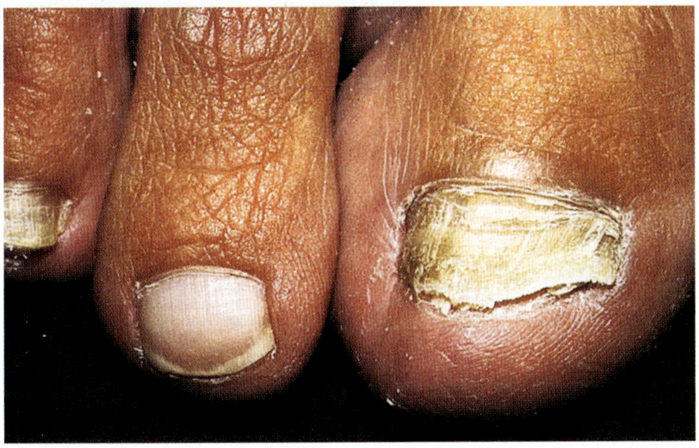

Abb. 4.35 Onychomykose: Onychodystrophie mit Verkürzung der Nagelplatte (1. Zeh), Verdickung, Quer- und Längsrillenbildung sowie eine Gelbverfärbung (Dyschromasie) an den Nagelplatten der 1. und 3. Zehe rechts [M174]

Therapie

Zur Therapie werden **lokal** imidazolhaltige (antimykotische) Cremes eingesetzt. Ausgedehnte Herde oder der Befall von Nägeln oder Haaren machen manchmal eine **systemische Therapie** mittels Griseofulvin oder (besser) Itraconazol und weitere moderne Präparate notwendig. Itraconazol ist nebenwirkungsärmer und wirkt gleichzeitig besser und schneller.

Die Onychomykose wird bevorzugt mit antimykotisch wirkenden **Nagellacken** therapiert, wobei allerdings gerade bei dieser Form einer Mykose sehr viel Geduld benötigt wird (mehrere Monate). Abgesehen von den oralen (verschreibungspflichtigen) Medikamenten stehen Antimykotika auch dem Heilpraktiker zur Verfügung.

4.4.3 Candidose

Als Candidose werden Erkrankungen mit dem Pilz **Candida albicans** bezeichnet. Weitere Arten sind Candida tropicalis oder Torulopsis.

Vorkommen

Candida ist inzwischen ein ubiquitärer Parasit (Schmarotzer) auf den **Schleimhäuten** des Mundes, des Urogenital- und des Magen-Darm-Trakts. Nach Schätzungen sind inzwischen bis zu 90 % der „zivilisierten, industrialisierten Menschen" von einer **chronischen Darmmykose** betroffen (➤ Fach Verdauungssystem). Schleimhäute wie Mundhöhle, Darm und Urogenitalbereich sind von Natur aus feucht und werden deshalb bevorzugt. Auf Dauer **feuchte Bezirke der Oberhaut**, z.B. submammär bei adipösen Frauen, inguinal oder in den Zwischenräumen von Fingern und Zehen, wenn diese durch Arbeitsschuhe, Gummihandschuhe, schlechte Hygiene oder andauerndes Arbeiten in Wasser ständig feucht sind, werden aber genauso befallen. Während eine trockene Tinea corporis also nahezu ausschließlich durch Dermatophyten verursacht wird, überwiegt an feuchten Arealen Candida albicans.

4

HINWEIS DES AUTORS

Wenn man nach den Ursachen für die gewaltige **Zunahme des Candida-Befalls** in den vergangenen Jahrzehnten sucht, findet man vier, die besonders herausragen:

1. Die Anwendung der **Antibiotika** begann vor etwa 30 Jahren zunächst zögerlich, um dann Jahr für Jahr neue Rekorde aufzustellen. Dies gilt ganz besonders auch seit etlichen Jahren für die sog. Breitbandantibiotika, die zu starken Verschiebungen der physiologischen Flora besonders im Dünn- und Dickdarm führen. Wer die Antibiotika nicht therapeutisch aufnimmt, entgeht ihnen trotzdem nicht, weil z.B. kaum noch antibiotikafreies Fleisch auf dem Markt ist.
2. Der verbreitete Übergang von naturbelassener Nahrung auf die **Fertigprodukte** der heutigen Zeit bedingt eine deutliche Zunahme auch des Zuckerkonsums. Mangelzustände im Hinblick auf Faktoren wie Selen, Zink oder manche Vitamine tragen nicht gerade zu einer Stärkung des Immunsystems bei. Dasselbe gilt für Stress in jeder Form.
3. Die **Umweltverschmutzung** hinsichtlich der Luft, ungezählter Chemikalien (Pestizide, Insektizide, Schwermetalle in Essen und Zahnfüllungen, Konservierungsmittel usw.) sowie Strahlung aller Arten (Hochspannung, Funk, Handy usw.) nimmt seit Jahren laufend zu.
4. Die **Promiskuität** auf dem Boden der heutigen **Mobilität** (Auto, Flugzeug) hat zu einer deutlichen Zunahme von Adnexitis und Kolpitis geführt, die aber oft genug nicht erkannt und nicht behandelt werden. Candida besiedelt bevorzugt gerade solche Gewebe, die einerseits feucht und deren Milieu andererseits gestört ist. Die Folge ist also eine Überlastung von Geweben, eine Disharmonie in Genitale, Darm und weiteren Organen, die keine Reserven mehr bietet, um zusätzliche Reize zu verkraften, und Schmarotzern wie Candida albicans ein beschauliches Dasein im menschlichen Körper ermöglicht.

Krankheitsentstehung

Wie die Erreger der Dermatomykosen siedelt auch Candida überwiegend im Stratum corneum und bildet dort Hyphen. Teilweise werden auch tiefere Hautschichten befallen, im Extremfall bei **Immunschwäche** bzw. unter immunsuppressiver Therapie (Zytostatika, Glukokortikoide) auch innere Organe. Schulmedizinisch ist anerkannt, dass Candida unter **antibiotischer Therapie** Erkrankungen auszulösen vermag.

Die jährliche **Letalität** (Sterblichkeit an Candida) dürfte etwa in der Größenordnung der Todesfälle im Straßenverkehr liegen (>

3.000/Jahr), wobei allerdings fast ausschließlich schwerstkranke und immunsupprimierte Menschen betroffen sind. Neben Candida albicans werden zunehmend weitere Candida-Arten nachgewiesen.

Übertragen wird Candida albicans wie die anderen Pilze durch direkten, häufig sexuellen Kontakt oder beispielsweise durch feuchte Handtücher oder Waschlappen. Auch das gemeinsame Bad von Mutter und Tochter bzw. gemeinsam benutzte Zahnbürsten reichen zur Übertragung völlig aus. Bei der **systemischen Infektion** von Intensivpatienten sind **Darmwand** und **Venenkatheter** die häufigsten Eintrittspforten.

HINWEIS DES AUTORS

Candida hat insofern eine enorme **allergene Potenz**, als er jegliche vorhandene Allergiebereitschaft verstärkt. Es scheint möglich, dass die offiziell bestätigte Zunahme der allergischen Erkrankungen mit der Zunahme der Darmbesiedelung durch Candida zusammenhängt. Erste Studien, die auf diesen Zusammenhang hinweisen, liegen inzwischen ebenfalls vor. Noch in den 1990er-Jahren war die Mehrzahl der „Bäuche" pilzfrei.

Bei Neurodermitis, Asthma oder weiteren atopischen Erkrankungen ist eine korrekt durchgeführte **Darmsanierung** bereits die „halbe Miete", beim Reizdarm sogar die ganze (➤ Fach Verdauungssystem). Eridosendkrankungen wie das dyshidrotische Ekzem werden direkt von der intestinalen Candidose ausgelöst und verschwinden nach einer Darmsanierung spurlos. Ähnliches gilt für die periorale Dermatitis.

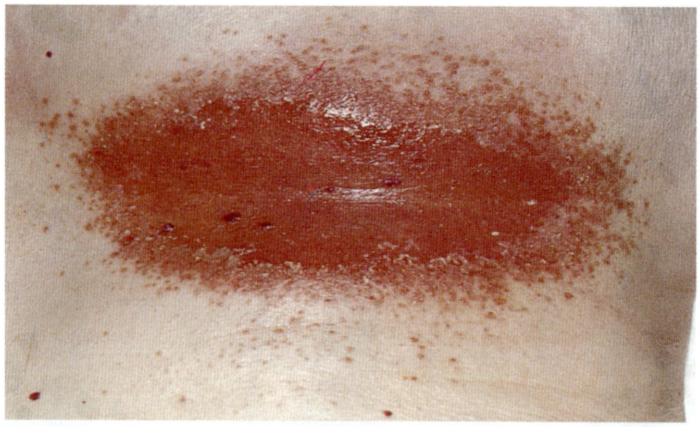

Abb. 4.37 Submammäre Candidose: unscharf begrenzter, geröteter, ovaler Herd submammär mit zentraler Erosion, die von einer nach innen gerichteten Epithelkrause umsäumt wird, und randständigen Papeln und Papulopusteln [M174]

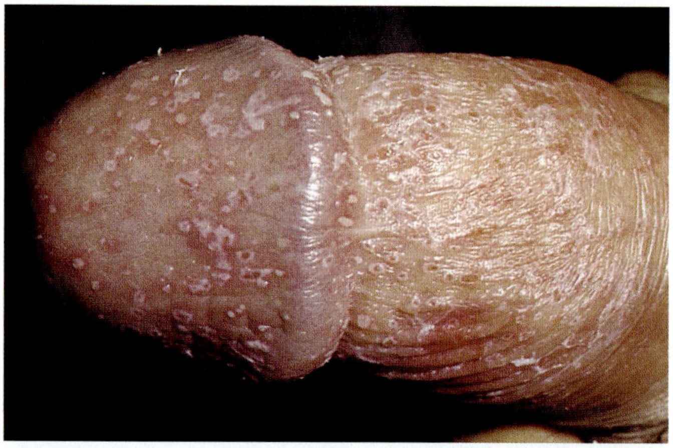

Abb. 4.38 Candida-Balanitis (Diabetiker): zahlreiche glasstecknadelkopfgroße, zum Teil einzeln stehende, zum Teil konfluierende weiße Beläge mit gerötetem Hof und meist erosivem Zentrum auf der Glans penis und am inneren Präputialblatt [M174]

Symptomatik

Bei der **oralen Candidose** (**Soor**; ➤ Abb. 4.36) kann ein weißer Belag in der Mundhöhle entstehen. Dieser Belag ist – im Gegensatz zu einer Leukoplakie – mit dem Spatel recht gut abstreifbar. Fehlt der sichtbare Belag, ist die Candidose nicht so massiv, kann aber trotzdem vorhanden sein. Im Zweifelsfall muss ein Schleimhautabstrich gemacht werden. Der chronische Befall der Mundschleimhaut führt nicht so selten zu rezidivierenden Mundwinkelentzündungen (Perlèche) bzw. zu Rhagaden.

Auch die Speiseröhre kann betroffen sein. Die **Candida-Ösophagitis** ist nach der Refluxösophagitis die zweithäufigste Form einer Entzündung der Speiseröhre. Die Pilze werden durch die Salzsäure des Magens nicht abgetötet, sodass ein nahtloser Übergang zum Dünndarm möglich ist.

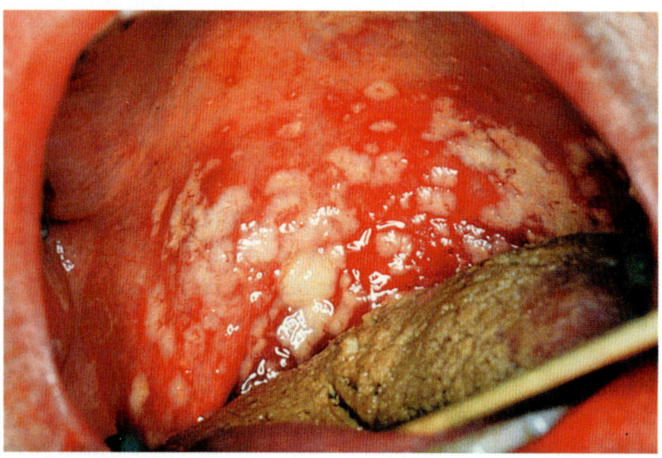

Abb. 4.36 Soor mit weißen, abstreifbaren Belägen am Gaumen [E323]

Die **interdigitale** oder die **intertriginöse Candidose** adipöser oder/und diabetischer Patienten verursacht **flächige Rötungen** und **Mazerationen** (Erweichungen), auf denen sich häufig Erosionen bilden (➤ Abb. 4.37), zwischen Fingern und Zehen auch schmerzhafte Rhagaden.

Die **vaginale Candidose** verursacht zumindest einen mäßigen **Fluor vaginalis** (Ausfluss), der inzwischen von vielen Frauen als normal angesehen und nicht mehr wirklich registriert wird. Bei Exazerbationen entsteht häufig eine stark juckende Vulvovaginitis (Entzündung von Scheide und Schamlippen). Wenn mittels der üblichen Lokalbehandlung Entzündung und Juckreiz verschwunden sind, bedeutet dies das Ende der Exazerbation, aber nicht das Ende der Candidabesiedelung, sofern nicht gleichzeitig das Milieu saniert wird. Das Rezidiv ist vorprogrammiert. Hormontherapien („Pille") begünstigen die Entstehung der Candidose, lösen sie allerdings nicht aus, solange nicht zusätzliche Faktoren vorhanden sind (➤ Fach Gynäkologie). Die symptomatische (!) **genitale Candidose** ist beim Mann (➤ Abb. 4.38) wegen der anatomischen Situation ungleich seltener als bei der Frau; man könnte sie beinahe schon als Rarität bezeichnen. Sie tritt v.a. bei Immunschwäche in Erscheinung.

Das **Perianalekzem** wird überwiegend durch die intestinale Candidabesiedelung ausgelöst und unterhalten. Oft besteht ein ausgeprägter Juckreiz – teilweise auch bei kaum sichtbarem Ekzem. Wird kein Ekzem sichtbar, liegt der perianale Juckreiz üblicherweise in der psychosomatischen Schublade. Diese Zuordnung sollte bis zur Prüfung akzeptiert werden.

Die **Windeldermatitis** des Säuglings (➤ Abb. 4.39) ist ebenfalls weit überwiegend bzw. nahezu ausschließlich ein Candidaproblem. Dies gilt im Übrigen auch für den Meteorismus bzw. die Dreimonatskoliken des Säuglings. Die Übertragung der Pilze erfolgt meist im Geburtskanal der Mutter.

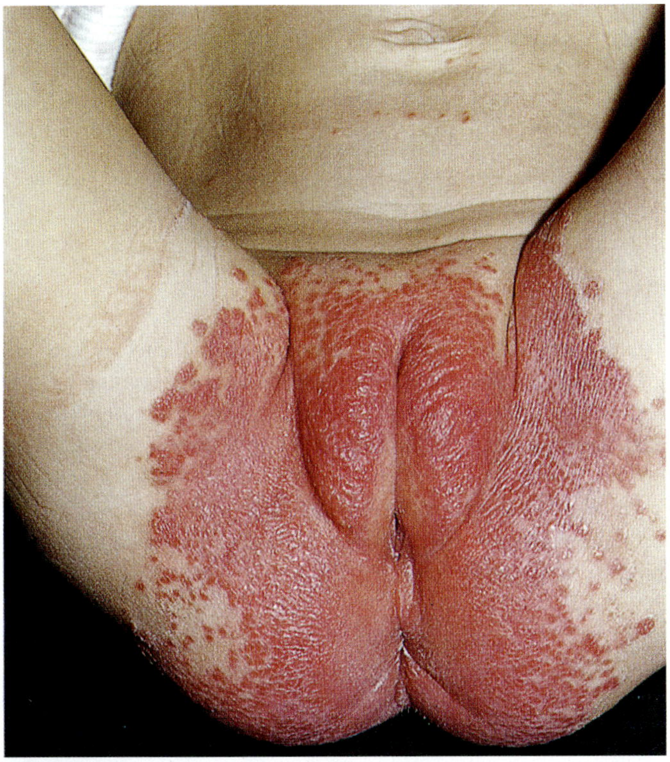

Abb. 4.39 Windeldermatitis: gerötete, nicht-follikuläre Papeln und Papulopusteln, die teils einzeln stehen (Herdrand), überwiegend aber großflächig konfluieren [M174]

Diagnostik

Die Diagnose erfolgt beim Befall von Haut und Schleimhäuten durch **Abstrich** bzw. Hautgeschabsel und nachfolgende Kultur. Eine systemische Candidose (bei Immungeschwächten) kann über Antikörper nachgewiesen werden. Für einen Nachweis aus dem Stuhl sind v.a. Proben einzusenden, die Schleimauflagerungen zeigen oder auf andere Weise verändert erscheinen. Allerdings gilt ein Candida-Nachweis aus dem Stuhl aus schulmedizinischer Sicht als normal und nicht behandlungsbedürftig.

Differenzialdiagnose

Candida verursacht Ekzeme mehr im Bereich der Schleimhäute oder auf feuchter, mazerierter Haut, während die **Dermatomykosen** vorwiegend das Keratin der normalen Haut betreffen. Im Bereich von Händen und Füßen sind oft beide anzutreffen. Die Randbetonung der Dermatomykosen fehlt in der Regel bei Candida. Andererseits gibt es bei den Dermatophyten kaum jemals die für Candida typischen Rötungen und Mazerationen, evtl. mit Erosionen, sodass sich die Herde an der Oberhaut meist deutlich unterscheiden. Lediglich an den Füßen, z.B. im Zehenzwischenraum, sind Verwechslungen möglich.

Ein perianales Candidaekzem kann leicht mit einer **Psoriasis** verwechselt werden.

Therapie

ACHTUNG

Erkrankungen der Mundhöhle fallen nach dem Zahnheilkundegesetz unter das **Behandlungsverbot** für Heilpraktiker. Dasselbe gilt wegen der sexuellen Übertragbarkeit auch für die **Candidabesiedelung des Genitales** (§ 24 IfSG).

Eine Candidose wird sowohl auf den Schleimhäuten (einschließlich Scheide und Darm) als auch auf der übrigen Haut vorzugsweise mit **Nystatin** (z.B. Moronal®, Candio-Hermal®, Nystaderm®, Adiclair®) behandelt, das selbst bei Säuglingen praktisch frei von Nebenwirkungen ist. Ersatzweise ist auch Amphotericin B geeignet. Ist man sich bei einer Tinea corporis des Erregers nicht sicher oder ist der Nachweis einer Dermatomykose erbracht, werden **moderne Breitbandantimykotika** wie Miconazol-Creme eingesetzt, weil Nystatin bei Dermatophyten weitgehend wirkungslos ist. Diese erfassen zusätzlich auch einzelne Bakterien (Erythrasma). Für systemische Mykosen oder auch einen tiefen Nagelbefall bzw. eine rezidivierende Pityriasis versicolor stehen **orale Antimykotika** wie Fluconazol bzw. Ketoconazol zur Verfügung, die allerdings mit möglichen Nebenwirkungen (v.a. hinsichtlich der Leber) behaftet sind.

Bei **Candidosen der Haut** sollte man an eine gute Hygiene und an das Trockenhalten denken. Da, wo Haut auf Haut reibt, kann man trocknende Puder oder Kompressen-Auflagen verwenden. Beim **Perianalekzem** helfen lokale Salbentherapien stets nur vorübergehend. Das Rezidiv ist programmiert, solange sich Pilze im Darm befinden. Immerhin wird dadurch in Zweifelsfällen eine sichere Abgrenzung gegenüber einem psoriatischen Herd möglich: Eine Psoriasis kann sich unter einer lokalen antimykotischen Therapie nicht innerhalb weniger Tage bessern.

Die **Windeldermatitis des Säuglings** heilt weitaus am schnellsten unter dick aufgetragener **Zinkpaste**. Die Haut muss durch häufigen Windelwechsel trocken gehalten werden. Stoffwindeln haben keinerlei Vorteile, sondern durch die geringere Saugkraft eher Nachteile. Eine Darmsanierung mit Nystatin-Emulsion ist spätestens beim Rezidiv sinnvoll. Besonders wohlschmeckend und gut zu dosieren ist Nystaderm®.

HINWEIS DES AUTORS

Eine **Darmsanierung** (➤ Fach Verdauungssystem) umfasst, abgesehen vom Säugling bzw. Kleinkind, neben Nystatin eine zuckerfreie und ballaststoffreiche Diät, Zufuhr von Bio-Joghurt, Essigwasser und beispielsweise Mutaflor® (Escherichia coli) sowie den Austausch der Zahnbürste (Pilzreservoir!) und sollte auch den Partner berücksichtigen. Ein Rezidiv oder eine nicht funktionierende Darmsanierung hat nahezu immer die folgenden Ursachen: Entweder hat man nur mit Nystatin-*Tabletten* behandelt und damit die Besiedelung von Mund und Speiseröhre vergessen (anfangs also immer eine *Suspension* verwenden!) oder die chronische Adnexitis (➤ Fach Gynäkologie) ist nur unterschwellig vorhanden und wurde von Patientin und/oder Gynäkologen übersehen. Können die Bakterien in diesen Fällen nicht ausgetestet und homöopathisch ausgeheilt werden, ist jeder weitere Therapieversuch zum Scheitern verurteilt. Darm und Genitale sind bei der Frau hinsichtlich Candida als Einheit aufzufassen; üblicherweise sind beide Organe entweder pilzfrei oder pilzbefallen.

4

Zusammenfassung

Candidose

Infektion durch Candida albicans – an feuchter Oberhaut (intertriginös), Schleimhaut (Mundhöhle, Vagina) oder inneren Organen (präfinal); besonders betroffen sind Menschen mit geschwächtem Immunsystem, z.B. Diabetiker; Darmbesiedelung gilt als physiologisch und damit harmlos.

Symptome

- flächige, brennende oder juckende Rötungen auf feuchter Oberhaut (submammär, Windeldermatitis des Säuglings, inguinal, als Tinea pedis)
- weiße, gut abstreifbare Beläge der Mundhöhle (Soor)
- Brennen, Juckreiz, Fluor bei vaginaler Candidose

Therapie

- Nystatin, Sanierung des Milieus (z.B. Trockenhalten der Oberhaut)

Meldepflicht

- keine Meldepflicht

Behandlungsverbot

- bei Befall von Mundhöhle (Zahnheilkundegesetz) oder Genitalbereich (§ 24 IfSG)

4.4.4 Seborrhoisches Ekzem

Krankheitsentstehung

Das seborrhoische Ekzem findet man besonders häufig im mittleren Lebensabschnitt (Männer > Frauen) sowie bei Säuglingen in den ersten Lebensmonaten. Über die Ursache wird noch spekuliert. Eindeutig scheint jedoch der Zusammenhang mit dem Pilz **Pityrosporum ovale** (= **Malassezia furfur**), den man regelmäßig in den Effloreszenzen nachweisen kann. Dies gilt auch für die Pityriasis versicolor. Der Pilz gehört andererseits zur physiologischen Hautflora und ist häufig auch bei Nichtbetroffenen nachzuweisen. Der wesentliche **begünstigende Zusatzfaktor** scheint in einer **Mehrproduktion der Talgdrüsen**, teilweise auch in einer **Schwäche des Immunsystems** zu bestehen. So sind beispielsweise AIDS-Patienten besonders häufig betroffen. **Candida albicans** kann, lokal oder als Darmparasit, die Entstehung begünstigen. Dies wurde v.a. beim seborrhoischen Ekzem von Säuglingen nachgewiesen.

HINWEIS DES AUTORS

Man kann im medizinischen Alltag einige Gesetzmäßigkeiten hinsichtlich des seborrhoischen Ekzems erkennen:

- Eine verstärkte **Schuppenbildung** im Bereich der **Kopfhaut** kann als Vorstufe, also sozusagen als Minimalvariante des Ekzems betrachtet werden. Von einer leichten Schuppung bis hin zum ausgeprägten Ekzem sind alle Übergänge zu finden. In Übereinstimmung damit hilft die antimykotische Therapie (z.B. mit Terzolin® Shampoo) sowohl beim Ekzem als auch bei den häufigen Kopfschuppen.
- Eine weitere Gesetzmäßigkeit ist der regelmäßig zu beobachtende Zusammenhang zwischen einer (mäßigen) **IgE-Erhöhung** im Serum, einer **intestinalen Candidose** sowie dem Nachweis von **Pityrosporum ovale** in der Kopfhaut, sodass alle drei Gegebenheiten einen Therapieansatz darstellen, idealerweise natürlich in Kombination.

Symptomatik

Das seborrhoische Ekzem besteht aus entzündlichen, scharf begrenzten, **gelblich-roten Herden mit fettiger Schuppung** in talgdrüsenreichen Arealen – also bevorzugt am behaarten Kopf (besonders häufig retroaurikulär), im Gesicht (➤ Abb. 4.40) sowie am oberen Thorax.

Die Herde können im Bereich des Haaransatzes leicht mit einer Psoriasis verwechselt werden. Der Verlauf ist chronisch oder chronisch-rezidivierend.

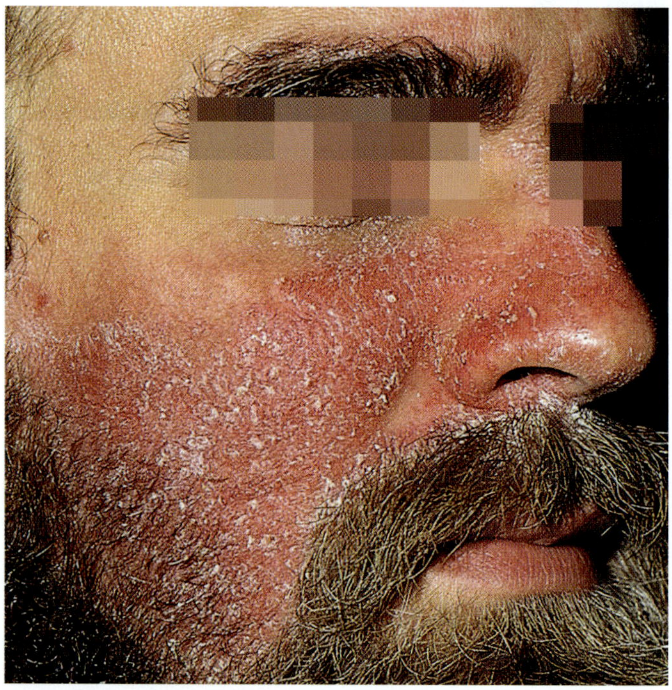

Abb. 4.40 Seborrhoisches Ekzem: flächenhafte Erytheme mit weißlicher bzw. weißlich-gelblicher Schuppung bei symmetrischer Verteilung [M174]

Therapie

Die übliche Therapie besteht aus **antimykotischen Externa** (Ketoconazol, Itraconazol, Miconazol), bei massivem Befall auch aus **Cortison-Zubereitungen**.

4.5 Tierische Parasitosen

Tierische Parasitosen sind Infektionskrankheiten, die u.a. von Würmern, Milben, Läusen, Flöhen oder Wanzen ausgelöst werden. Zu den nicht-tierischen Parasitosen rechnet man Infektionen des Menschen durch Bakterien oder Pilze. Ganz allgemein handelt es sich bei parasitären Erregern um Lebensformen, die als sog. Schmarotzer auf Kosten anderer Lebewesen existieren. Unter den tierischen Parasitosen interessieren im ➤ Fach Dermatologie und im Hinblick auf die Heilpraktikerprüfung eventuell Erkrankungen durch Flöhe und Wanzen, ganz besonders jedoch durch Läuse und Milben.

4.5.1 Erkrankungen durch Läuse

Die Erkrankung durch Läuse heißt **Pediculosis** (Pedis = Laus). Läuse sind flügellose Insekten, deren Unterarten entweder die Kopfhaare, die Schamhaare, den übrigen Körper oder die getragene Wäsche besiedeln (➤ Abb. 4.41). Der entstehende Juckreiz wird durch Stiche im Verein mit dem Speichel oder auch durch den Kot der Tiere verursacht. Für alle menschenpathogenen Läuse gilt, dass der Mensch den **einzigen Wirt** darstellt, ohne den die Läuse zugrunde gehen. Eine Ansteckung am Haustier ist demnach nicht möglich.

ACHTUNG

Es besteht keine Meldepflicht, aber ein **Behandlungsverbot** für den Heilpraktiker nach den §§ 24 und 34 bzw. 35 IfSG („Verlausung"). Betroffene Eltern sind nach § 34 verpflichtet, den Läusebefall ihrer Kinder an Schule, Kindergarten bzw. Tagesstätte zu melden. Der Leiter der Einrichtung hat dem Gesundheitsamt betroffene Kinder namentlich zu melden und sämtliche weiteren Eltern (nichtnamentlich) über das Auftreten von Kopfläusen in der Einrichtung zu informieren.

Kopfläuse

Krankheitsentstehung

Kopfläuse durchlaufen einen **Entwicklungszyklus**, der etwa **2–3 Wochen** dauert. Die Läuseweibchen legen im Verlauf ihres etwa 4-wöchigen Lebens bis zu 140 Eier (= **Nissen**), die sie ganz unten an den Haaren, direkt über der Kopfhaut, mit einem wasser*un*löslichen Kitt festkleben. Die Eier können demnach auch durch gründlichstes Haarewaschen nicht entfernt werden. Nahezu ausschließlich betroffen sind die besonders dicht stehenden Haare im **Nacken**, an den **Schläfen** und **hinter den Ohren**. Nach **6–10 Tagen** (im Einzelfall bis zu 14 Tage) schlüpfen die **Larven** aus den Nissen

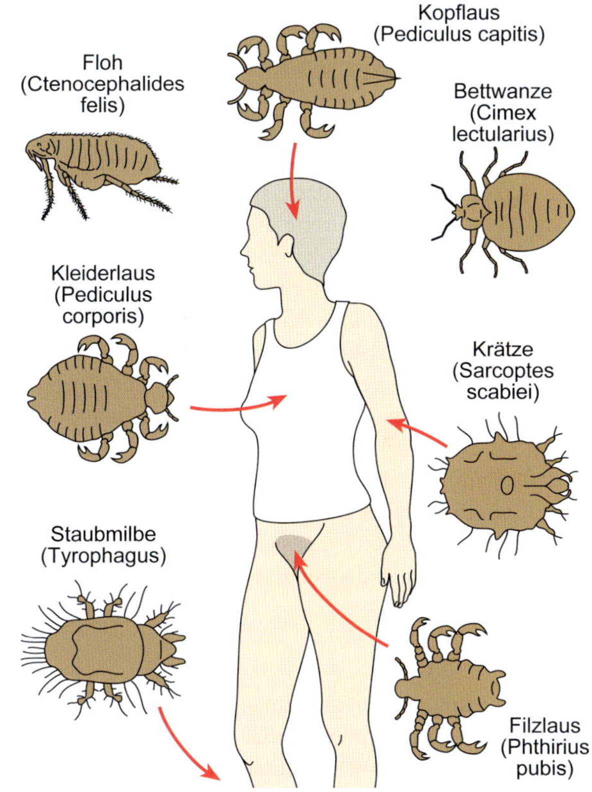

Abb. 4.41 Überblick über den Befall mit Flöhen, Wanzen und Läusen [L106]

und entwickeln sich innerhalb weiterer 8–11 Tage über ein Nymphenstadium zu geschlechtsreifen Läusen. Der gesamte Zyklus von der Eiablage bis zur erneuten Eiablage der nächsten Generation beträgt dementsprechend **2–3 Wochen**. Dies besitzt Bedeutung im Hinblick auf die Therapie.

Kopfläuse verursachen ganzjährig, besonders häufig nach den Sommerferien, in Kindergärten und Schulen kleine Epidemien. Sie werden durch **direkten Kontakt** (von Kopf zu Kopf) oder – sehr selten und **eher theoretisch** – über Kleidungsstücke (Mützen) und Bettwäsche bzw. Kämme und Bürsten übertragen. Jedenfalls fand man bei ausgedehnten Untersuchungen von Kopfbedeckungen, Bürsten oder Bettwäsche von Betroffenen keine Läuse. Ursächlich hierfür ist wahrscheinlich, dass Läuse auf ihren menschlichen Wirt angewiesen sind und ohne ihn manchmal schon nach Stunden, längstens jedoch innerhalb von 2 Tagen zugrunde gehen, weil sie auf **mehrere** (bis zu 6) **Blutmahlzeiten/Tag** angewiesen sind. Außerdem haften sie mit ihren klauenartigen Beinen sehr fest am Haar. Sie verlassen also den Kopf nicht freiwillig und werden auch durch Kleidungsstücke kaum abgestreift. Als wesentliche **Ausnahme** können **Kindersitze** (z.B. im Auto) gelten, an deren Bezug Haare mit anhaftenden Läusen hängen bleiben, sodass am nächsten oder allerspätestens übernächsten Tag eine Reinfektion des Kindes möglich wird.

Mädchen sind, angeblich wegen der längeren Haare, **häufiger** betroffen als Jungen. Da sich die Läuse aber bevorzugt im Bereich des Haarbodens und nicht „am Ende langer Haare" aufhalten, und weil sie aufgrund ihrer auf die Befestigung am Haar ausgelegten

Klammerbeine auch nicht springen können – z.B. von Kopf zu Kopf – liegt es eher daran, dass Mädchen sehr viel häufiger als Jungen die Köpfe unter direktem gegenseitigem Kontakt zusammenstecken.

Symptomatik

Heftiger Juckreiz ist zumeist das erste Symptom. Im Bereich der Stiche entstehen **Papeln**, teilweise auch **Quaddeln**. Das Kratzen führt zu **Exkoriationen** und fördert dadurch **sekundäre (bakterielle) Infektionen** bis hin zu **Eiterungen** an der befallenen Haut (➤ Abb. 4.42). Teilweise sind in der Folge der Sekundärinfektionen sogar die **regionalen Lymphknoten** geschwollen – z.B. im Nacken oder am Hals. Der Juckreiz entsteht beim ersten Befall allerdings erst nach **4–6 Wochen**, sodass sich die Läuse bis dahin häufig unbemerkt zu riesigen Zahlen vermehrt haben. Beim **Rezidiv** kommt es wegen der Sensibilisierung des Immunsystems bereits nach **wenigen Tagen** zu Juckreiz. Ursache der **allergischen Überempfindlichkeitsreaktion** sind Bestandteile des Läusespeichels, die beim Stich gemeinsam mit lokalanästhesierenden Substanzen in die Wunde gelangen.

Diagnostik

Besser als die **3 mm** großen, grau-braunen **Läuse** selbst sieht man in der Regel die **0,8 mm** großen **weißen Nissen** an den Haarschäften. Die weiße Färbung entsteht durch eine **Chitinhülle**, die den Eiern Schutz vor Umwelteinflüssen, aber auch gegenüber den verwendeten Läusemitteln verleiht. Wenn sie nicht direkt gefunden werden, sollten die Haare mit einem speziellen **Nissenkamm**, möglichst aus Metall und mit eng stehenden Zinken (Abstand maximal 0,2 mm) sorgfältig, Strähne für Strähne, ausgekämmt und das Ergebnis auf einem hellen Tuch begutachtet werden. Dafür sollten die Haare zuvor mit einer wässrigen Essiglösung oder mit Wasser und einer Pflegespülung **angefeuchtet** werden („nasses Auskämmen“). Dabei entsteht dann neben dem diagnostischen auch noch ein (unvollständiger) therapeutischer Effekt.

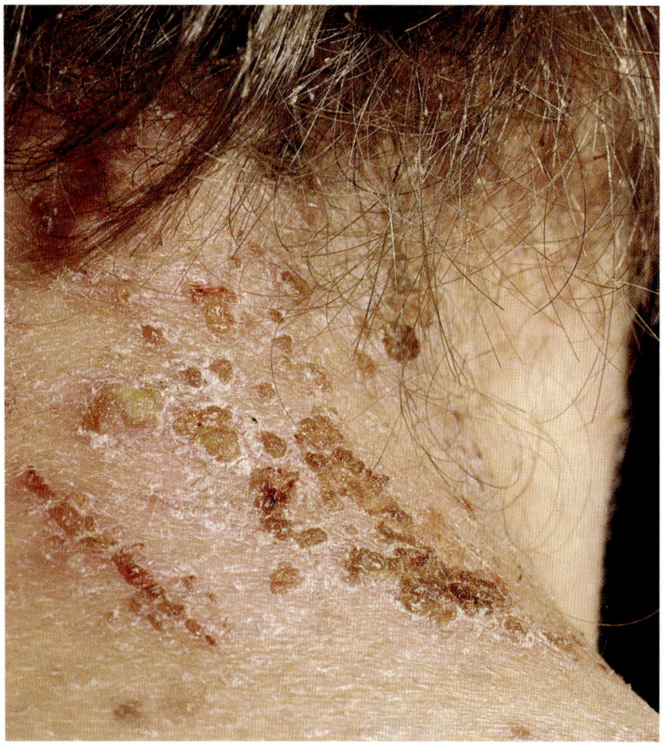

Abb. 4.42 Pediculosis capitis: an den Haaren festhaftende weiße Nissen und Läuse, im Nacken gerötete, leicht schuppende Haut mit gelblich-bräunlichen Schuppenkrusten und streifenförmigen Exkoriationen [M174]

Interessant ist, dass nur die **leeren**, nicht entwicklungsfähigen **Eihüllen weißlich** sind und deswegen gut gesehen werden können. Da sie, abgesehen vom Nissenkamm, nicht abgestreift werden können, kann man sie nicht mit Schuppen verwechseln. Diese leeren Eier findet man häufig nicht direkt über dem Haarboden, sondern in einer Entfernung von bis zu > 1 cm. Dies allein ist jedoch bereits ein sicherer Hinweis auf ihren abgestorbenen Zustand, was mit dem Haarwachstum erklärt werden kann: Kopfhaare wachsen etwa 0,36 mm/Tag, also insgesamt höchstens 4 mm bis zum Schlüpfen der Larven. Da die Läuse ihre Eier jedoch in einer Entfernung von **1** bis **maximal 2 mm über der Kopfhaut** an die Haare kleben, müssen Eier in 1 cm Höhe abgestorben sein. Die **entwicklungsfähigen Eier** sind eher **gelb-bräunlich**, sodass sie nicht so gut gesehen werden können. Für den Nachweis des Lausbefalls hat dies so lange keine Bedeutung, wie einige der zahlreichen weißen Nissen bzw. Eihüllen (bis zu 30 % aller Eier!) erkennbar sind.

Therapie

Zur Therapie werden bevorzugt **Pyrethrum** bzw. **Permethrin** (Goldgeist forte® bzw. InfectoPedicul®) verwendet, die man über Nacht einwirken lässt. Pyrethrumabkömmlinge besitzen eine gewisse (sehr geringe) Neurotoxizität, weshalb sie bei Kleinkindern bzw. v.a. Säuglingen oder in Schwangerschaft und Stillzeit vorsichtshalber nicht eingesetzt werden sollten. Außerdem scheinen bereits weltweit Resistenzen in unterschiedlichem Ausmaß entstanden zu sein. **Ivermectin**, ein Anthelmintikum, wird üblicherweise oral bei Wurmerkrankungen eingesetzt, besitzt aber auch gegenüber Läusen und Milben (einschließlich Krätzemilben) eine sehr gute Wirksamkeit. Das Präparat, für dessen Entdeckung 2015 der Nobelpreis verliehen wurde, würde also als lokal aufzutragende Lotion eine Alternative darstellen, ist allerdings in Deutschland noch nicht zugelassen. Die orale Darreichungsform (Scabioral® Tabl.), mit sehr guter Wirksamkeit bei der Skabies, wirkt auch bei den blutsaugenden Läusen, erreicht aber die Eier nicht.

Harmloser als die Pyrethrumabkömmlinge und auch nicht weniger wirksam sind **pflanzliche Präparate** wie Aesculo® Gel bzw. Mosquito® Läuse-Shampoo (Kokos- und Sojaöl). Das Öl überzieht die Läuse mitsamt ihren Atemöffnungen und erstickt sie dadurch. Entsprechendes gilt für die modernen Präparate mit (harmlosem) **Dimeticon**, das in die Atemöffnungen der Läuse eindringt (NYDA®, Jacutin Pedicul® Fluid, EtoPril®, DIMET20®). Alle diese Präparate sind in der sog. **Entwesungsliste** enthalten und damit **offiziell empfohlen**. Etliche Läusemittel sind leicht entflammbar, was man bei ihrer Anwendung beachten sollte. Nissen werden grundsätzlich nur unzureichend abgetötet und müssen mit **Nissenkämmen** entfernt werden.

Die Anwendung einer **Trockenhaube** oder spezieller **Föhne** haben sich in Europa nicht bewährt und werden auch wegen möglicher Kopfhautschädigungen **nicht mehr empfohlen**. Allerdings wird in den USA ein derartiger Föhn, der Läuse und Eier ausschließlich mit Warmluft austrocknet und abtötet, erfolgreich eingesetzt. Eine einwöchige Behandlung mit **Essig** (mit Wasser 1 : 1 verdünnt; 1 Std./Tag Einwirkzeit), ergänzt durch Auskämmen mit einem Nissenkamm, kann ebenfalls erfolgreich sein.

Eine **Behandlungswiederholung** nach **9–10 Tagen** wird grundsätzlich **dringend empfohlen**, weil die bis dahin aus den Nissen geschlüpften Larven noch nicht geschlechtsreif sind. Bis dahin sollten eventuell nachgeschlüpfte Larven ausgekämmt werden, auch wenn sie in diesem Stadium üblicherweise nicht übertragbar sind. Nach dem offiziellen Behandlungsschema soll **abschließend** am 17. Tag nochmals eine **Kontrolle** erfolgen (nasses Auskämmen).

Familienangehörige müssen untersucht werden. Die **(Bett-) Wäsche** ist bei mindestens 60 °C zu waschen, Kämme und Bürsten in heißer Seifenlösung. Bei Verwendung des Mosquito® Läusewaschmittels genügen Temperaturen von 30 °C. Alle weiteren **Gegenstände**, mit denen die Betroffenen in Berührung gekommen sind, müssen behandelt, d.h. gewaschen oder für 2 Tage in die Tiefkühltruhe gelegt werden. Die Bezüge von Kindersitzen sollten nicht vergessen werden. Gegenstände, die sich weder waschen noch tiefgefrieren lassen, kann man für 3–4 Tage in einen verschlossenen Plastiksack geben, weil die Läuse in dieser Zeit ohne Blutmahlzeit verhungern, oder mit einem „Läuseumgebungsspray" behandeln.

HINWEIS DES AUTORS

Die angegebenen Zeiten beinhalten reichliche Sicherheitsspannen. Auch Tiefkühlungen, ausgiebige Wäschen oder verschlossene Plastiksäcke stellen lediglich (übertriebene) Vorsichtsmaßnahmen dar: Läuse gehen außerhalb des menschlichen Wirts innerhalb von 2, längstens 3 Tagen zugrunde, weil sie nicht nur auf regelmäßige Blutmahlzeiten, sondern auch auf die konstanten Temperaturen nahe der Kopfhaut (rund 30 °C) angewiesen sind. Da sie weder fliegen noch springen noch durch Zimmer laufen können, genügt die Verbringung betroffener Gegenstände in einen abgetrennten Raum, ohne weitere Maßnahmen und für maximal 3–4 Tage.

2015 wurde vom Fraunhofer-Institut in Göttingen ein **neuartiger Läusekamm** zur Serienreife entwickelt. Er benutzt die moderne **Plasmatechnologie**, um damit sowohl die Läuse als auch die **Nissen** abzutöten. Umfangreichere Studien sowie die offizielle Zulassung stehen noch aus, doch erscheint es vorstellbar, dass dieser Kamm aufgrund seiner einfachen Anwendbarkeit mittelfristig die weiteren Mittel verdrängen wird – auch deshalb, weil damit Mehrfachanwendungen überflüssig werden könnten. Noch ist dies allerdings Zukunftsmusik.

EXKURS

Plasma gilt als sog. vierter Aggregatzustand. Es entsteht, wenn aus den Atomen eines Gases einzelne Elektronen herausgeschlagen werden, sodass aus den ungeladenen Atomen geladene **Ionen** entstehen. Dies kann man z.B. durch kurze Hochspannungsimpulse erreichen. Das geladene Gas (= Plasma), in diesem Fall also die **ionisierte Luft** zwischen den Zinken des Kamms, besitzt eine mikrobizide Wirkung, die zumindest mit derjenigen von Radikalen vergleichbar ist und die Läuse samt ihren Nissen beim Durchkämmen abtötet.

Meldepflicht

Es gibt keine Meldepflicht, jedoch ein **Behandlungsverbot** für den HP nach den §§ 24, 34 und 35 IfSG. Obwohl dies aufgrund der Formulierung im IfSG zumindest mit Bezug auf Schul-, Kindergarten- oder Heimkinder eigentlich **unzweifelhaft** ist, gibt es dazu unterschiedliche Meinungen.

So wird beispielsweise argumentiert, dass es sich beim Läusebefall um keine Krankheit handele, sodass auch kein Behandlungsverbot entstehen könne. Nun wird allerdings der Läusebefall allein schon deshalb therapiert, weil er neben seiner möglichen endemischen Ausbreitung u.a. Juckreiz und Ekzeme verursacht und dabei handelt es sich unzweideutig um Krankheitssymptome. Die Kopflaus gehört damit genauso zu den Krankheitserregern wie z.B. die im § 7 gelisteten Mikroorganismen, die auch nicht als Krankheiten, sondern als potenzielle Erreger von Krankheiten unters Behandlungsverbot fallen. Wichtiger als derlei Pseudoargumentationen ist, dass im **§ 34** die **Verlausung** dem Sinne nach der Krankheit durch die gelisteten Erreger **gleichgestellt** und explizit dieser Gruppe zugeordnet wird: „ ... erkrankt oder dessen verdächtig **oder die verlaust sind**, dürfen ..., bis **nach ärztlichem Urteil** eine **Weiterverbreitung** ... der **Verlausung** durch sie **nicht mehr zu befürchten ist**." Damit kann das Behandlungsverbot für die Verlausung kaum eindeutiger definiert werden.

Das RKI diskutiert in seinem „Ratgeber für Ärzte" zum Kopflausbefall sehr ausführlich das Für und Wider einer ärztlichen Behandlung und Kontrolle, allein schon wegen des erheblichen Aufwands für die Arztpraxis, und schreibt dazu u.a.: **„Absicht des Gesetzgebers war es offensichtlich, hier die ärztliche Kompetenz und Verantwortung einzubeziehen."**

Natürlich kann man argumentieren, dass sich das Behandlungsverbot ausschließlich auf Kinder, Jugendliche und Erwachsene bezieht, die in **Gemeinschaftseinrichtungen** (Kindergarten, Schule ...) betreut werden oder dort (beruflich) tätig sind, und dies dürfte korrekt formuliert sein, weil es sowohl dem Buchstaben als auch dem Sinn des Gesetzes entspricht. Man könnte dementsprechend in der mündlichen Prüfung argumentieren, dass man beispielsweise einen Säugling oder einen Facharbeiter durchaus behandeln darf, doch handelt es sich gerade bei solchen Personen um die berühmten Ausnahmen von der Regel, weil sie kaum jemals betroffen sind, sodass sie von vornherein keiner gesonderten Erwähnung bedürfen. Anders ausgedrückt: Die breit geführte Diskussion um das Behandlungsverbot bedeutet einfach nur verlorene Zeit, die man auch für sinnvollere Gedankenspiele nutzen könnte. Grundsätzlich ist also im Hinblick auf die Prüfung von einem **Behandlungsverbot** auszugehen.

Filzläuse

Die Filzlaus befällt vorwiegend die Schambehaarung, teilweise auch Achselhaare und Wimpern. Sie wird durch sexuelle Kontakte übertragen. Mit einem Durchmesser von etwa **1,5 mm** sind sie kleiner als die übrigen Läuse. Entsprechend sämtlicher Läuse oder z.B. auch der Krätzmilbe stellt der **Mensch** das **einzige Reservoir** dar.

4

Abfallende Läuse gehen zugrunde. Abgesehen davon haben es Filzläuse in der heutigen Zeit mit abhanden gekommenen Schamhaaren ohnehin sehr schwer. Möglicherweise handelt es sich um eine bedrohte Tierart, die auf die Rote Liste gesetzt werden sollte.

Symptomatik

Auch Filzläuse verursachen einen **intensiven Juckreiz**, der zum Kratzen zwingt und dadurch Exkoriationen und sekundäre Entzündungen begünstigt. An den Stichstellen bilden sich manchmal **blaue Flecken** (sog. Taches bleues bzw. Maculae coeruleae).

Körperläuse

Körperläuse **(Kleiderläuse)** „wohnen" in den Nähten der Bekleidung und legen dort auch ihre Eier ab. Mit einem Durchmesser von **4,5 mm** sind sie deutlich größer als Kopf- und erst recht Filzläuse. Die Übertragung erfolgt auch hier durch direkten Körperkontakt. Ihre größte Bedeutung liegt in der möglichen **Übertragung bakterieller Infektionen** – z.B. Rickettsiosen oder Rückfallfieber (➤ Fach Infektionskrankheiten).

Körperläuse sind ein Hinweis auf **mangelhafte Hygiene**. Auf Kopfläuse trifft dies **nicht zu**, da sie durch das übliche Haarewaschen nicht entfernt werden können.

Symptomatik

Durch Hautstiche verursachen die Läuse **Juckreiz** und **Quaddeln**.

Zusammenfassung

Läuse

Flügellose Insekten, die ohne ihren Wirt, den Menschen, innerhalb kurzer Zeit zugrunde gehen; es gibt 3 menschenpathogene Arten:

Kopflaus

- 3 mm groß
- Übertragung durch engen Körperkontakt (Köpfe)
- befällt hauptsächlich Haare (Basalbereich) im Nacken, temporal und retroaurikulär
- Entwicklungsstadien: Eier (Nissen), nach 1 Woche Larven, nach weiteren 8–11 Tagen geschlechtsreife Läuse

Filzlaus

- 1,5 mm groß
- Übertragung durch sexuelle Kontakte
- befällt die Schamhaare, seltener Achselhaare und Wimpern

Kleiderlaus

- 4 mm groß
- Übertragung durch engen Körperkontakt
- hält sich in den Nähten der Kleidung auf
- sticht meist nachts im Schlaf

Symptome

- heftig juckende Effloreszenzen als allergische Reaktion auf den Läusespeichel
- kratzbedingte bakterielle Superinfektionen
- an den Stichstellen der Filzlaus evtl. Einblutungen (blaue Flecken)

Therapie

- Externa nach Entwesungsmittelliste, Wiederholung nach 8–10 Tagen

Meldepflicht

- keine Meldepflicht

Behandlungsverbot

- für den Heilpraktiker („Verlausung") nach den §§ 24, 34 und 35 IfSG, für Filzläuse (sexuelle Übertragung) nach § 24 IfSG

4.5.2 Erkrankungen durch Flöhe

Der Befall durch Flöhe wird **Pulicosis** genannt. Neben dem Befall durch den Menschenfloh ist auch eine Übertragung des Hunde- oder Katzenflohs möglich. Ihre Größe liegt bei **1,5–3 mm** und damit im Bereich der Läuse. Der Rattenfloh spielt eine Rolle bei der Übertragung der Pest. Katzenflöhe sind sehr widerstandsfähig. Sie können auch Monate ohne ihr Wirtstier, z.B. auf Teppichböden, überleben. Insgesamt ist in Europa der Flohbefall des Menschen durch **Katzen- und Hundeflöhe** deutlich **häufiger** als durch den Menschenfloh.

Symptomatik

Flohstiche verursachen kleine, **heftig juckende Entzündungsherde**, meist rötliche Flecken oder Papeln, die häufig zentral ein kleines Bläschen bilden. Auch Quaddeln kommen vor. Oft stehen die Effloreszenzen in Gruppen beieinander. Sofern als Folge der Kratzeffekte keine (bakterielle) Superinfektion erfolgt, heilen die Herde problemlos innerhalb von Tagen ab. Gefährlicher als die Stiche selbst ist die mögliche Übertragung von Bakterien oder anderen Erregern.

Therapie

Die Therapie erfolgt durch antiseptische Cremes und Hygienemaßnahmen.

4.5.3 Erkrankungen durch Wanzen

Wanzen bilden unter den Insekten eine große Familie mit ca. 3.000 Unterarten allein in Europa, die allerdings weit überwiegend auf Pflanzen leben. Menschenpathogene Wanzen sind in den westlichen Ländern selten geworden. Noch am häufigsten findet man die sog. **Bettwanze**. Diese wird bis zu **8 mm** groß „versteckt" sich bei Tag in Möbelritzen, Luftschächten und sonstigen Gegenständen oder auch im Bett selbst und beißt nachts im Schlaf. Allerdings kann sie bis zu ½ Jahr ohne Blutmahlzeit überleben. Für die Wohnungssanierung wird in der Regel ein Kammerjäger benötigt.

Symptomatik

Durch Wanzenbisse/-Stiche entstehen rote Flecken, die nicht unbedingt jucken müssen, aber auch **juckende Quaddeln** (➤ Abb. 4.43), die durch Kratzen sekundär eitrig werden können. Häufig findet man mehrere Effloreszenzen nahe beieinander, da die Tierchen im Auffinden eines Blutgefäßes offensichtlich wenig Geschick zeigen, sozusagen also meist etliche Probebohrungen benötigen. Betroffen sind überwiegend die Extremitäten, teilweise auch Gesicht, Nacken und Hände.

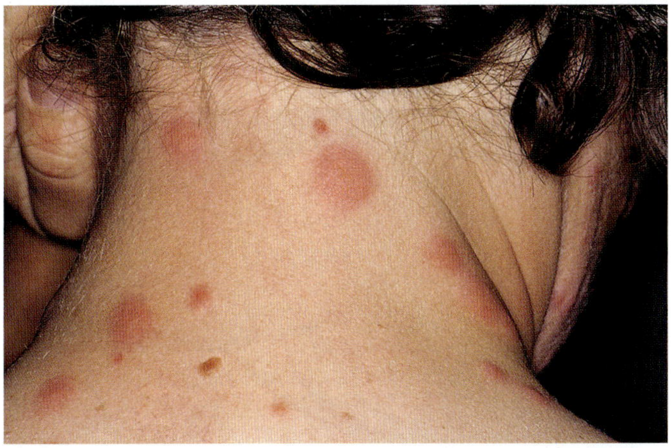

Abb. 4.43 Wanzenstiche: unterschiedlich große, gerötete, elevierte Herde mit zentraler Bissstelle an Wangen, seitlichem Hals und Nacken [M174]

MERKE

Grundsätzlich sind die von Wanzen, Flöhen und Läusen verursachten Effloreszenzen nicht leicht von den Stichen fliegender Insekten zu unterscheiden, solange man die Parasiten nicht gefunden und damit den Nachweis erbracht hat. Hilfreich gerade bei einem Befall durch **Wanzen** kann es sein, dass dabei oftmals ein **eigenartiger Geruch** im Schlafzimmer entsteht.

4.5.4 Skabies

Krankheitsentstehung

Die Skabies **(Krätze)** wird durch **Milben** verursacht. Die kugeligen Milben gehören zu den Spinnentieren (Arachnida). Die weibliche **Krätzemilbe (Sarcoptes scabiei)** erreicht eine Größe von durchschnittlich **0,4 mm**. Die Milben werden durch **direkten Körperkontakt** übertragen, besonders häufig bei sexuellen Kontakten, weil i.d.R. ein **anhaltender** Hautkontakt von **mehreren Minuten** für die Übertragung benötigt wird. Aus demselben Zusammenhang heraus sind auch Ansteckungen innerhalb der **Familie**, in der **Kita** oder in weiteren **Gemeinschaftseinrichtungen** einschließlich Altenheimen und Pflegeeinrichtungen vergleichsweise häufig.

MERKE

Bei **Haustieren** vorkommende Milben können **nicht** auf den Menschen übertragen werden. Die auf den Menschen spezialisierten Arten der Krätzemilbe kommen **ausschließlich** beim Menschen vor. Außerhalb des menschlichen Wirts **gehen sie innerhalb von 2 Tagen zugrunde**. Bei 50 °C (z.B. Waschmaschine oder Trockner) überleben sie maximal 10 min. Lediglich bei tiefen Umgebungstemperaturen, z.B. im Winterhalbjahr in unbeheizten Schlafzimmern, kann die Überlebenszeit mehrere Tage betragen. Selbst –18 °C im Gefrierschrank können überlebt werden.

Die Effloreszenzen entstehen bei der Krätze **nicht als Gewebereaktion** auf Bisse oder Stiche – wie bei Läusen, Flöhen und Wanzen. Vielmehr dringen die Weibchen der Krätzemilbe direkt in die Epidermis ein und bilden bevorzugt im **Stratum corneum**, teilweise auch im **Stratum granulosum** ein **Gangsystem**, in das sie innerhalb einiger Wochen bis zu 50 Eier ablegen (➤ Abb. 4.44, ➤ Abb. 4.45). Die oberflächliche Lage in der Haut wird benötigt, weil sie auf den Luftsauerstoff angewiesen sind – entweder über eine Diffusion durch wenige Zelllagen hindurch oder durch den di-

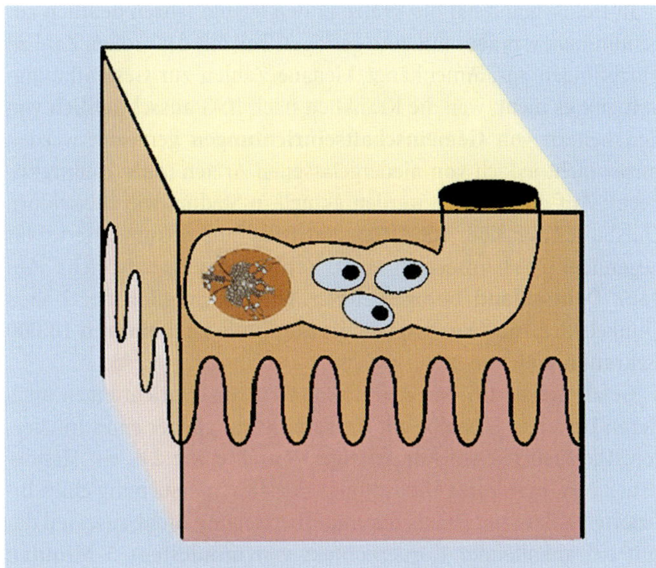

Abb. 4.44 Skabies (Schema) [E664]

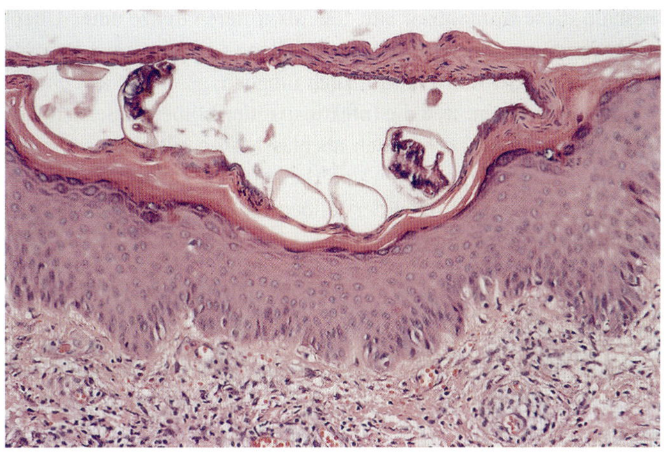

Abb. 4.45 Skabies (histologisches Bild). In der oberen Epidermis liegen 2 Milbenkörper und 2 Eihüllen inmitten eines Hohlraums [M174]

rekten Zugang ihres Gangsystems. Wenige Tage nach der Eiablage schlüpfen die **Larven**, die in Falten bzw. Vertiefungen der Hautoberfläche oder auch in Haarfollikeln zu Nymphen reifen. Die **Nymphen** erlangen innerhalb von **2–3 Wochen** die **Geschlechtsreife** und setzen den Zyklus fort. Die etwas kleineren Männchen (< 0,3 mm) sterben direkt nach der Begattung der Weibchen noch auf der Hautoberfläche ab.

Epidemiologie

Die Skabies ist **weltweit** verbreitet und kommt in **jedem Lebensalter** vor. Endemisch tritt sie v.a. in tropischen Ländern auf, in denen die Durchseuchung teilweise 15 % der Bevölkerung erreicht. Betroffen sind in erster Linie Menschen, die unter schlechten sozialen Bedingungen und auf engstem Raum beieinander leben, ganz zuvorderst Kinder in Slums bzw. ohne eigenes Zuhause („Straßenkinder"). Bei ihnen gehört die Skabies zu den häufigsten Infektionskrankheiten überhaupt. Man schätzt, dass **weltweit** insgesamt **300 Millionen** Menschen infiziert sind.

In Deutschland hat die Krätze in den letzten Jahren deutlich zugenommen, was aber nur zum geringen Teil mit der großen Zahl an Flüchtlingen zusammenhängt. Genaue Zahlen zur Gesamthäufigkeit gibt es nicht, weil die Krankheit nach IfSG **ausschließlich** von den Leitern von **Gemeinschaftseinrichtungen** gemeldet werden muss, nicht jedoch von niedergelassenen Ärzten (oder Heilpraktikern). Auf diese Weise werden aktuell in Städten wie Düsseldorf, Duisburg oder Köln rund 100–200 Fälle/Jahr dokumentiert, was gegenüber 2013 immerhin einer Verdreifachung entspricht. Auf ganz **Deutschland** bezogen, unter Berücksichtigung der hohen Dunkelziffer, dürfte es pro Jahr als Minimum zu **mehreren 10.000 Erkrankungen** kommen.

Gefährdet sind neben den Bewohnern von Einrichtungen auch deren Betreuer. Dasselbe gilt für Familienmitglieder eines Infizierten. Dagegen reichen **kurzfristige Kontakte** wie z.B. ein Händedruck bzw. eine kurze Umarmung oder die Untersuchung eines Infizierten z.B. in der Praxis für eine Übertragung **nicht aus**, weil damit ein anhaltender Körperkontakt von **mindestens 5 Minuten** nicht erreichbar ist. Die Milben reagieren zwar auf Temperaturunterschiede oder Gerüche, bewegen sich jedoch äußerst langsam, weshalb diese Kontaktzeit laut RKI als untere Grenze einer Übertragbarkeit angesehen wird. Über befallene Kleidung bzw. Bettwäsche ist eine Infektion grundsätzlich möglich, geschieht jedoch tatsächlich eher selten, weil die Infektiosität der Milben außerhalb des menschlichen Wirts sehr rasch nachlässt. Dies gilt gleichermaßen für Umgebungstemperaturen unterhalb 16 °C, weil die dann noch verbleibende Beweglichkeit der Milben für eine Infestation (Infektion der Haut) nicht mehr ausreicht.

Symptomatik

Erst **2–5 Wochen** nach dem ersten Befall (= **Inkubationszeit**) bildet der Körper durch eine (allergische) **Überempfindlichkeitsreaktion** den typischen, sehr **intensiven Juckreiz** aus, der nachts in der **Bettwärme** noch weiter **verstärkt** wird. Es ist zu beachten, dass die **Inkubationszeit** bei späteren Rezidiven nur **wenige Tage** beträgt, weil eine einmal eingetretene Allergisierung über die IgE-Antikörper (Typ I der Allergie) sowie die zellvermittelte Abwehr (Typ IV) erhalten bleibt. In diesen Fällen befinden sich dann nur vergleichsweise wenige Milben in der Haut (ein oder zwei Dutzend), auch wenn die Reinfektion als solche nicht verhindert wird. Beim Symptom „nächtlich verstärkter Juckreiz" scheint es möglich zu sein, dass die Wärme nicht den entscheidenden Faktor darstellt, weil der Pruritus auch bei nicht zugedeckten Personen (z.B. in afrikanischen Ländern) nachts heftiger wird. Man geht deshalb davon aus, dass die Juckreizschwelle nachts abnimmt.

Die kommaförmig gebogenen **Gänge** der Krätzemilbe in der Epidermis sind wenige Millimeter, selten bis zu 1 cm lang. Im Bereich dieser Gänge bilden sich **hyperkeratotische Papeln**, eventuell begleitet von entzündlichen **Rötungen** und **krustösen Veränderungen**. Teilweise entstehen **Bläschen** oder kratzbedingte Sekundärinfektionen, also **bakterielle Superinfektionen** (➤ Abb. 4.46, ➤ Abb. 4.47). Am häufigsten betroffen sind Ellenbogenstreckseite,

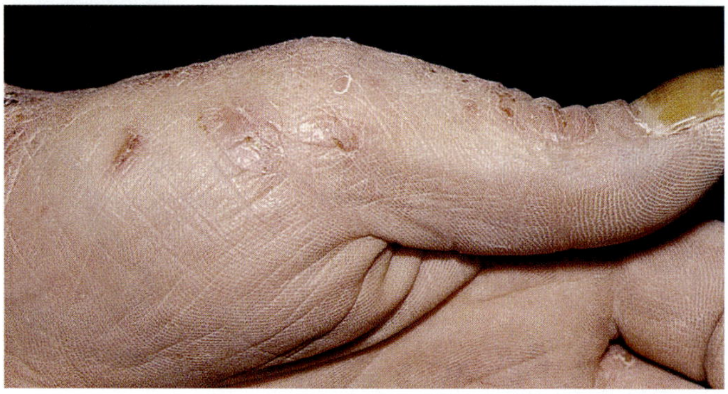

Abb. 4.46 Skabies: entzündete Gänge und entzündliche Papeln, zum Teil zerkratzt, an Mittelfinger, Daumen und Handrücken. Subjektiv starker generalisierter Juckreiz. [M174]

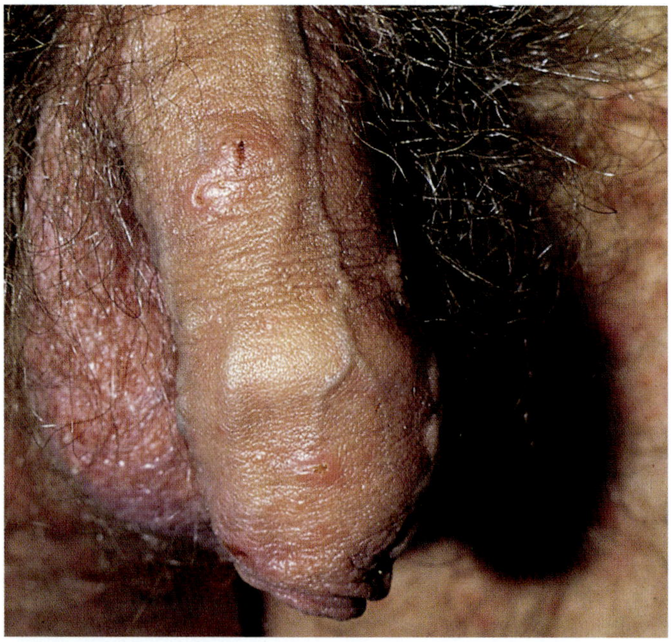

Abb. 4.47 Skabies: entzündete Gänge und Papeln am Penisschaft, zum Teil zerkratzt. Subjektiv starker Juckreiz. [M174]

die Zwischenräume von Fingern und Zehen (Interdigitalfalten), ventraler Stamm mit Bevorzugung von Brustwarzen, Nabel, Achselbereich und Leiste, Gesäß, Analfalte und Perianalregion sowie das Genitale (➤ Abb. 4.48). Der Rücken ist selten befallen. Beim männlichen Erwachsenen findet man besonders häufig schuppig belegte, länglich-ovale Papeln auf dem **Penisschaft**, meist ohne deutliche Gänge. Auch an anderen Lokalisationen sind die Gänge, ganz im Gegensatz zu früheren Jahrzehnten, kaum zu erkennen, sodass dieses ehemals so bedeutsame Merkmal nur noch selten genutzt werden kann.

MERKE

Kopf und Nacken, Handflächen und Fußsohlen bleiben beim **Erwachsenen** in aller Regel **frei**, während sie beim **Säugling und Kleinkind** häufig und einschließlich des behaarten Kopfes **mitbetroffen** sind.

Das in früheren Jahren meist sehr typische Bild der Krätze hat sich also in den letzten Jahren zunehmend gewandelt – oft so ausgeprägt, dass es selbst vom Erfahrenen nicht mehr zuverlässig zugeordnet werden kann. Im Vordergrund steht inzwischen ein **buntes Bild** aus **ekzematösen Veränderungen**, das zu beliebigen Ursachen passen würde. Gänge werden meist nicht mehr aufgefunden. Einzig der v.a. nachts sehr heftige Juckreiz verblieb als hinweisendes Symptom.

Scabies crustosa

Bei **Immunsupprimierten**, besonders häufig also alten, multimorbiden Personen bevorzugt in Pflegeeinrichtungen, können sehr heftige Reaktionen der Haut entstehen, mit **diffusen schuppenden Hyperkeratosen**, **Krusten** auf entzündlich geröteter Haut und unter Beteiligung von **Nägeln**, **Handflächen** und **Kopf**. Diese Extremvariante wird als Scabies crustosa **(Borkenkrätze)** bezeichnet. Die Immuninsuffizienz führt bei den Betroffenen zu einer ungehemmten Vermehrung der Milben, sodass in manchen Fällen mehrere **Millionen** die gesamte Körperoberfläche besiedeln. Gleichzeitig kann gerade auch wegen der überwiegend fehlenden Immunabwehr der **Juckreiz** nur milde vorhanden sein oder sogar **fehlen**, weshalb das Bild oftmals fehldiagnostiziert und entsprechend auch nicht adäquat behandelt wird. Die Betroffenen sind im Vergleich zu Immunkompetenten mit deren meist sehr geringen Gesamtzahl an Milben in der Größenordnung weniger Dutzend **extrem infektiös**, wodurch bereits ein **kurzer Hautkontakt** zur **Infektion** führt und die Verbreitung in diesen Einrichtungen sehr begünstigt.

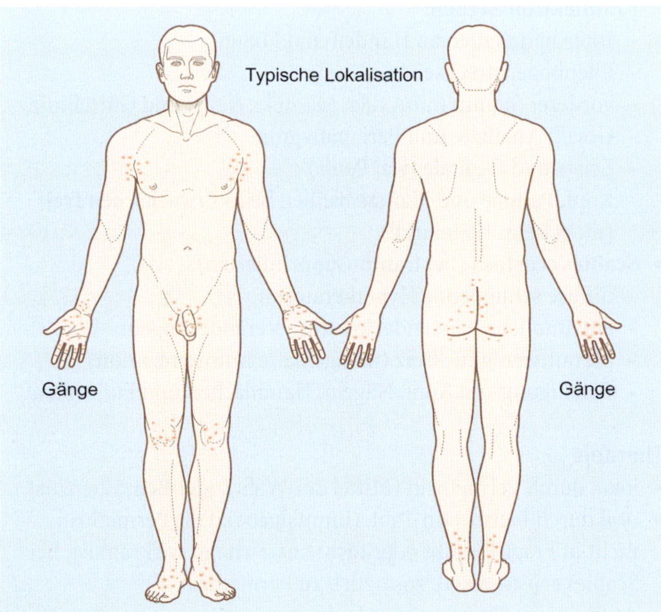

Abb. 4.48 Prädilektionsstellen der Skabies [E273]

Diagnostik

Die 0,4 mm große **Milbe** ist vereinzelt (sehr selten) am Ende eines Gangs, sofern er denn abzugrenzen ist, als weißes Pünktchen zu erkennen. Sie kann dann zur Diagnosesicherung mit einer Nadel entfernt und unter dem Mikroskop betrachtet werden. Häufiger als die Milbe selbst findet man am Gangende ein kleines **Bläschen**, das die Diagnose aber ebenfalls wahrscheinlicher macht. Trägt man wasserlösliche **Tinte** auf den Bereich einer Papel auf, die man anschließend mit einem Alkoholtupfer wieder abwischt, lassen sich die zugehörigen **Gänge** möglicherweise als blau angefärbte Linien besser erkennen.

Man kann auch einen kräftig klebenden, durchsichtigen **Klebestreifen** (z.B. auf Objektträgergröße zugeschnittenes Packband) sehr fest auf die Veränderungen drücken, anschließend abrupt abziehen und unter dem Mikroskop durchmustern. Falls man den Vorgang mit frischen Streifen an unterschiedlichen Lokalisationen wiederholt, hat man eventuell mit Glück eine Milbe oder Eier am Streifen haften. Man sollte allerdings daran denken, dass Papeln, Bläschen oder krustöse Veränderungen zwar die allergische Reaktion der Haut anzeigen, jedoch weit überwiegend **milbenfrei** sind (Scabies crustosa als Ausnahme). Im Idealfall werden die Klebestreifen also auf **Milbengänge** bzw. deren aufgetriebenes Ende aufgedrückt und dies gilt auch für ein etwaiges Hautgeschabsel (s. unten).

Dermatologen stellen die Diagnose häufig durch **Blickkontakt**, obwohl ihnen die Fehlerhaftigkeit dieser Methode durchaus bewusst ist. In Anbetracht der schwierigen und langdauernden Therapie (s. unten) könnte man eventuell mit aller Vorsicht „darauf bestehen“, die Diagnose über die **Dermatoskopie (Auflichtmikroskopie)** oder aus einem **Hautgeschabsel** mikroskopisch zu sichern. Selbst dabei bleiben jedoch Zweifel bestehen, sofern keine Milbenanteile oder Eier gefunden werden. Ganz besonders gilt dies für immunkompetente Patienten, weil im Anschluss an die ersten Wochen mit zunächst meist mehreren hundert Milben ein beachtlicher Anteil neu schlüpfender oder vorhandener Milben vernichtet und ein weiterer Teil durch die Kratzeffekte mechanisch entfernt wird. Es bleibt dann häufig auf der **gesamten Haut** lediglich ein rundes **Dutzend Milben** übrig, die zwar den Prozess unterhalten, aber sehr schwer auffindbar sind.

Bei der **Scabies crustosa** gelingt der Nachweis problemlos, sobald an diese Verursachung gedacht wurde, weil man die Milben dabei angesichts ihrer monströsen Zahlen in beliebigen Hautschuppen findet.

Therapie

ACHTUNG

Die Skabies wird häufig bei sexuellen Kontakten übertragen und gehört damit zu den sexuell übertragbaren Krankheiten. Außerdem ist sie im § 34 IfSG gelistet. Sie unterliegt damit, trotz fehlender Meldepflicht (Ausnahme: Gemeinschaftseinrichtungen), nach den §§ 24 und 34 IfSG einem **Behandlungsverbot** für Heilpraktiker.

Zur Therapie nimmt man **Permethrin** (= **Standardtherapie**) oder **Benzylbenzoat** (mögliche Alternative). Crotamiton stellt (theoretisch) eine weitere, jedoch weniger wirksame Alternative dar. Benzylbenzoat sollte 3 Tage lang aufgetragen werden, Permethrin einmalig. Die Creme muss den gesamten Körper vom Unterkiefer (+ retroaurikulär) abwärts lückenlos bedecken und **8–12 Stunden** belassen werden. Danach wird geduscht. Bei **Kleinkindern** muss der **Kopf** unter Aussparung der Augen- und Mundpartie **mitbehandelt** werden. Man sollte die Behandlung mit Permethrin nach 1 bis allerspätestens 2 Wochen wiederholen, weil die Eier nicht immer vollständig abgetötet werden, sodass daraus wieder geschlechtsreife Nymphen entstehen können. Bei einem milden Befall dürfte jedoch mit einiger Sicherheit auch eine **einmalige Therapie** ausreichend sein. Permethrin scheint, abgesehen von seltenen lokalen Reizungen, weitgehend nebenwirkungsfrei. Es kann selbst bei Säuglingen oder Schwangeren angewendet werden.

Seit 2016 ist mit **Ivermectin** (z.B. Scabioral® Tabl.) auch eine wirksame **orale Therapie** möglich geworden. Nebenwirkungen sind selten, aber potenziell schwerwiegender als bei topischen, auf die Haut beschränkten Anwendungsformen. Die Zuverlässigkeit der Wirkung ist nach bisherigen Erfahrungen mit Permethrin vergleichbar. Dies gilt prinzipiell auch für **Benzylbenzoat** (für Säuglinge kontraindiziert!), doch kommt es darunter häufiger zu Hautreizungen. Der Juckreiz wird bei Bedarf mit **Antihistaminika** therapiert, beim Kind bevorzugt (jedenfalls abends) mit **Fenistil®**, weil dasselbe einerseits müde macht, und andererseits deutlich wirksamer ist als die modernen Nachfolgepräparate.

Gegenüber sämtlichen Therapieformen haben sich inzwischen vereinzelt **Resistenzen** ausgebildet. Das **größte Problem** dabei ist nicht die (seltene) Resistenz selbst, weil man ja in diesen Fällen problemlos das Präparat wechseln könnte. Die eigentliche Crux besteht vielmehr aus der Kombination einer oftmals nicht zweifelsfreien Diagnose und der langen Dauer von bis zu **4 Wochen**, die man auf die Wirkung warten muss, weil die Milben zwar im positiven Fall innerhalb 24 h absterben, die Hauterscheinungen jedoch erst im Verlauf etlicher Wochen allmählich abklingen. Und selbst während dieser Zeitspanne kann es an einzelnen Lokalisationen nochmals zu (scheinbaren) **Exazerbationen** kommen, sodass man gedanklich die Wahl zwischen Fehldiagnose durch den Therapeuten und Unwirksamkeit des Mittels hat. Allerdings stellen die etwaigen neuen Herde (= **postskabiöses Ekzem**) meist keine Exazerbationen dar; es handelt sich lediglich um immunologische Reaktionen auf Milbenreste, bis sich die Haut vollständig erneuert hat. Da man dies aber in diesem Zeitraum nicht immer unterscheiden kann, setzt die lang anhaltende Abheilungsphase sehr viel Geduld und Vertrauen voraus.

Zusätzlich gilt es, neben einem gründlichen Wohnungsputz einschließlich sorgfältigem Absaugen der Teppiche, sämtliche getragene bzw. benutzte Wäsche bei 60 °C zu waschen. Dabei sollte man beachten, dass moderne Waschmaschinen 60 °C anzeigen, um dann bei weniger als 50 °C zu waschen (!), sodass auf entsprechende Intensivprogramme ausgewichen werden muss. Wäsche, die diese Temperaturen nicht verträgt, sollte für 3 Tage bei normalen Umgebungstemperaturen separat in Plastiksäcken gelagert und erst anschließend gewaschen werden.

(Enge) **Kontaktpersonen**, bei denen nach obigen Kriterien eine Ansteckung möglich scheint, sollten mitbehandelt werden. Dies gilt in jedem Fall für Familienangehörige. Patienten mit einer **Scabies crustosa** werden meist **stationär** behandelt. Im Gegensatz zur gewöhnlichen Skabies müssen sie **isoliert** werden.

Zusammenfassung

Skabies

Allergische Reaktion auf Milben in der Epidermis

Übertragungswege

- Übertragung durch direkten, auch sexuellen Körperkontakt
- erforderliche Kontaktzeit mindestens 5 Minuten (Ausnahme: Scabies crustosa)
- indirekte Übertragung durch Kleidung und Bettwäsche möglich, aber eher selten

Symptome

- stark juckende, hyperkeratotische Papeln und Bläschen
- ekzematöse, krustöse, evtl. superinfizierte (impetiginisierte) Veränderungen
- häufig keine sichtbaren Gänge
- insgesamt meist ein sehr buntes, verwechselbares Bild
- **Prädilektionsstellen:**
  - Interdigitalfalten an Händen und Füßen
  - Ellenbogenstreckseiten
  - vorderer Stamm mit Axilla, Mamille, Nabel und Gürtellinie
  - Gesäß, Analfalte und Perianalregion
  - Leiste und Genitale (v.a. Penis)
  - Kopf, Palmae und Plantae bleiben beim Erwachsenen **frei** (nicht beim Kleinkind!).
- **Scabies crustosa** (bei Immunsupprimierten):
  - diffuse schuppende Hyperkeratosen
  - entzündliche, nässende, krustöse Veränderungen
  - oft nur wenig Juckreiz (mangelhafte Immunreaktion)
  - Beteiligung von Kopf, Nägeln, Handflächen und Fußsohlen

Therapie

- lokal durch Permethrin (Mittel der Wahl) oder Benzylbenzoat
- oral durch Ivermectin Tabl. (Einmalgabe), falls Permethrin nicht in Frage kommt oder nicht ausreichend wirksam ist, bei Scabies crustosa evtl. zusätzlich zu Permethrin
- Antihistaminika gegen den Juckreiz

Meldepflicht

- keine Meldepflicht

Behandlungsverbot

- nach den §§ 24 und 34 IfSG

4.5.5 Erkrankungen durch Zecken (Borreliose)

Die Borreliose (➤ Fach Infektionskrankheiten) wird im Folgenden lediglich bezüglich ihrer Hauterscheinungen zusammengefasst.

Krankheitsentstehung

Zecken (Holzbock)

Zecken sind blutsaugende **Insekten** mit Chitinpanzer und Stechrüssel, an dem sich Widerhaken befinden. Der **gemeine Holzbock (Ixodes ricinus)** ist in den gemäßigten Klimazonen weit verbreitet, kommt also überall in Mitteleuropa vor. Er lauert an Waldrändern und Waldlichtungen, an Hecken und Büschen, letztendlich auf jeder Wiese auf Beute. Der Biss bzw. Stich selbst ist schmerzlos; Zecken können sich über Tage völlig unbemerkt mit Blut vollsaugen. Man geht davon aus, dass etwa 50 % aller Zeckenbisse nicht registriert werden.

Der Holzbock hat eine pathogene Bedeutung im Wesentlichen nur durch die mögliche Übertragung des **FSME-Virus**, gegen das eine Impfmöglichkeit gegeben ist (➤ Fach Infektionskrankheiten), sowie durch die Übertragung von **Borrelien**.

Borrelien

Borrelien sind schraubenartig gewundene Bakterien (Spirochäten), die u.a. den Überträgern der Syphilis ähnlich sind. **Borrelia burgdorferi** befindet sich in einem hohen Prozentsatz (bis zu 50 %) in den Zecken praktisch aller Regionen, mit Schwerpunkt im süddeutschen Raum. Die Durchseuchungsrate ist also außerordentlich hoch. Auch die **Durchseuchungsrate** des Menschen ist in Deutschland mit knapp 10 % der Bevölkerung, erkennbar an spezifischen Borrelien-Antikörpern, erstaunlich hoch. Unter den Waldarbeitern ist sogar nahezu jeder Dritte betroffen. Die Zahl an **Neuerkrankungen** wird in Deutschland auf jährlich etwa 60.000–100.000 geschätzt.

Symptomatik

Im Fall einer Übertragung der Borrelien beim Zeckenstich entwickelt sich nach meist 3–6 Tagen, manchmal erst nach 2–4 Wochen (Inkubationszeit 3–33 Tage) im Bereich der Stichstelle ein sich randwärts stetig vergrößerndes mildes Erythem, das sog. **Erythema chronicum migrans (Wanderröte,** ➤ Abb. 4.49). Ein lokales Erythem am 1. oder 2. Tag nach Entfernung der Zecke ist als Lokalreaktion und nicht als Borrelieninfektion aufzufassen.

Die Wanderröte erinnert unbehandelt insofern an eine Tinea corporis, als sie bei ihrer Ausdehnung am Rand betont und zentral blasser erscheinen kann. Histologisch handelt es sich um eine unspezifische Entzündung, die sich hauptsächlich im Corium abspielt. Sie klingt auch ohne Therapie innerhalb weniger Wochen wieder ab.

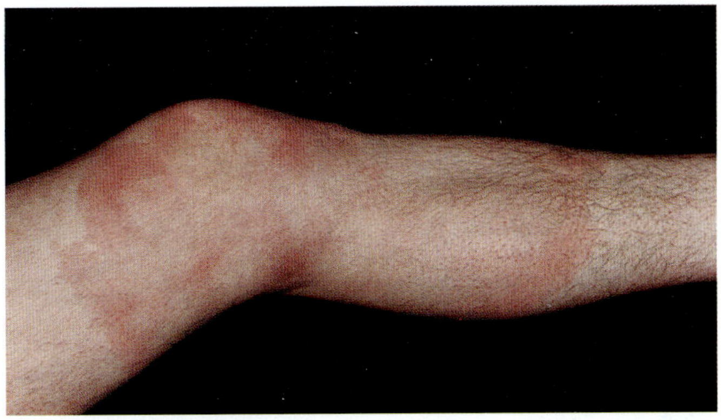

Abb. 4.49 Erythema (chronicum) migrans: flächenhaftes Erythem an der Innenseite des linken Knies mit Übergang auf den Ober- und Unterschenkel mit deutlicher Randbetonung bei scharfer, stellenweise unregelmäßiger Begrenzung [M174]

Eine weitere mögliche Hauterscheinung der ersten Wochen, aber bereits dem **Stadium II** der Borreliose zugeordnet, ist die **Lymphadenosis cutis benigna**, livide Infiltrate aus Lymphozyten im Bereich der Genitalien, Mamillen oder Ohrläppchen (➤ Abb. 4.50).

Neben der Neuritis, der Karditis oder der Lyme-Arthritis gibt es auch ein Symptom des **Stadium III** der Borreliose, das sich an der Haut entwickelt. Es führt den einprägsamen Namen **Acrodermatitis chronica atrophicans Herxheimer** und betrifft die Unterarme oder Unterschenkel. Nach einem entzündlichen Anfangsstadium entwickelt sich dabei eine weitreichende Atrophie von Epidermis und Dermis. Die Haut wird extrem dünn, gefältelt und haarlos (➤ Abb. 4.51).

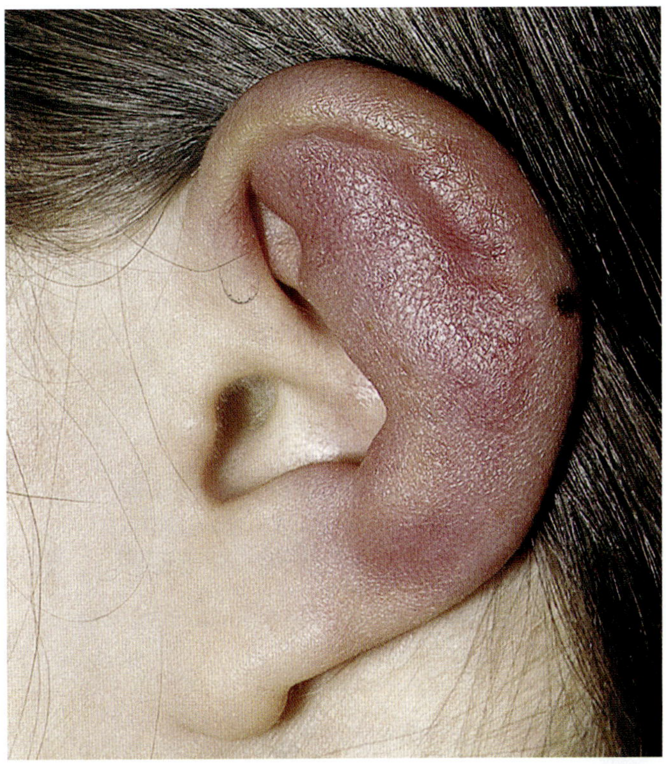

Abb. 4.50 Lymphadenosis cutis benigna: flächenhafte Rötung und Schwellung der linken Ohrmuschel [M174]

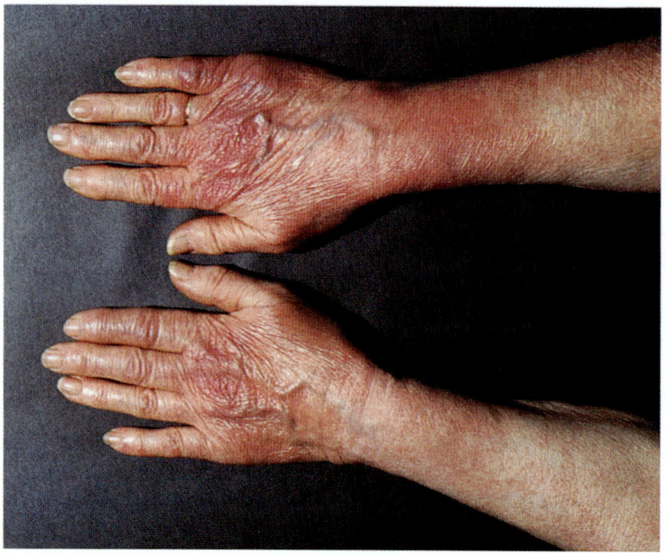

Abb. 4.51 Acrodermatitis chronica atrophicans (entzündliches Stadium): livid-rote Verfärbung und ödematöse Schwellung der Haut bei gleichzeitiger zigarettenpapierartiger Epidermisatrophie an beiden Handrücken mit Übergang auf die Unterarme [M174]

4.6 Hautschäden durch Wärme und Kälte

4.6.1 Verbrennung

Schweregrade

Die Verbrennung (Combustio) wird nach Graden unterteilt (➤ Tab. 4.5). Die Verbrennung (Verbrühung) **1. Grades** ist gekennzeichnet durch eine Rötung und Schwellung der Haut. Ausgelöst werden kann sie bereits durch Temperaturen **ab 48 °C**. Sie hinterlässt keine Narben. Die Rötung wird durch Kinine (Bradykinin) und Histamin verursacht, die die Blutgefäße erweitern und zum Serumaustritt aus den Kapillaren führen.

Die Verbrennung vom **Grad 2a** entsteht nach der längeren Einwirkung von Temperaturen **ab 55 °C**, oder bereits nach 1 Sekunde, wenn die Temperatur um 70 °C liegt. Zusätzlich zu Rötung und Schwellung bilden sich bereits subepidermale Blasen (Abheben der Epidermis vom Corium), die sich im Verlauf der folgenden Tage vergrößern und durch den Druck ihres serösen Inhalts Schmerzen bereiten (➤ Abb. 4.52). Sie sollten nicht abgetragen, sondern lediglich steril punktiert werden, damit die Blasendecke der Wundheilung als Schutz vor einer Infektion erhalten bleibt. Auch die Verbrennung vom Grad 2a hinterlässt in der Regel keine Narben.

Verbrennungen vom **Grad 2b** entwickeln sich nach längerer Einwirkung von Temperaturen **ab 60 °C**. Die Eiweiße und weitere Bestandteile von Epidermis und oberer Dermis koagulieren bei diesen Temperaturen, sodass es zu Nekrosen kommt, die in der Folge abgestoßen („demarkiert") werden und ein Ulkus hinterlassen. Es bilden sich also immer Narben aus.

Bei noch höheren Temperaturen entsteht die Verbrennung **3. Grades** mit völliger Zerstörung von Haut und Hautanhangsgebilden bis in die Subkutis hinein.

Verbrennungen **4. Grades** entstehen durch Einwirkung sehr hoher Temperaturen von mehr als **300 °C**. Dabei kommt es zur **Verkohlung** des Gewebes, die auch sehr tief bis in die Muskulatur oder bis zu knöchernen Strukturen reichen kann. Umfangreiche, extrem schlecht heilende Ulzera sind die Folge.

Tab. 4.5 Verbrennungsgrade

Grad	Temperatur	Symptomatik	Narben
1	ab 48 °C	Rötung und Schwellung der Haut	nein
2a	ab 55 °C länger einwirkend oder ab 70 °C für 1 Sekunde	Rötung und Schwellung der Haut, zusätzliche subepidermale Blasen	nein
2b	ab 60 °C länger einwirkend	Nekrosen → Ulkus, zusätzlich Hypovolämie	ja
3	> 70 °C	Zerstörung von Haut und Hautanhangsgebilden	ja
4	> 300 °C	Gewebeverkohlung nicht nur der Haut, sondern ggf. auch der Muskulatur	ja

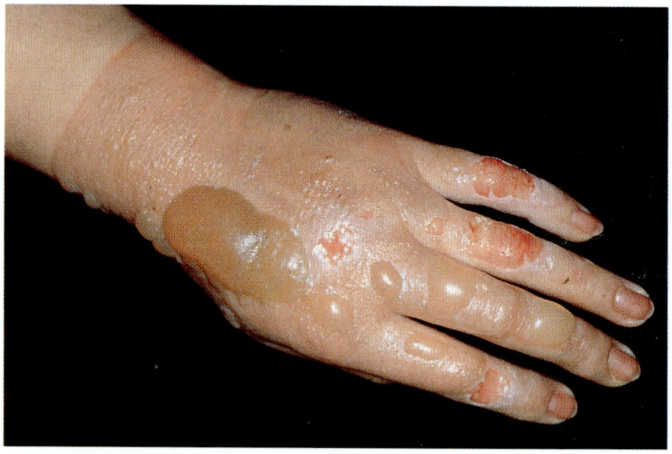

Abb. 4.52 Verbrennung 2. Grades: scharf begrenzte Rötung, Schwellung und zahlreiche seröse Bläschen und Blasen über Fingerrücken, Handrücken und Handgelenk links [M174]

Verbrennungsfolgen

Verbrennungen, die das Stratum corneum zerstören, berauben die Haut ihres Verdunstungsschutzes. Zusätzlich verursachen die zirkulierenden Kinine Flüssigkeitsverluste ins Interstitium. Die Folge großflächiger Verbrennungen ab dem **Grad 2b** ist also eine **Hypovolämie** bis hin zum **hypovolämischen Schock**, die durch Flüssigkeitszufuhr ausgeglichen werden muss. Die zuzuführende Menge an Flüssigkeit (ohne Prüfungsrelevanz!) wird nach der sog. Parkland-Formel berechnet (4 ml pro kg Körpergewicht und pro 1 % verbrannter Fläche in 24 h). Auch **toxische Zerfallsprodukte** aus verbranntem bzw. koaguliertem Gewebe tragen zur entstehenden Verbrennungskrankheit bei und können einen Schock bis hin zur **Schocklunge** (ARDS) oder zum **akuten Nierenversagen** auslösen.

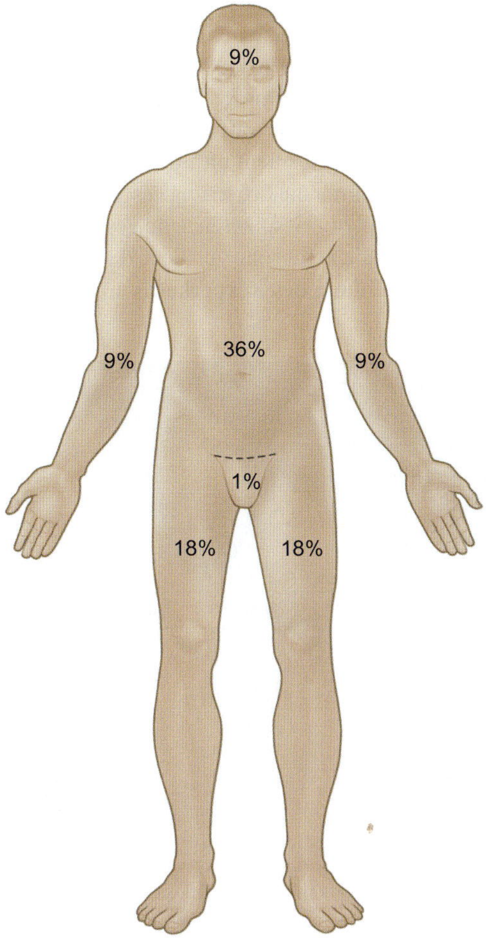

Abb. 4.53 Neunerregel nach Wallace [M174]

Der **Verbrennungsschmerz** verstärkt die Gefahr eines Schocks und sollte deshalb bei ausgedehnten Verbrennungen mittels Analgetika gemindert werden.

Besonders gefährdet sind Patienten, deren Körperoberfläche zu mindestens **15%** geschädigt wurde. Sie müssen stationär behandelt werden. Zur Abschätzung dieser Prozentzahl bedient man sich der **Neunerregel** nach Wallace (➤ Abb. 4.53), nach der die Arme, die Ober- und Unterschenkel sowie der Kopf auf jeweils 9% der Körperoberfläche geschätzt werden, der Rumpf auf Vorder- und Rückseite mit jeweils 2 × 9%. Bei Kindern ist, je nach Lebensalter, der Kopf prozentual deutlich größer. **Kinder** sind darüber hinaus bereits ab dem Erreichen von **10%** verbrannter Oberfläche erheblich gefährdet.

Sonnenbrand

Der Sonnenbrand (Dermatitis solaris) entspricht einer **Verbrennung 1. oder sogar 2. Grades**, kann also z.B. beim versehentlichen Einschlafen unter südlicher Sonne sogar massive Schwellungen und Blasenbildungen verursachen. Verbrennungen vom Grad 2a entstehen bereits bei längerer **Temperatureinwirkung von mindestens 55 °C**. Diese werden unter hochsommerlicher Sonneneinstrahlung leicht auf der Haut erreicht.

Offensichtlich aber führt auch unabhängig von der erreichten Hauttemperatur die kurzwellige **UV-Strahlung** zu Schäden in den oberen Hautschichten, die der Hitzeeinwirkung in etwa entsprechen. Es entstehen Rötung, Schwellung und evtl. auch Blasen.

Therapie der Verbrennungen

Erstversorgung

Die Temperaturerhöhung samt der entsprechenden Gewebereaktion mit der Ausschüttung von Mediatoren wie Histamin und Bradykinin hält auch nach der Entfernung des Verursachers noch eine Zeit lang an. Das erhitzte Gewebe sollte daher möglichst umgehend so lange und so intensiv gekühlt werden, dass eine weitergehende Schädigung unterbunden werden kann. Ideal dafür geeignet ist **kaltes oder lauwarmes Leitungswasser**, das man über die verbrühte oder verbrannte Extremität laufen lässt, bzw. ein Bad entsprechend kalten Wassers, in das man die betroffenen Hautpartien eintaucht. Die Kühlung darf nicht zu effektiv sein bzw. zu lange durchgeführt werden, weil die betroffenen Gewebe dann schlechter durchblutet und die Heilungschancen schlechter wären. **5 Minuten** – nicht die üblichen 1–2 Minuten – werden als sinnvoll und ausreichend angesehen. Jegliche sich anschließende Therapie ist von ihrer möglichen Einflussnahme auf das Ausmaß und die Heilungsabläufe der Verbrennung gegenüber dieser Erstmaßnahme geradezu bedeutungslos.

Im Anschluss an die Kühlung mit Leitungswasser wird lediglich eine **sterile, metallene Kompresse** (z.B. Metaline®) zur Abdeckung benutzt. Auch ein sonstiger **steriler Verband** oder, falls nicht vorhanden, ein sauberes Tuch, sind geeignet.

ACHTUNG

Nicht verwendet werden dürfen kühlende Brandgele (die im Vergleich zum Leitungswasser nur minimal wirken und die nachfolgende Wundbehandlung erschweren), Salben oder „Hausmittelchen" früherer Zeiten (z.B. Zahnpasta, Puder, Mehl). Auch im Gefrierschrank tiefgekühlte Eisbeutel sind zumindest direkt anliegend eher kontraindiziert.

Weitere Therapie

Verbrennungen sind extrem infektionsgefährdet (auch im Hinblick auf **Tetanus**), wodurch eine normale Wundheilung nicht mehr zustande kommen kann. Das erste und wichtigste Ziel im Anschluss an die Erstversorgung besteht folglich in einer möglichst guten **Infektionsprophylaxe**. Allgemein üblich sind unter **ambulanten Bedingungen** bei umschriebenen Verbrennungen Verbandswechsel mit **Iodsalbe** (z.B. Betaisodona®, Braunovidon® und Generika) und sterilen Verbänden unter Beachtung strengster Hygiene.

Bei geschlossenen, erst- bis zweitgradigen Verbrennungen mit massiven Schwellungen, wie sie beim Sonnenbrand auftreten können, sollte man **Kortisoncremes** nicht verschmähen – es heilt einfach wesentlich schneller. Solche Cremes sind rezeptfrei erhältlich und stehen damit auch dem Heilpraktiker zur Verfügung. Bei Verbrennungen 1. Grades ohne Blasenbildung kann evtl. eine **Panthenolsalbe** (Bepanthen® und Generika) oder Hametum® angewendet werden. Bei Blasenbildung sollte man auf eine **desinfizierende Iodsalbe** ausweichen.

Hautübertragungen werden bei ausgedehnten Verbrennungen ab dem Grad 2b häufig benötigt. Ganz allgemein heilen Brandwunden besonders schlecht und ergeben auch sehr unschöne Narben. **Keloide** (bindegewebige Wucherungen über den Bereich der Narbe hinaus) sind häufig.

Die zusätzliche **homöopathische Therapie**, im Anschluss an die korrekte Erstversorgung, ist bei Verbrennungen besonders sinnvoll. An eine orale Zinksubstitution ist bei Ulkusbildungen immer zu denken, bei Nekrosen auch an orale Enzympräparate.

Zusammenfassung

Verbrennung

Schweregrade
- Grad 1 bei Einwirkung von Temperaturen ab 48 °C: Rötung und Ödem, keine Narbenbildung
- Grad 2a ab einer Temperatur von 55 °C: zusätzlich Blasenbildung, keine Narben
- Grad 2b ab einer Temperatur von 60 °C: Aspekt wie Grad 2a, aber Abheilung unter Narbenbildung
- Grad 3: mit völliger Zerstörung von Haut und Hautanhangsgebilden, schlecht heilende Ulzera, umfangreiche Narben
- Grad 4 ab 300 °C: mit Verkohlung des Gewebes; bis zu Muskulatur und Knochen reichende, extrem schlecht heilende Ulzera
- Abschätzung verbrannter Körperoberfläche: **Neunerregel**

Therapie
- Erstversorgung: **Kühlung** mit kaltem oder lauwarmem Wasser über 5 min, anschließend steriler Verband, Analgetika, Flüssigkeitszufuhr, eingebrannte Kleidungsstücke belassen (werden im Krankenhaus entfernt)
- Kleine oberflächliche Verbrennungen können nach der Kühlung ambulant mit Iodsalbe versorgt werden, beim Grad 1 auch z.B. mit Panthenolsalben.
- Tetanusschutz überprüfen.

4.6.2 Erfrierung

Schweregrade

Die Erfrierung (Congelatio) wird in Grade von 1–3 eingeteilt. Sie kommt durch umschriebene Kälteeinwirkung an den Akren (Hände, Füße, Gesicht, Ohren) zustande. Entsprechend der Verbrennung wird das Ausmaß der Gewebeschädigung nicht nur durch das Ausmaß der einwirkenden Kälte, sondern auch durch deren Dauer bestimmt. Tiefe Temperaturen < 0 °C bewirken zunächst eine Kontraktion der Hautgefäße mit entsprechender Ischämie **(Grad 1)**. Die Haut wird weiß und gefühllos. Reizung von Kälte- und Schmerzrezeptoren bedingen eine Schmerzempfindung. Bei einer schnellen Wiedererwärmung werden Gewebsmediatoren (Histamin, Bradykinin) freigesetzt, die zu einer reaktiven Hyperämie, verbunden mit einem Flüssigkeitsaustritt ins coriale Gewebe, führen. Es entsteht also eine Rötung der Haut, evtl. ergänzt durch Schwellung und Juckreiz. Längere Kälteeinwirkung führt nach Wiedererwärmung darüber hinaus zu subepidermalen Blasenbildungen, die serös oder sogar hämorrhagisch sein können **(Grad 2)**. Noch intensivere Kälteeinwirkung führt zu Gewebenekrosen **(Grad 3)**. Die betroffenen Körperteile werden blau-schwarz, hart und unempfindlich (➤ Abb. 4.54). Nach Wiedererwärmung wird der Bereich demarkiert. Das entstehende Ulkus heilt oft nur zögerlich, weil auch das umgebende Gewebe durch die Erfrierung geschädigt worden ist.

Ist der Körper längere Zeit unzureichend geschützt großer Kälte ausgesetzt, schreitet die Erfrierung von den Akren aus nach zentral weiter, bis bei **Abkühlung des Körperkerns** auf ca. 22 °C der Tod eintritt.

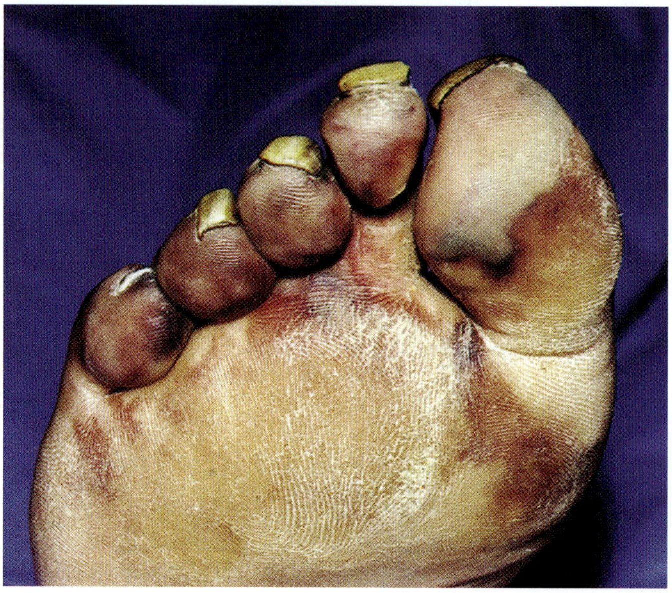

Abb. 4.54 Erfrierung: unscharf begrenzte, lividblaue bis schwarze Flecken, seröse und hämorrhagische Blasen sowie ein demarkierender Entzündungssaum [L238]

Frostbeulen

Frostbeulen (Perniones, ➤ Abb. 4.55) entstehen in der Übergangszeit (Frühjahr, Herbst) bei Temperaturen > 0 °C an den Akren. Es

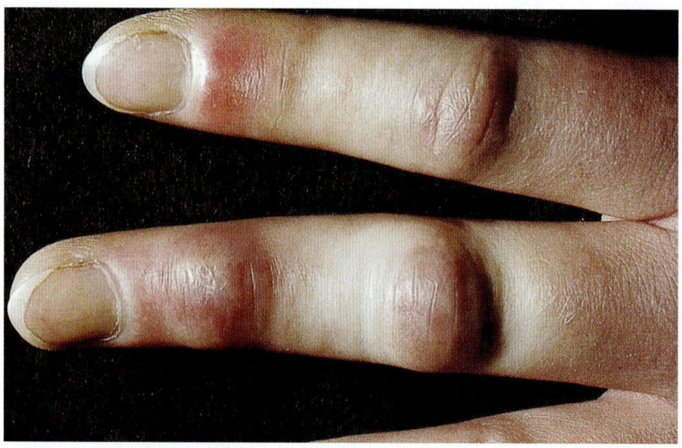

Abb. 4.55 Frostbeulen: rote, teigig-weiche Knoten mit anämischem Hof über den End- und Mittelgelenken des 2. und 3. Fingers links bei flächenhafter Akrozyanose [M174]

handelt sich um livide, kissenartige, meist umschriebene Schwellungen bei Menschen mit Störungen der peripheren Gefäße – also Gefäßen, die z.B. mit Spasmen auf plötzliche Temperaturunterschiede reagieren. Frostbeulen können sich bei Erwärmung intensiv rot färben, brennen und jucken.

Therapie

Die Therapie der lokalen Erfrierung sollte nicht in möglichst schneller Erwärmung des betroffenen Körperteils bestehen, sondern zunächst in einer **Erwärmung des Körperkerns** z.B. durch heiße Getränke. Auch alkoholische Getränke sind erlaubt, da sie zusätzlich eine allgemeine Gefäßerweiterung und damit bessere Durchblutung bewirken.

Die Erfrierungen selbst dürfen anfangs nur mäßig erwärmt werden, weil bei ihrer schnellen Erwärmung ein Missverhältnis zwischen Sauerstoffbedarf und -angebot entsteht, das die Gewebeschäden weiter vertiefen kann.

4.6.3 Polymorphe Lichtdermatose

Die polymorphe Lichtdermatose wird im Alltag zumeist als **Sonnenallergie** bezeichnet. Es handelt sich um eine definitionsgemäß durch Sonnenlicht ausgelöste Hauterkrankung, die sehr vielgestaltig (polymorph) aussehen kann.

Krankheitsentstehung

Auslöser ist angeblich der **UV-A-Anteil**, evtl. auch das UV-B des Sonnenlichts. Auffallend an dieser Dermatose ist, dass man sie früher überhaupt nicht kannte und dass sie seit Jahren immer häufiger wird. Als mitverursachende Faktoren hat man verschiedene Zusätze in Kosmetika oder Sonnencremes in Verdacht.

HINWEIS DES AUTORS

Angesichts derartiger, sozusagen offizieller Definitionen muss allerdings klar sein, dass die eigentliche Ursache nicht im UV-Anteil, sondern in diesen chemischen Faktoren zu suchen ist, die durch das UV-Licht lediglich potenziert bzw. möglicherweise erst dadurch in ihre aktive und schädigende Form umgewandelt werden. Dabei liegt der wahre Zusammenhang auf der Hand: In früheren Zeiten setzte sich der Mensch ungeschützt, zumindest kurzfristig, der Sonnenstrahlung aus. Seit er aber davon in Kenntnis gesetzt wurde, dass die Sonne etwas ungemein Schädliches darstellt, behaftet mit lebensgefährdenden Risiken, geht er nicht mehr ohne dicke Schutzschichten, randvoll gepackt mit chemischen Inhaltsstoffen, an den Badestrand oder auch nur auf den Wanderweg. Sofern er sich dabei eine Lichtdermatose einhandelt, zeigt dies sehr folgerichtig, dass die Sonne noch schlimmer zu sein scheint als ohnehin schon befürchtet.

Symptomatik

An sonnenexponierter Haut entstehen, zumeist zu Beginn der Badesaison im Frühsommer, rote **Flecken**, **Bläschen** oder **Papeln** oder plateauartige Erhebungen der Haut (Plaques), im Einzelfall auch **urtikarielle Effloreszenzen** (➤ Abb. 4.56). Die Hauterscheinungen entstehen etwa 24 Stunden nach einer der ersten Sonnenexpositionen. Im Verlauf des Sommers können sie jeweils nach intensiver Insolation (Sonnenbestrahlung) rezidivieren. In den meisten Fällen allerdings verschwinden die Effloreszenzen nach einer ersten Bräunung der Haut.

Therapie

Die wesentliche „Therapie" besteht aus der **Prophylaxe**, für die Vitamine und Lichtschutzcremes in Frage kommen:

- Oral substituiertes **β-Carotin** scheint in hoher Dosierung einen Schutz aufzubauen, indem es sich in die Haut einlagert und die UV-Strahlung absorbiert. Dies ist bei einer Einnahme über einige Wochen problemlos, sollte aber nicht über Monate und Jahre fortgeführt werden.
- Auch hinsichtlich **B-Vitaminen** wird eine Schutzwirkung behauptet. Nachgewiesen wurde der Schutzeffekt, v.a. auch hinsichtlich der Entstehung von Sonnenbränden, für die Kombination aus den antioxidativ wirkenden Vitaminen C und E (z.B. Evina®).
- Bei den ebenfalls prophylaktisch wirksamen **Lichtschutzcremes** mit hohem Schutzfaktor sind ausschließlich solche ohne Konservierungsmittel, Duft- und Farbstoffe oder Emulgatoren zu wählen, weil die Lichtdermatose andernfalls sogar verstärkt werden kann.

HINWEIS DES AUTORS

Inzwischen gibt es eine Studie, die einen Zusammenhang zwischen einer **Darm-Dysbiose** und dem Auftreten einer Sonnenallergie nachweist, indem eine Verbesserung der Darmflora z.B. mit Mutaflor® bzw. durch eine korrekt durchgeführte Darmsanierung einschließlich Mutaflor® (➤ Fach Verdauungssystem) bereits einen prophylaktischen Effekt gegen ihr Auftreten erzeugt. Dies steht in Übereinstimmung mit der immer wieder bestätigten Tatsache, dass die Dysbiose einschließlich der hier vorhandenen Candidapilze **jegliche allergische Reaktion verstärkt**. Es kann zusätzlich als weiterer Hinweis darauf verstanden werden, dass das UV-A der Sonne nicht den eigentlichen pathogenetischen Faktor darstellen kann, denn die Sonneneinstrahlung auf der Haut ändert sich nicht bei Abweichungen der Darmflora. Andererseits aber entscheidet die Darmflora sehr wohl darüber, ob einzelne Anteile der chemischen Schutzschichten allergen wirksam sind oder eben nicht.

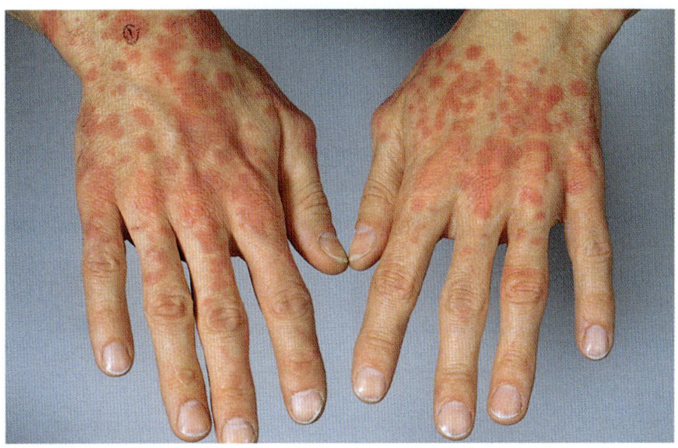

Abb. 4.56 Polymorphe Lichtdermatose: in lichtexponierter Haut kleinfleckige, rundliche Erytheme an beiden Handrücken und Unterarmen, zum Teil konfluierend. Über den Grundphalangen auch kokardenförmige Umwandlung. [M174]

Ist die Dermatose bereits entstanden, wird man um **Glukokortikoidcremes** für einige Tage kaum herumkommen.

4.7 Toxische und allergische Ekzeme

4.7.1 Kontaktekzem

Kontaktekzem und Kontaktdermatitis sind synonyme Begriffe. Oft benennt man aber auch die **akute** Entzündung als **Dermatitis** und die chronische Form als Ekzem.

Krankheitsentstehung

Ihrem Namen entsprechend entsteht diese Ekzemform nach direktem Kontakt mit einem hautschädigenden (toxischen) *oder* allergisierenden Agens. **Toxische Noxen** sind:

- Säuren
- Laugen
- chemische Substanzen, denen man u.a. im Rahmen des Berufs ausgesetzt ist

Derartige Substanzen lösen bei allen oder wenigstens bei der Mehrzahl der Exponierten eine Dermatitis aus, wobei Laugen das Gewebe zumeist stärker schädigen als Säuren.

Im Gegensatz dazu entstehen die **allergischen Kontaktekzeme** nur bei prädisponierten Personen im Rahmen einer pathologischen Immunitätslage, zumeist als sog. allergische Reaktion (➤ Abb. 4.57) vom verzögerten Typ (Typ IV), bei der nach dem Allergenkontakt 2–3 Tage bis zur sichtbaren Hautreaktion vergehen.

MERKE

Ein **allergisches Kontaktekzem** entsteht **niemals beim ersten Kontakt** mit dem Agens, weil jeder Hautreaktion eine Allergisierung vorausgehen muss. Die entzündliche Reaktion kann also frühestens nach Tagen bis wenigen Wochen in Erscheinung treten. Zahlreiche Substanzen werden jedoch über Monate und Jahre problemlos vertragen, bis dann irgendwann eine Sensibilisierung eingetreten ist und die Dermatitis entsteht. Das übliche Argument der Patienten, diese Salbe oder jenes Schmuckstück komme als Verursacher der Effloreszenzen nicht in Frage, weil man es bisher immer problemlos vertragen habe, hat also keine Gültigkeit.

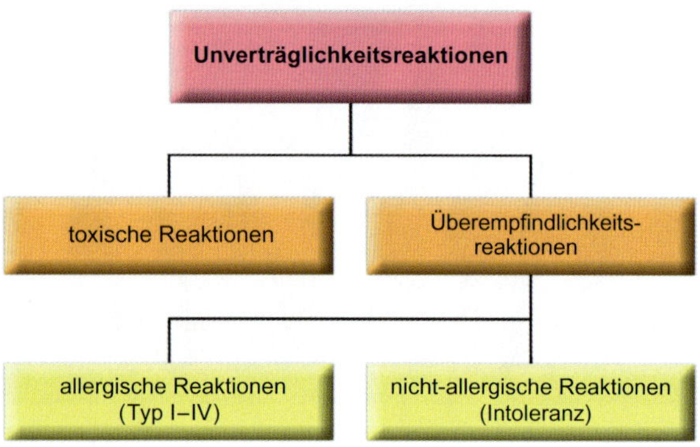

Abb. 4.57 Überempfindlichkeitsreaktionen [M174]

Die wichtigsten **Allergene** sind:

- Metalle: Nickel, Chromverbindungen
- Textilien bzw. die ungezählten, darin enthaltenen Substanzen
- Lokaltherapeutika: Kosmetika, Konservierungsmittel
- pflanzliche Inhaltsstoffe u.a. aus Primeln, Blumenzwiebeln, tropischen Hölzern, Gewürzen, Gemüsen und Früchten

Die Mehrzahl dieser Allergene kann auch über eine **intestinale Aufnahme** allergische Hauterscheinungen verursachen – in diesem Fall dann eher generalisiert oder auch bevorzugt an den Extremitäten (➤ Abb. 4.58). Besonders häufig betroffene Berufsgruppen sind Friseure und Bäcker.

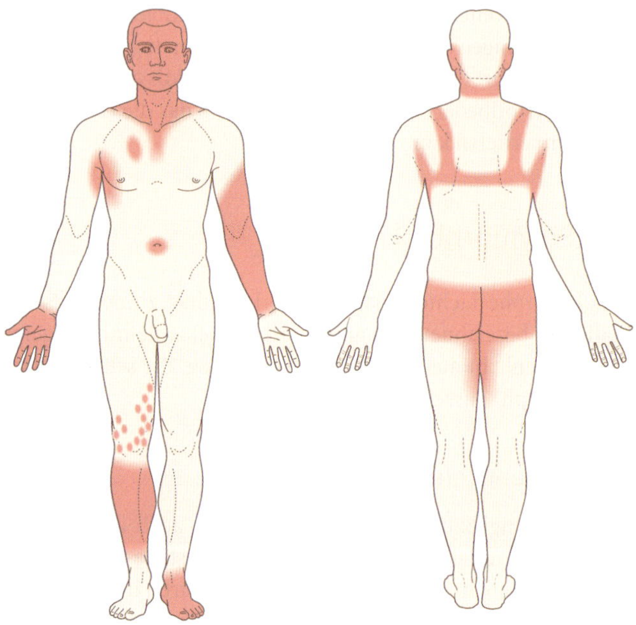

Abb. 4.58 Lokalisation allergischer Reaktionen [E273]

Symptomatik

Eine Kontaktdermatitis kann wie eine polymorphe Lichtdermatose sehr **vielgestaltig** sein – von geröteter, ödematöser Haut mit Bläschen und Papeln bis hin zu nässenden Erosionen, Krusten oder schuppenden Effloreszenzen (➤ Abb. 4.59, ➤ Abb. 4.60, ➤ Abb. 4.61) –, beschränkt sich aber in der Regel auf den Ort des direkten Allergenkontakts mit höchstens einzelnen Streuherden in dessen Peripherie (➤ Abb. 4.62). Die Herde können schmerzen, brennen oder jucken.

Diagnostik

Ein Ekzem direkt unter dem Metall oder dem Lederband der Armbanduhr ist leicht einzuordnen. So manches Mal sind allerdings kriminalistische Fähigkeiten gefragt, um die **Ekzemursache** zu finden. Dabei kann zur grundsätzlichen Unterscheidung toxischer von allergischen Ursachen hilfreich sein, dass man bei allergischen Typ-4-Manifestationen häufig Streuherde in der Umgebung findet, die es bei toxischen Einwirkungen nicht gibt. Bleiben einige wenige

Möglichkeiten übrig, wird man einen **Weglassversuch** starten müssen. Einfacher und schneller geht es, wenn man eine zuverlässige **„biologische" Testmethode** verwendet (z.B. Tensor, Kinesiologie). Die schulmedizinischen Testmethoden wurden in den vergangenen Jahren ständig ausgeweitet und verfeinert und bieten inzwischen ein umfangreiches Spektrum und ein hohes Maß an Genauigkeit. Durchgeführt werden die Epikutan- bzw. Intrakutantestung überwiegend vom Dermatologen.

Bei der **Epikutantestung** (➤ Abb. 4.63) werden auf dem Rücken oder an den Unterarmen des Patienten verschiedenste in Frage kommende Substanzen in Form von Testpflastern aufgeklebt und

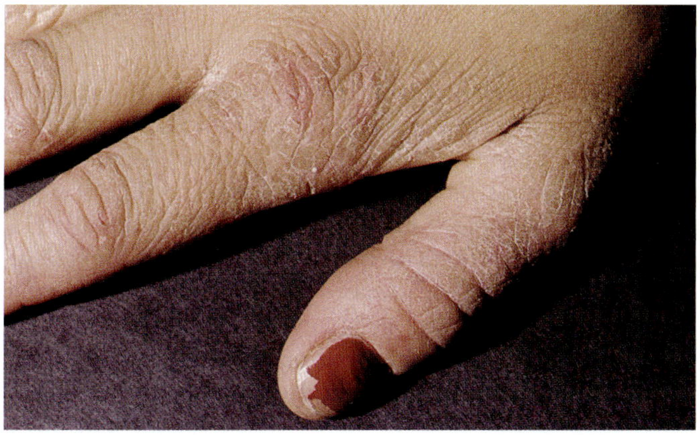

Abb. 4.59 Kontaktdermatitis: schwache, unscharf begrenzte Rötung, Schuppung und beginnende Rhagadenbildung am rechten Daumen und Zeigefinger. Die Haut ist insgesamt verdickt mit Vergröberung des Faltenreliefs (= Lichenifikation). [M174]

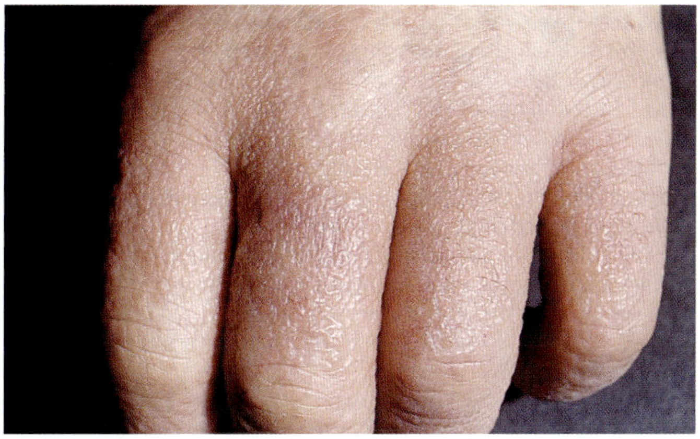

Abb. 4.60 Allergisches Kontaktekzem: unscharf begrenzte, flächenhafte Rötung mit dicht stehenden Vesikeln an der Streckseite der Finger und an den Handrücken [M174]

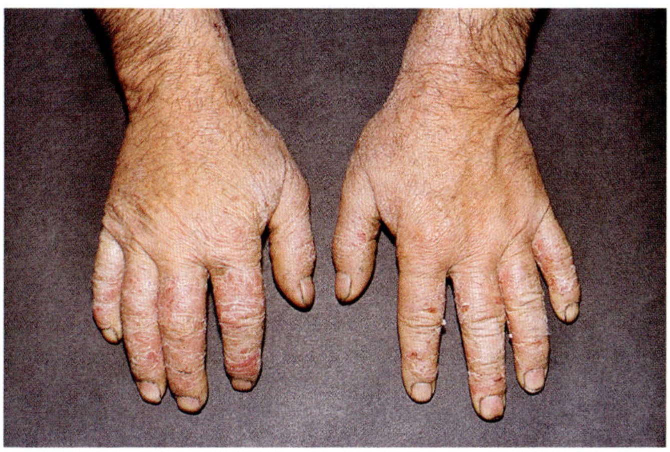

Abb. 4.61 Chronisches Kontaktekzem. An beiden Händen ist die Haut der Finger und Handrücken mit Übergang auf die Unterarme entzündlich gerötet, schuppend, verdickt und zeigt stellenweise Erosionen und Rhagaden. Unscharfe Begrenzung. [M174]

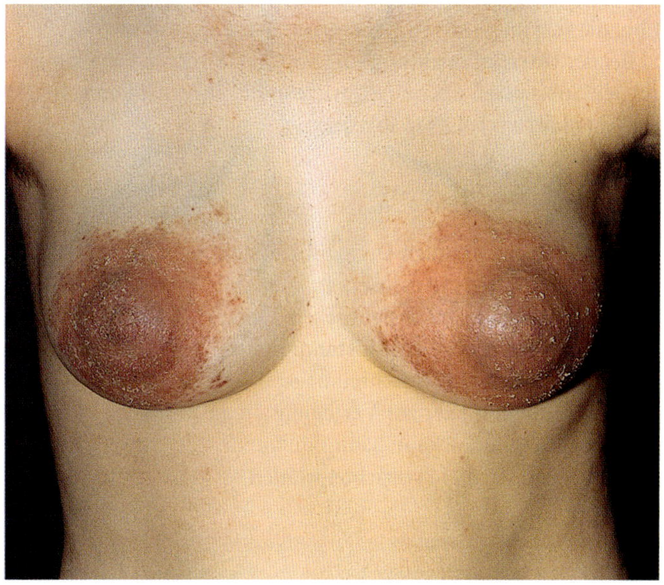

Abb. 4.62 Allergisches Kontaktekzem (Salbe): beidseitig flächenhafte, unscharf begrenzte Rötung mit Schuppung, zahlreiche Erosionen und einzelne Bläschen an Mamillen, Warzenhof und Umgebung. In der Umgebung sowie am Dekolleté papulovesikulöse Streuherde. [M174]

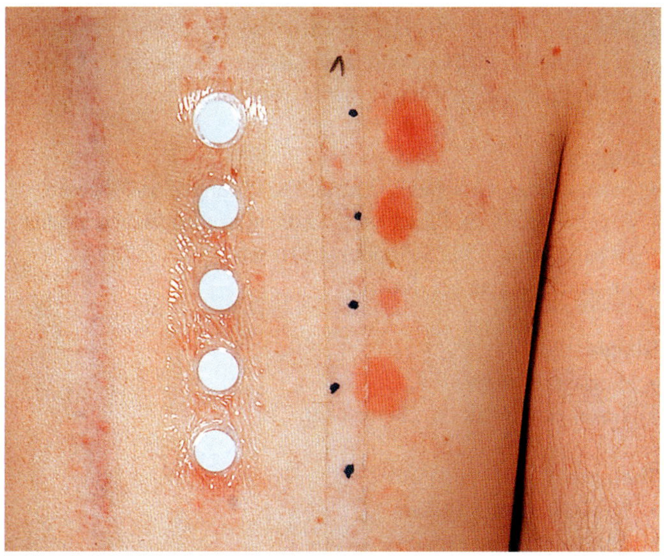

Abb. 4.63 Epikutantestung bei allergischem Kontaktekzem: Testreaktionen 1, 2 und 4 eindeutig positiv, 5 negativ, 3 fraglich [M174]

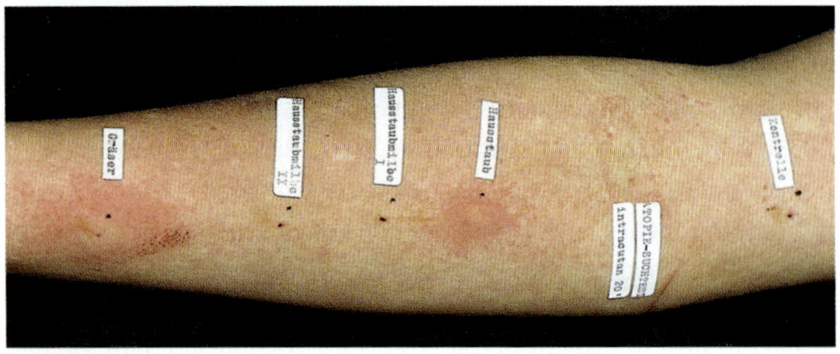

Abb. 4.64 Intrakutantest: positive urtikarielle Testreaktionen mit Pseudopodienbildung auf Hausstaub sowie Gräserpollen [M174]

24 Stunden belassen. Danach wird das Ergebnis anhand der Reaktion, die sich im positiven Fall ergeben hat, ausgewertet.

Bei der **Intrakutantestung** (➤ Abb. 4.64) werden die allergisierenden Substanzen über eine Spritze in die Lederhaut eingebracht und ebenfalls am Folgetag abgelesen.

Therapie

Die Therapie einer akuten Dermatitis besteht neben dem **Weglassen des** (vermuteten) **Auslösers** in ausgeprägten Fällen in **Glukokortikoid-Externa**. Zur systemischen Therapie gibt man moderne, kaum noch sedierende **Antihistaminika** wie z.B. Cetirizin. Diese Präparate sind nicht verschreibungspflichtig und stehen damit auch dem Heilpraktiker zur Verfügung. In ausgeprägten Fällen allergischer Reaktionen kann häufig auf kurzfristige orale Gaben von Glukokortikoiden nicht verzichtet werden.

Zusammenfassung

Kontaktekzem

Ursachen

- toxisch: Chemikalien, Säuren, Laugen
- allergisch: Metalle (Nickel, Chrom), Textilien und ihre Farbstoffe, Kosmetika für Haut und Haare, Konservierungsmittel, Duftstoffe, Pflanzen, Gewürze, Früchte, Nüsse

Symptome

- polymorphes Aussehen: entzündliche Rötungen und Ödeme, Papeln, Quaddeln, Bläschen, Erosionen, in chronischen Stadien Hyperkeratosen mit Schuppung, Krusten
- Brennen, Schmerzen, Juckreiz

Diagnostik

- Weglassversuche
- Testungen (Hautarzt, „Bioresonanz“)

Therapie

- Weglassen des Auslösers
- Antihistaminika
- Glukokortikoide lokal oder systemisch, Berufswechsel (Friseur, Bäcker)

4.7.2 Atopisches Ekzem (Neurodermitis)

Das atopische Ekzem (= **Neurodermitis**, **endogenes Ekzem**, **atopische Dermatitis**) ist eine atopische Hauterkrankung, die in der Regel kombiniert mit einer **Schwäche des Immunsystems**, also z.B. häufigen Infekten einhergeht. In der Anamnese erfährt man von rezidivierenden Anginen, manchmal bis ins Erwachsenenalter hinein, Nebenhöhlenentzündungen oder Otitis media jenseits des Kindesalters. Nicht so selten bestehen gleichzeitig weitere allergische Erkrankungen bis hin zum Asthma bronchiale, oder sie kommen im Laufe des Lebens dazu. Die **Familienanamnese** hinsichtlich allergischer Erkrankungen ist in aller Regel **positiv**. Insgesamt liegt die Wahrscheinlichkeit für ein Kind zweier atopischer Elternteile, an einer allergischen Manifestation zu erkranken, bei weit über 50 %. Manifestiert sich die Atopie bei beiden Elternteilen als atopische Dermatitis, sind es sogar 80 %.

EXKURS

Die prozentuale **Häufigkeit allergischer Erkrankungen** nimmt in der westlichen Bevölkerung seit vielen Jahren immer weiter zu, während sie in den **Entwicklungsländern konstant** auf niedrigem Niveau verharrt. Inzwischen leiden in der westlichen Welt mindestens 15–20 % aller Menschen an solchen Krankheiten. Allein von der Neurodermitis sind rund 10–15 % betroffen – wobei allerdings zu berücksichtigen ist, dass in **auffallender** und **zunehmender Häufigkeit** auch Ekzemformen wie z.B. das dyshidrotische oder seborrhoische Ekzem als Neurodermitis **fehldiagnostiziert werden**.

Die möglichen bzw. angeschuldigten **Ursachen** sind vielfältig und machen deutlich, dass die genauen Zusammenhänge noch nicht geklärt sind. Und wie immer in derartigen Fällen merkt man einzelnen Diskussionsbeiträgen an, dass sich viele dazu berufen fühlen, einen eigenen Beitrag zum Thema beizusteuern:

- Umweltfaktoren wie z.B. Dieselrußpartikel: Atopische Erkrankungen der Atemwege sind auf dem Land seltener als bei Stadtbewohnern.
- Hygienehypothese (Dreck- bzw. Urwaldhypothese): Das Immunsystem muss trainiert werden, um seine Aufgaben umfassend erfüllen zu können. **Eosinophile** Granulozyten als Teil des unspezifischen Immunsystems und spezifische **IgE**-Antikörper wurden evolutionär nahezu ausschließlich **zur Abwehr tierischer Parasiten** entwickelt. Ein Immunsystem, das diese Erreger mangels Kontakt nicht mehr zur Kenntnis nehmen kann, neigt nach dieser These eher zu Verwechslungen. Menschen in der Dritten Welt sind zu einem großen Prozentsatz chronisch oder chronisch-rezidivierend mit Würmern infiziert, sodass sich deren Immunsystem ständig damit auseinandersetzen muss. In den westlichen Ländern sind Infektionen durch Würmer oder z.B. auch durch pathogene Amöben sehr selten geworden. Ein vergleichbarer Zusammenhang findet sich auch in den westlichen Ländern selbst: Kinder, die in Städten aufwachsen, tragen ein höheres Allergierisiko als Kinder, die in ländlichen Gebieten, besonders auf Bauernhöfen leben.
  Tatsächlich reagieren „atopische Immunsysteme" im eigentlichen Sinn wahnhaft – sie verwechseln u.a. Pollen, Tierhaare, Medikamente oder Nahrungsmittel mit tierischen Parasiten, fühlen sich sozusagen von Parasiten umzingelt und produzieren **IgE** gegen alles, was ihnen fremd erscheint – auch gegen virale oder bakterielle Antigene, gegen die üblichen Immunsysteme Antikörper vom IgG-Typ erzeugen.
- vermehrtes und verändertes Auftreten neuer Allergene, erhöhte Allergenexposition
- genetische Disposition, wobei man mehrere Chromosomen im Verdacht hat
- vermehrte Beachtung und verbesserte Diagnostik

- höheres Lebensalter der Erstgebärenden
- stärkere soziale Mobilität (Emanzipation, Berufs- und Urlaubsverhalten)
- geringere Kinderzahl (kleinere Familien)
- Einfluss antiallergischer Therapie

Die **Mechanismen**, die beim einen Patienten zur Neurodermitis, beim nächsten zum allergischen Asthma bronchiale, beim dritten zu Heuschnupfen oder Urtikaria, bei manchen zu allen Erkrankungen und bei vielen zu keiner von diesen, sondern lediglich zu einer trockenen, anfälligen Haut und zu gehäuften Infekten führen, sind also bei Weitem noch nicht verstanden. Unzweifelhaft ist v.a., dass die Bereitschaft, eine atopische Erkrankung auszubilden, in die Wiege gelegt wird, also **genetisch verankert** ist. Ob und wann welche Erkrankung aber eintreten wird, hängt von zahlreichen weiteren Faktoren ab (z.B. Ernährung, familiäre Harmonie, Art der begleitenden Medizin einschließlich Operationen).

Man kann die entsprechende **Wahrscheinlichkeit**, eine Erkrankung aus dem atopischen Formenkreis auszubilden, zumeist recht gut an der **Höhe des IgE-Serumspiegels** ablesen:

- Patienten mit Urtikaria und Pollenallergiker mit Rhinoconjunctivitis allergica → 70–150 Einheiten. Patienten mit allergischen Reaktionen auf z.B. Bienen- oder Wespenstiche liegen mehrheitlich im selben niedrigen Bereich. Dies bedeutet nicht, dass man mit sehr viel höheren Serumspiegeln keinen Heuschnupfen haben kann. Es bedeutet vielmehr, dass diese Serumspiegel als Minimum für die Krankheitsbilder anzusehen sind. Lediglich bei einer isolierten Insektengiftallergie beobachtet man sporadisch noch niedrigere Serumspiegel von weniger als 70 Einheiten.
- allergisches Asthma → 200–500 Einheiten
- Neurodermitis → praktisch nie unter 200 Einheiten, häufig extreme Serumspiegel bis hin zu mehreren Tausend, meist irgendwo dazwischen

In aller Regel setzen sich die **IgE-Antikörper** aus Fraktionen gegen die verschiedensten Allergene zusammen. Besonders häufig sind solche gegen Pollen oder gegen den Kot der Hausstaubmilbe, etwas seltener gegen Tierhaare oder alle möglichen chemischen Schadstoffe einschließlich Konservierungsmittel. Überwiegend bei Asthma und Neurodermitis finden sich regelmäßig auch Allergien gegen die vielfältigsten Lebensmittel wie Fisch, Hühnerei, Getreide, Früchte, Obst und Gewürze sowie immer auch gegen Milch und/oder Weizen.

Kinder mit **sehr hohen** IgE-Serumspiegeln sind zumeist **„lymphatische" Kinder** und dies gilt auch noch für das **Erwachsenenalter**. Halslymphknoten und Tonsillen sind auch ohne akuten Infekt vergrößert. Neben einer auffallenden **Infektanfälligkeit** (oft als **rezidivierende Angina tonsillaris** und/oder **Otitis media**) besteht nicht so selten eine **chronische Rhinitis** bzw. ab der späteren Kindheit oder Jugend auch eine chronische **Sinusitis**. So mancher hat bei der Erstkonsultation bereits operative Korrekturen an den Nebenhöhlen, der Nasenschleimhaut (Polyposis) oder der angeblich verbogenen Nasenscheidewand hinter sich gebracht, um freier atmen zu können. Häufig wurden die Gaumentonsillen bereits in der Kindheit entfernt. Die Haut ist auffallend trocken **(Sebostase)**. Die seitlichen Augenbrauenpartien können ausgedünnt sein **(Hertoghe-Zeichen)**, die Handfurchen vertieft **(Ichthyosis-Hand)**; an den Unterlidern und Lippen bestehen Falten – oft erst im Erwachsenenalter. Neurodermitis-Kinder wirken missmutig und vorgealtert. In der Regel bestand, sofern sie gestillt wurden, während der Umstellung auf Flaschennahrung ein **Milchschorf** (bei nicht gestillten Kindern erst recht und auch früher), also ein Ekzem der Kopfhaut und evtl. anschließenden Gesichtshaut mit **gelblichen, krustösen Auflagerungen** (➤ Abb. 4.65). Gerade der anamnestisch eruierbare Milchschorf stellt neben einer **ausgeprägten Sebostase** den **sichersten Hinweis** auf die atopische Anlage eines Patienten dar. Ebenso ist bei einer auffallenden Infektneigung, nicht so selten bis ins Erwachsenenalter hinein, der Umkehrschluss erlaubt: Man wird nahezu ausnahmslos deutlich erhöhte IgE-Serumspiegel finden (sofern man danach sucht!).

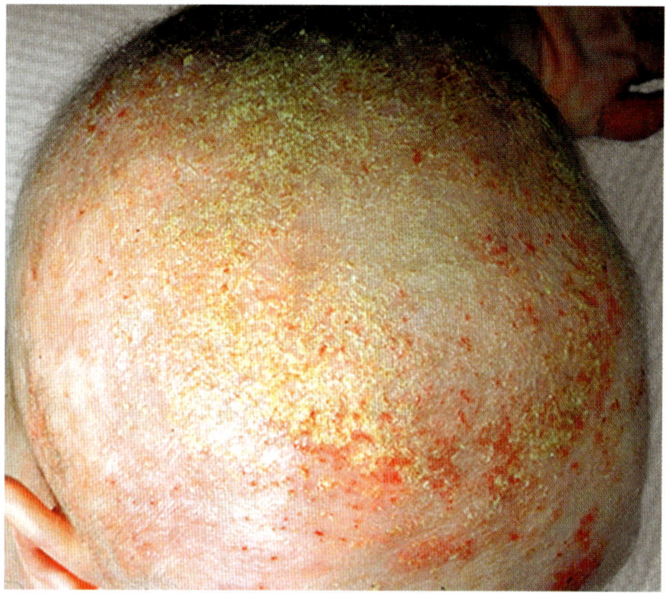

Abb. 4.65 Milchschorf [E664]

Krankheitsentstehung

Das atopische Ekzem ist eine häufig **schubweise** verlaufende, **allergische Krankheitsausprägung**, die grundsätzlich anderen atopischen Formen wie dem allergischen Asthma bronchiale, dem Heuschnupfen, der allergischen Konjunktivitis oder der Urtikaria **ursächlich entspricht**. Auch allergische **Reaktionen auf Insektenstiche** oder **Medikamente** bis hin zum anaphylaktischen Schock lassen sich hier einordnen. Im Gegensatz zu diesen Erkrankungen jedoch, die ausschließlich über spezifische IgE-Antikörper als **Typ I** der allergischen Reaktion vermittelt und durch Mastzelldegranulation ausgelöst werden, scheinen bei der Neurodermitis in geringerem Umfang **weitere Faktoren** eine Rolle zu spielen:

- So binden z.B. die **Langerhans-Zellen** der Epidermis ebenfalls IgE-Antikörper und lösen im Verein mit spezifischem Allergen, das über die Haut bzw. weit überwiegend über den Blutweg transportiert wurde, eine allergische Reaktion vom verzögerten Typ **(Typ IV)** aus, was die Ekzeme des Neurodermitikers besser zu erklären vermag. Die Allergie vom Typ I würde sich an der Haut bevorzugt als Urtikaria zeigen. Man könnte schlussfolgern, dass ein Atopiker, der evtl. bereits an einer anderen allergischen Form wie Heuschnupfen leidet, dann eine Neurodermitis entwickelt, wenn Allergene auftreten, die sowohl die Bildung von spezifischem IgE veranlassen als auch v.a. **über den Blutweg** in den Bereich der Epidermis (= Langerhans-Zellen) gelangen. Pollen oder Tierhaaren ist dies eindeutig nicht möglich, sodass derlei potenzielle Allergene zum atopischen Ekzem auch keinen Beitrag leisten können. Dagegen ist die Barriere, die in späteren Jahren eine Resorption von Peptiden und Proteinen aus dem proximalen Dünndarm weitgehend verhindert, im ersten Lebensjahr vergleichsweise durchlässig für solche Makromoleküle. Damit in Übereinstimmung fällt der **Beginn des atopischen Ekzems** beinahe regelmäßig auf die Zeit, in der nach einer möglichen Stillphase Nahrung zugefüttert wird.

Besonders stimmig wird der Zusammenhang, wenn man berücksichtigt, dass sich beim Neurodermitiker scheinbar gesetzmäßig als **Hauptallergen** entweder **Milch-** oder **Weizeneiweiß** oder **beide** nachweisen lassen – in früheren Jahrzehnten nur über Bioresonanztestungen, seit etlichen Jahren die Milchallergie auch schulmedizinisch, neuerdings endlich auch der Weizen. Damit im Einklang steht, dass eine Neurodermitis mit dem Löschen dieses Hauptallergens verschwindet, auch wenn alle möglichen weiteren Allergene von Pollen bis zum Hausstaub noch vorhanden sind (ältere Studie von Dr. Schumacher, Innsbruck).

- Die auffallend trockene Haut **(Sebostase)** des Neurodermitikers bzw. **jedes Atopikers** erklärt man sich mit einer **veränderten Zusammensetzung der Lipide** (v.a. Mangel an γ-Linolensäure) und einem dadurch gesteigerten Wasserverlust über die Hornschicht (gestörte Barrierefunktion).
- Möglicherweise spielt hinsichtlich der familiären Disposition für Erkrankungen aus dem atopischen Formenkreis das **Chromosom 6** eine Rolle, weil dort neben den HLA-Komplexen (MHC-Genen) offensichtlich auch Gene lokalisiert sind, die die Steuerung der Immunglobuline beeinflussen, also möglicherweise vorgeben, ob allergisierendes IgE an Stelle des üblichen IgG gebildet werden soll. Dies stellt allerdings bisher lediglich eine vage Hypothese dar.
- Inzwischen wurde auch auf dem **Chromosom 3** eine Mutation entdeckt, die (fraglich) zur Entstehung einer Neurodermitis beitragen könnte.
- Die T-Lymphozyten-Interleukine **γ-Interferon** und **IL-4**, die einen aktivierenden Effekt auf Makrophagen bzw. spezifische B-Lymphozyten ausüben (➤ Fach Immunologie), könnten in die Fehlsteuerung verwickelt sein, indem sie beim Atopiker vermehrt Immunglobuline vom Typ E entstehen lassen. Allerdings ist IL-4 für sich alleine genommen dazu nicht in der Lage, sodass die Fehlsteuerung eher in einer gestörten **„Zusammenarbeit"** von IL-4 mit weiteren Interleukinen wie z.B. IL-13 zu vermuten ist. Gerade die in großer Zahl statt anderer Immunglobuline gebildeten **IgE-Antikörper** sind es, die über die Mastzellen und Langerhans-Zellen das allergische Geschehen unterhalten. Beispielsweise sind beim Neurodermitiker sehr häufig sogar *bakterielle* Antikörper vom *IgE-Typ* (u.a. gegen Staphylokokken) nachzuweisen, während gesunde Menschen **ausschließlich** die **üblichen Antikörperklassen** IgM, IgG und IgA produzieren.
- Wie sehr **kongenitale Faktoren** zumindest mitentscheiden, ob eine Erkrankung aus dem atopischen Formenkreis überhaupt entstehen kann, sofern die möglicherweise notwendigen Co-Faktoren vorhanden sind, erkennt man neben der familiären Häufung auch z.B. am gleichzeitigen Auftreten einer (angeborenen) Ichthyosis vulgaris bei rund einem Drittel der Neurodermitispatienten.

Wirklich im Detail geklärt sind die Mechanismen nicht. Pauschal lässt sich bisher lediglich sagen, dass die Störung, die zur **Produktion von IgE-Antikörpern** anstelle der üblichen IgG-Antikörper führt, irgendwo zwischen der **Antigenpräsentation** durch die Makrophagen einschließlich des verwendeten MHC-Komplexes (MHC-II), den durch IL-1 gerufenen **T_H2-Helferzellen**, deren korrekter **Weitergabe** der Information an B-Lymphozyten (u.a. mittels IL-4 und IL-13) sowie letztendlich auch in deren spezifischer Erkennung des Fremdantigens und zweifelsfreier Interpretation durch eigene Rezeptoren liegen muss (➤ Fach Immunologie).

HINWEIS DES AUTORS

Die **wesentliche Ursache** der Neurodermitis wie jeder weiteren Atopie (= Allergiebereitschaft) bzw. atopischen Erkrankung besteht (nach der Heilpraktikerprüfung) mit großer Wahrscheinlichkeit, zumindest an vorderster Front, in einem angeborenen **Chromosomendefekt auf Chromosom 11.**

Der Defekt betrifft das Enzym, das die **Umwandlung der Linolsäure** in die γ-Linolensäure katalysiert **(Desaturase)**. Ist von dem Chromosomenpaar 11 lediglich ein Chromosom defekt, wird das Enzym, wenn auch in vermindertem Umfang, immerhin noch gebildet und damit auch ein Teil der benötigten γ-Linolensäure. Sind die Chromosomen beider Elternteile mit diesem Defekt versehen, steht das Enzym für seine Aufgabe nicht mehr zur Verfügung und es wird so gut wie keine Linolensäure gebildet werden können.

In der Konsequenz bedeutet das, dass bei einer heterozygoten Vererbung bei den Betroffenen in aller Regel lediglich **mildere Ausprägungen** einer atopischen Erkrankung wie z.B. **Heuschnupfen** beobachtet werden, während bei der **homozygoten** Anlage **hohe IgE-Serumspiegel** und als mögliche Ausprägung **Neurodermitis** oder **Asthma bronchiale** zu erwarten sind. Der eingangs erwähnte Vererbungsmodus des atopischen Ekzems weist auf diesen Zusammenhang hin: Elternteile mit atopischer Dermatitis tragen ihre Anlage stets homozygot, sodass sämtliche Nachkommen eines homozygoten Eltern-**Paares** ebenfalls homozygot sein müssen. Damit geht die Wahrscheinlichkeit für Neurodermitis und/oder Asthma bronchiale bei den Kindern gegen 100 %, soweit der „Vater" der Vater ist.

EXKURS

Linolsäure ist eine essenzielle (lebensnotwendige), zweifach ungesättigte Fettsäure mit 18 C-Atomen, die überwiegend nur in pflanzlichen Ölen enthalten ist. Ihre eminente Bedeutung für den menschlichen Stoffwechsel v.a. im Hinblick auf den Arachidonsäure-Stoffwechsel und ihr prozentual großer Anteil in pflanzlichen Ölen führte im Verein mit weiteren Zusammenhängen zu der Empfehlung, mehr pflanzliche als tierische Fette zu verzehren. Der Linolsäure-Tagesbedarf ist vergleichsweise hoch und liegt bei 10–15 g (1 Esslöffel).

Nach ihrer Aufnahme in den Körper entsteht aus Linolsäure in zahlreichen Geweben **γ-Linolensäure**. In zahlreichen weiteren Zwischenschritten werden schließlich ein Teil der Prostaglandine (u.a. PgE_2) sowie Substanzen mit großer Bedeutung für die Haut oder auch für das Immunsystem (Leukotriene, Funktion der T-Zellen) gebildet. Alle weiteren Umwandlungsschritte bis zu diesen Endprodukten scheinen nach heutigem Wissen auch beim Atopiker ungestört zu sein.

γ-Linolensäure ist in der Natur recht selten: Sie kommt in geringen Mengen z.B. in Stachel- oder Johannisbeeren, Schwarzkümmel- oder Distelöl und der Meeresalge Spirulina vor. Höhere Anteile finden sich im **Samenöl** der Nachtkerze (knapp 10 %) oder in dem von Borretsch (20 %; **nicht** in der *pflanzlichen Droge*!). Bei Walnussöl kann man etwas inkonstant mit 3–5 % rechnen. Relativ hoch konzentriert ist γ-Linolensäure auch in der **Muttermilch** (sofern die Mutter nicht selbst vom Enzymdefekt betroffen ist!), während Kuhmilch frei davon ist.

MERKE

Dass γ-Linolensäure in der Muttermilch enthalten ist, bestätigt, warum langes Stillen den Säugling eine gewisse Zeit vor allergischen Erscheinungen schützt, warum dies aber eben nicht immer der Fall ist (Chromosomendefekt der Mutter). Gestillte Kinder entwickeln ihre Neurodermitis in der Regel ebenfalls, aber doch sehr viel später als die nicht gestillten.

Durch die **fehlende γ-Linolensäure** entsteht ein Defizit in der Zusammensetzung bzw. Funktion von Haut und Schleimhäuten, der glatten Muskulatur von Bronchien und Blutgefäßen (v.a. durch ein Missverhältnis bei Prostaglandinen und Leukotrienen), in der Abstimmung des Immunsystems (IgE, T-Lymphozyten) sowie weiteren Organen wie Gebärmutter oder Prostata. Mögliche Folgen neben den bereits erwähnten sind also auch arterielle Hypertonie, Dysmenorrhö, Bronchialspasmen sowie ganz grundsätzlich eben die trockene, anfällige Haut (Sebostase). Im Vordergrund stehen, abgesehen von einer etwaigen atopischen Erkrankung, die bereits angesprochenen **rezidivierende Anginen** und **Otitiden**, die sich neben einer auffallenden **Infektneigung** durch die gesamte Kindheit ziehen, häufig mit chronisch **vergrößerten**, **zerklüfteten Tonsillen** und geschwollenen **Lymphknoten** auch dann, wenn gerade gar kein akuter Infekt besteht. Eine angemessene **Fieberreaktion** ist in der Kindheit evtl. noch möglich (nicht immer), um dann zunehmend (bei homozygoten Atopikern) ab dem jungen Erwachsenenalter abzunehmen, bis selbst bei ausgeprägten Infekten **nicht mehr gefiebert werden kann** (Mangel an PgE_2). Als weiterer wesentlicher Hinweis auf die Zusammenhänge kann gelten, dass noch im Erwachsenenalter eitrige Anginen oder sogar einmal eine eitrige Otitis media auftreten können, was man außerhalb der atopischen Bereitschaft kaum jemals sieht. Häufig entstehen rezidivierende oder chronische **Nebenhöhlenentzündungen**, meist als Sinusitis maxillaris, sowie **nasale Polypen**, welche die Nasenatmung behindern. Die Haut ist nicht nur trocken und empfindlich, sondern auch anfällig für Ekzeme, bei bestehender intestinaler Candidose z.B. für das dyshidrotische Ekzem (➤ Kap. 4.7.3).

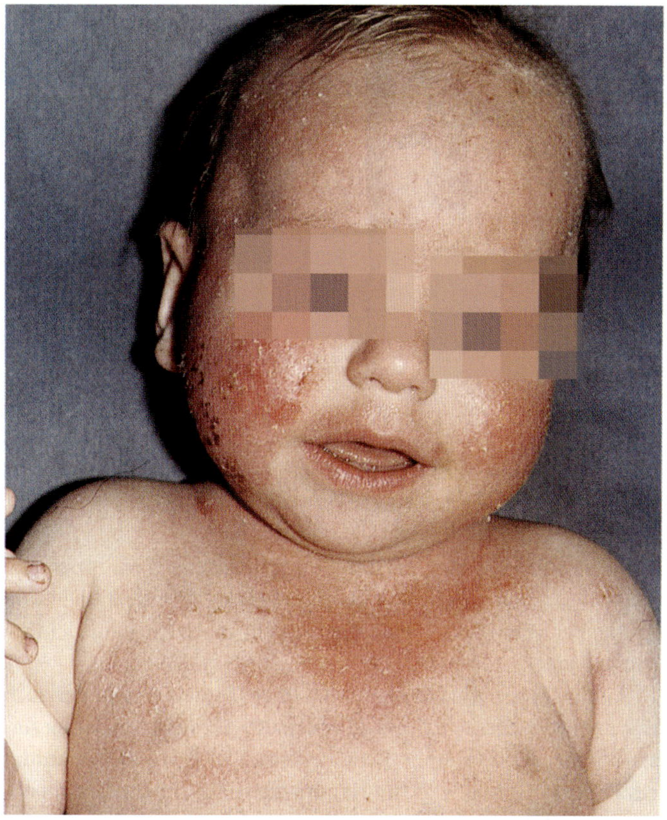

Abb. 4.66 Atopisches Ekzem beim Säugling. Das gesamte Integument zeigt in unterschiedlicher Stärke Rötung, feinlamellöse Schuppung, im Wangen- und Brustbereich auch Erosionen, zum Teil mit eitrigen Krusten belegt. [M174]

Histologie

In der befallenen Haut des atopischen Ekzems findet man die typischen Hinweise auf die beiden zugrunde liegenden allergischen Reaktionen der Typen I und IV: Dies sind zum einen auffallend **zahlreiche Mastzellen und Eosinophile** (auch **Eosinophilie** im Blut!) mitsamt einem erhöhten Histamingehalt in den entzündlichen Veränderungen. Zum anderen sind dies die für den Typ IV maßgeblichen **Infiltrationen von Makrophagen und T-Lymphozyten** in der Lederhaut, also die üblichen Zellen der Granulome beim Typ IV, wie sie u.a. bei Typhus und Tuberkulose im Zuge der zellvermittelten Abwehr entstehen. Die Epidermis ist reaktiv **verdickt**, zeigt eine **Akanthose** und **Parahyperkeratose**.

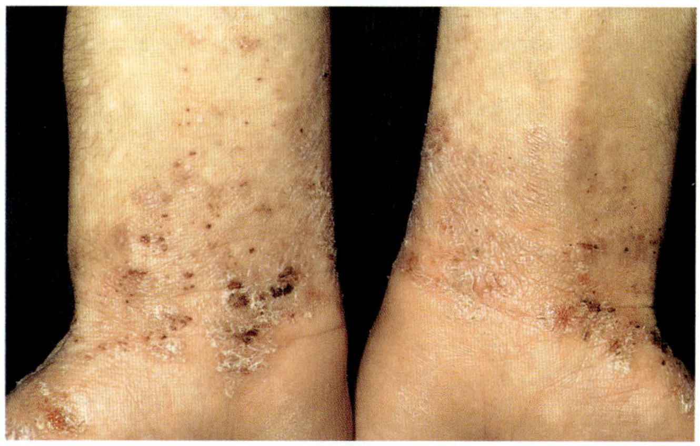

Abb. 4.67 Ekzeme: unscharf begrenzte, bräunlich tingierte Rötung mit randständig einzelnen, zentral konfluierenden Papeln, vergröberter Hautfältelung, Hautverdickung und vermehrtem Glanz (Lichenifikation) über beiden Handgelenkbeugen, rechts mit Übergreifen auf den Daumenballen. Weiterhin Exkoriationen, Schuppen sowie seröse und hämorrhagische Krusten. [M174]

Symptomatik

Effloreszenzen

Bricht das endogene Ekzem aus, zumeist **im Säuglings- oder frühen Kleinkindesalter**, erscheint es zunächst noch relativ unspezifisch mit **ekzematösen, teilweise nässenden Veränderungen** an Gesicht, **Streckseiten** der Arme und an den Händen (➤ Abb. 4.66). Der **quälende Juckreiz** (v.a. auch **nachts**) führt über ständiges Kratzen zu **bakteriellen Superinfektionen** (Impetiginisationen.

Erst **später**, meist etwa ab dem 2. Lebensjahr, entwickeln sich die typischen entzündlich geröteten, **papulösen, lichenifizierten Ekzeme** an **Ellenbeugen**, **Kniekehlen** und **Handgelenken** (➤ Abb. 4.67), die stark jucken und deswegen aufgekratzt werden. Nässen mit nachfolgender **Krustenbildung** sowie eine **hyperkeratotische Schuppung** sind häufig. Weitere **Prädilektionsstellen** sind **Gesicht** und **Hals**, Schultern und **oberer Thorax**.

Lichenifikation bedeutet ein vergröbertes, deutlich hervortretendes Hautrelief. Durch die Minderproduktion der Talgdrüsen **(Sebostase)** sowie auch der Schweißdrüsen ist die Haut daneben auch trocken und glanzlos (➤ Abb. 4.68).

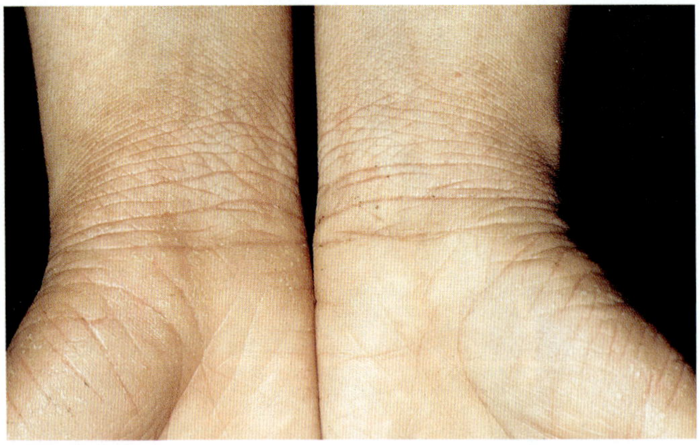

Abb. 4.68 Chronisch lichenifiziertes atopisches Ekzem: gerötete Furchen, vergröberte Hautfelderung und Hautverdickung über beiden Handgelenkbeugen und Daumenballen [M174]

Gelegentlich ist das gesamte Integument befallen. Auch die Kopfhaut kann betroffen sein. Bakterielle Sekundärinfektionen sind häufig. Bei jedem dritten Patienten besteht gleichzeitig eine Ichthyosis vulgaris (➤ Kap. 4.1.1).

Häufig klingen die Effloreszenzen in der **Pubertät**, seltener auch erst im fortgeschrittenen Erwachsenenalter ab, sodass hier eher unspezifische, rezidivierende Veränderungen wie z.B. ein **nummuläres Ekzem** (➤ Abb. 4.69) an Handrücken oder Unterarm zu beobachten sind. In diese Phase fällt dann allerdings auch die **ständige Verwechslung des dyshidrotischen**, teilweise auch des **seborrhoischen Ekzems**, wodurch einer Vielzahl von Patienten eine Neurodermitis angedichtet wird – häufig genug bei IgE-Serumspiegeln unterhalb 150 IE, wo eine Neurodermitis beim Erwachsenen absolut ausgeschlossen ist. Allerdings wird der IgE-Spiegel auch so gut

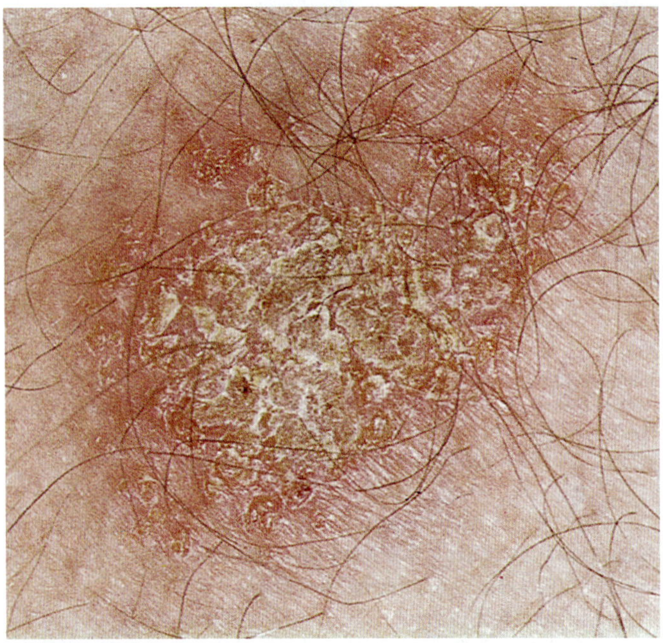

Abb. 4.69 Nummuläres Ekzem: unscharf begrenztes, ca. 2–3 cm großes ovales Erythem mit peripheren Papulovesikeln und zentralen Schuppenkrusten [M174]

wie niemals überprüft, weil die Zusammenhänge nicht verstanden werden.

HINWEIS DES AUTORS

Exazerbationen unter psychischer Belastung sind in jedem Lebensalter möglich, weshalb man hier früher sogar eine Krankheitsursache gesehen hat (*Neuro*dermitis). Unter diesem Aspekt ist eine harmonische Familiensituation für die betroffenen Kinder besonders wichtig. Eine Suche nach „dominanten Müttern oder unterdrückten Angstzuständen" hat jedoch als Bestandteil einer angemessenen Therapie **keine Berechtigung**. Die psychisch bedingte *Verstärkung* der Symptomatik darf nicht mit deren *Verursachung* verwechselt werden.

Atopie-Stigmata

Neben den typischen Effloreszenzen des atopischen Ekzems gibt es weitere Hinweise auf die Erkrankung selbst bzw. bereits auf die Neigung, daran zu erkranken (= Atopie). Dies bedeutet, dass man die atopische Genese auch bei Menschen erkennt, die bis dahin weder an Neurodermitis noch an Asthma bronchiale erkrankt sind, dies aber „bei passender Gelegenheit" jederzeit nachholen können. Die wichtigsten dieser sog. Atopie-Stigmata sind:

- die stets zu beobachtende **Trockenheit** der Haut
- **Hertoghe-Zeichen**: Ausdünnung der lateralen Augenbrauenpartien
- **Ichthyosis-Hände** und **-Füße:** vermehrte und vertiefte Furchen an Handflächen und Fußsohlen
- **Dennie-Morgan-Falte:** Verstärkung der Infraorbitalfalte
- auffallende **Gesichtsblässe**
- **weißer Dermographismus** (➤ Kap. 4.7.4).
- Die oben beschriebene **Infektneigung** einschließlich rezidivierender eitriger Tonsillitiden und/oder Mittelohraffektionen sowie Lymphknotenvergrößerungen darf als weiteres, allerdings offiziell nicht als solches definiertes „Atopie-Stigma" gelten, obwohl es nichts vergleichbar Typisches und Wegweisendes für die homozygote Form einer Atopie gibt.

Therapie

Die übliche Therapie setzt sich im Wesentlichen aus einer **Basistherapie** mit **rückfettenden** bzw. **harnstoffhaltigen** Salben und Bädern sowie einer **antientzündlichen Behandlung** mit Kortisonsalben bei Exazerbationen zusammen. Weitere Komponenten sind:

- orale **Antihistaminika** gegen den Juckreiz, wobei die „alten" sedierenden wie z.B. Fenistil® wirksamer sind als die modernen Varianten (z.B. Cetirizin)
- **Bestrahlungen** mit UVA bzw. Schmalspektrum-UVB, wie sie v.a. auch bei der Psoriasis Anwendung finden. In diesem Zusammenhang sollte auch an eine Substitution mit **Vitamin D** gedacht werden.
- das **Vermeiden allergisierender Nahrungsmittel**, soweit sie erkennbar werden
- **Klimatherapie** (Gebirge oder Meer, bevorzugt die Nordsee)
- **„psychische Begleitung"** bzw. eine möglichst harmonische familiäre Situation

Streptomyces-Bakterien, aus denen eine ganze Reihe wirksamer Antibiotika gewonnen werden kann (Erythromycin, Tetracyclin u.a.), dienen neuerdings auch der Gewinnung von **Tacrolimus** oder **Pimecrolimus**, die systemisch z.B. zur Verhinderung einer Transplantatabstoßung angewendet werden. Beim atopischen Ekzem werden sie in **Salben** eingearbeitet und wirken lokal ähnlich stark wie Glukokortikoide, aber ohne deren erhebliche Nebenwirkungen. Die Substanzen unterdrücken entzündliche Vorgänge durch Hemmung immunkompetenter Zellen sowie Interleukinen.

HINWEIS DES AUTORS

Eine angemessene **homöopathische Therapie** ist immer wertvoll, kann sogar die Symptome zum Verschwinden bringen, ändert aber an der Anlage selbst nichts. Daher sollte im eigentlichen Sinn nicht von Heilung gesprochen werden.

Heilung bedeutet Verunmöglichung eines Rezidivs und dieser Zustand kann ausschließlich durch ein Serum-IgE im unteren Normbereich erreicht werden. Die Grundlage einer tatsächlich **heilenden Therapie** besteht in der Zufuhr **ausreichender Mengen γ-Linolensäure**, die für den Atopiker zum „Vitamin" geworden ist, ohne dessen regelmäßige Einnahme eine Ausheilung nicht möglich ist. Vitaminmangelzustände wie z.B. Skorbut bei Vitamin-C-Mangel können auch nur durch Substitution des fehlenden Vitamins geheilt werden. Diese Therapie ist, abgesehen von vorübergehenden Durchfällen bei Einnahme größerer Mengen, nebenwirkungsfrei. Allerdings gibt es nur wenige Nahrungsquellen, die γ-Linolensäure in ausreichender Dosierung enthalten. Zusammengefasst kommen für eine Substitution nur die Öle aus Nachtkerze, Borretschsamen und (eingeschränkt) Walnüssen in Frage. Ammen wären sehr gut geeignet, sind jedoch außer Mode gekommen.

Das Öl aus **Borretsch** enthält pro Kapsel üblicherweise **120 mg** γ-Linolensäure, dasjenige der **Nachtkerze 40 mg**. Letzteres muss also wesentlich höher dosiert werden. Es gibt auch (teure) Mischpräparate mit z.B. 90 mg/Kapsel. Reines Borretschsamenöl ist aus Sicht des Autors wegen der enthaltenen Erucasäure nicht zu empfehlen, auch wenn deren Gehalt weit unter der empfohlenen Höchstmenge liegt. Man könnte jedoch die inzwischen sehr preiswert erhältlichen Kapseln ergänzend zu Nachtkerzenölpräparaten geben, um damit die notwendige Gesamtzufuhr zu reduzieren. Billiger als Kapseln war in früheren Zeiten Nachtkerzenöl, das es offen (in der Flasche) in der Apotheke zu kaufen gab. Allerdings gibt es inzwischen Bezugsquellen, über das Internet eruierbar, bei denen Nachtkerzenöl-Kapseln zu (gegenüber früheren Jahren) unerhört günstigen Preisen erworben werden können, z.B. 200 Kapseln für ca. 8 €. Nochmals preiswerter ist **Walnussöl**, das man beim Discounter bereits für ca. 3 €/500 ml erstehen kann. Allerdings wird es vom Autor inzwischen nicht mehr uneingeschränkt empfohlen, zumindest nicht als Monotherapie, weil der Gehalt an γ-Linolensäure unzuverlässig scheint. Jedenfalls wurden die Erfahrungen des Autors über zwei Jahrzehnte im Hinblick auf die im eigentlichen Sinn heilenden Eigenschaften der Öle ausschließlich mit denjenigen der Nachtkerze und/oder ihren Mischungen mit Borretschöl gewonnen:

- Öl der Nachtkerze (knapp 10 % γ-Linolensäure = 40–45 mg/Kapsel)
- Öl aus Borretschsamen (> 20 % γ-Linolensäure)
- Gemisch aus beidem, z.B. Biolipon 90® (90 mg γ-Linolensäure/Kapsel; neuerdings nicht mehr erhältlich)
- Walnussöl (3–5 % γ-Linolensäure)

Bei der Dosierung der Öle ist zu berücksichtigen, dass ein Säugling mit der Muttermilch einer *gesunden* Mutter etwa **180 mg** γ-Linolensäure/Tag zu sich nimmt, entsprechend 4–5 Kapseln Nachtkerzenöl. Zur Therapie eines älteren Kindes oder gar Erwachsenen sind also dem Körpergewicht entsprechend höhere Dosierungen notwendig. Für eine **optimale Dosierung** bei **homozygoten** Atopikern (IgE-Serumspiegel beim Kleinkind > 100 Einheiten, beim Erwachsenen meist > 500–1.000 Einheiten) gilt:

- Kleinkind: 1 Teelöffel Nachtkerzenöl/Tag (4,5 ml = 8–9 Kapseln = 400 mg γ-Linolensäure)
- ältere Kinder: 1 knapper Esslöffel Nachtkerzenöl/Tag
- Jugendliche/Erwachsene: 2–3 Esslöffel Nachtkerzenöl/Tag, abhängig vom Ausgangswert des IgE-Serumspiegels

Das Öl darf nicht erhitzt werden. Man kann es für Salatsoßen verwenden oder in Nahrungsmittel wie Quark, Joghurt oder Müsli. Walnussöl ist zusätzlich auch unabhängig vom schwankenden Gehalt an γ-Linolensäure sinnvoll, weil es die essenzielle Fettsäure α-Linolensäure in hoher Konzentration enthält. Nuss-Allergiker haben damit in aller Regel keine Probleme, weil ihre Allergie gegen die Proteine und nicht gegen das Öl der Nüsse gerichtet ist. Die Dosis wird beibehalten, bis der IgE-Spiegel 20–30 Einheiten (beim Erwachsenen) nicht mehr überschreitet. Anschließend kann die Zufuhr der γ-Linolensäure deutlich eingeschränkt, jedoch nicht beendet werden, denn die Desaturase bleibt weiterhin defekt.

Zur **Ausheilung** einer Neurodermitis, eines Asthma bronchiale oder Heuschnupfens reicht beim Kind die alleinige Zufuhr von γ-Linolensäure vollkommen aus. Die Haut wird nach einigen Monaten regelmäßiger und ausreichend dosierter (!) Einnahme bereits wesentlich gebessert, der IgE-Spiegel sinkt meist innerhalb eines Jahres auf die Hälfte oder sogar darunter und erreicht spätestens nach wenigen Jahren den Normbereich. Beim Erwachsenen mit jahrzehntelanger Vorgeschichte ist die völlige Ausheilung schwieriger zu erreichen und bedarf zumeist einer begleitenden ausleitenden Therapie, unter Einschluss einer **Darmsanierung** (➤ Fach Verdauungssystem). Dieselbe empfiehlt sich in schweren Fällen auch bei der Behandlung von Kindern, weil die **Krankheitssymptome** allein dadurch **deutlich gebessert** werden, sodass bis zum Ansprechen der ursächlichen Therapie Zeit gewonnen wird. Natürlich spricht bei Bedarf überhaupt nichts gegen begleitende, allgemein übliche Therapien, solange das Ziel noch nicht erreicht ist. Sofern man homöopathisch therapiert, sollte man mit Glukokortikoiden (auch als Externa) sehr zurückhaltend sein.

Die **Zeitdauer** bis zur vollständigen und dauerhaften Ausheilung einer Neurodermitis ist abhängig primär vom **Ausgangsspiegel des IgE** und sekundär von der **Dosierung** der γ-Linolensäure. Bei **sehr hohen** Ausgangsspiegeln kann dies im Einzelfall etliche **Jahre** dauern, wodurch die begleitende Therapie z.B. durch eine oder wiederholt lege artis durchgeführte Darmsanierungen einen besonderen Stellenwert erhalten, weil die Patienten die Therapie andernfalls nicht mittragen. Es gibt eine kleinere Anzahl von Studien mit Borretsch- bzw. Nachtkerzenöl, u.a. auch in den Leitlinien erwähnt und überwiegend als wenig wirksam beurteilt, die daran kranken, dass entweder die verwendete Dosis von vornherein unwirksam sein musste oder die, weit überwiegend, über viel zu kurze Zeiträume durchgeführt wurden. Damit handelte es sich weit überwiegend um Studien, die man sich genauso gut hätte sparen können.

Zusammenfassung

Atopisches Ekzem (Neurodermitis)

Sehr häufige Erkrankung aus dem atopischen Formenkreis

Ursache

- Fehlsteuerung des Immunsystems, das auf eine Vielzahl von Substanzen – auch normale Nahrungsbestandteile oder virale und bakterielle Erreger – mit der Bildung von IgE-Antikörpern reagiert

Symptome

- entzündliches Bild an den Beugeseiten der Extremitäten, an Gesicht und Hals und weiteren Lokalisationen, das histologisch ei-

nem Gemisch aus allergischen Komponenten vom Typ I und vom Typ IV entspricht: entzündliche nässende Rötungen und Schwellungen, Krustenbildungen, Hyperkeratose mit Schuppungen, Impetiginisationen, Lichenifikation, starker Juckreiz
- sehr trockene Haut (Sebostase)
- verminderte Schweißbildung
- weißer Dermographismus

Therapie
- fettende Externa, Panthenolsalben beim Kind, Harnstoffsalben beim Erwachsenen, Glukokortikoide, Tacrolimus
- eventuell Bestrahlung mit Schmalspektrum-UVB bzw. Substitution von Vitamin D
- wichtigste Therapie nach der Heilpraktikerprüfung: γ-Linolensäure in hoher Dosierung, Darmsanierung, Homöopathie

4.7.3 Dyshidrotisches Ekzem

Krankheitsentstehung

Das dyshidrotische Ekzem der **Hände**, seltener auch **Füße**, wurde und wird nach üblicher Lehrmeinung, teilweise auf dem Boden einer **vermehrten Schweißbildung, durch Kontaktallergene** verursacht. Auch nach lokalen **Pilzinfektionen** wird regelmäßig gefahndet. Allerdings ist seit etlichen Jahren eine erstaunliche Entwicklung zu beobachten: Es wird nicht mehr „gefahndet". Vielmehr wird das Ekzem in für den Autor unfassbarem Umfang **als Neurodermitis fehldiagnostiziert** – ganz so, als ob das Krankheitsbild inzwischen an den dermatologischen Kliniken der Universitäten entsorgt worden wäre.

Symptomatik

Die Erkrankung beginnt mit der Bildung kleiner, intraepidermaler **Bläschen an der Innenseite der Finger** (also radial oder ulnar; ➤ Abb. 4.70) unter ausgeprägtem **Juckreiz**. Die Bläschen werden daher regelmäßig zerkratzt. In der Folge entstehen dann häufig **Ekzeme** im Bereich der Finger und des Handrückens, in weiterer Folge teilweise mit Übergreifen auf Handgelenke und Unterarme. In diesem Stadium erfolgt dann regelhaft die Verwechslung mit einer Neurodermitis. Aus diesem Grund sei an die Bedeutung der Anamnese erinnert: Ein **atopisches Ekzem** beginnt **niemals** an den Fingern (oder Zehen) in Form juckender Bläschen. Ein **dyshidrotisches Ekzem** beginnt **immer** an den Fingern (und/oder Zehen) mit radialen und/oder ulnarseitigen intraepidermalen, juckenden Bläschen.

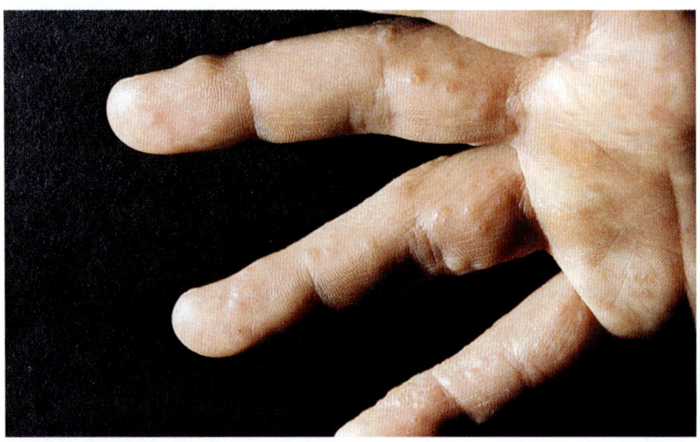

Abb. 4.70 Dyshidrotisches Ekzem: in der Haut liegende Bläschen an Beugeseiten und Seitenkanten der Finger der rechten Hand [M174]

Der **Verlauf** ist **chronisch** über Monate und Jahre, zum Teil aber auch **schubweise** mit freien Intervallen über Wochen, Monate oder Jahre. Es gibt Patienten, die nur einen oder wenige Schübe erleiden und andere, bei denen das Ekzem überhaupt nicht mehr verschwindet. **Frauen** sind sehr viel **häufiger** betroffen als Männer.

Therapie

Meist werden lokal **Kortisonsalben** angewendet. Angeschuldigte Kontaktallergene werden gesucht, gefunden und weggelassen, ohne dass sich am Verlauf etwas ändern würde. Lokale Antimykotika bleiben ohne Wirkung.

HINWEIS DES AUTORS

Ein dyshidrotisches Ekzem verschwindet ohne jede Lokaltherapie im Zuge einer **Darmsanierung** (➤ Fach Verdauungssystem) und kehrt auch nicht wieder, solange die intestinale oder vaginale Candidose nicht rezidiviert. Der Autor geht deswegen davon aus, dass es sich um ein sog. **Mykid**, also um eine allergische Reaktion auf zirkulierende Antigene der eigenen intestinalen und vaginalen Candida-Pilze handelt. Zur Therapie genügt deshalb eine sachgerecht durchgeführte Sanierung von Darm und Unterbauch. Lokale Therapien sind entbehrlich.

4.7.4 Urtikaria, Quincke-Ödem und Dermographismus

Bei der Urtikaria (Nesselsucht) handelt es sich zumeist um eine **allergische Reaktion vom Soforttyp (Typ I)** (➤ Fach Immunologie), die sich an der Haut zeigt. Sie gehört gemeinsam mit dem atopischen Ekzem, Asthma bronchiale, Heuschnupfen und der übersteigerten Reaktion auf Insektengifte zum atopischen Formenkreis. Die Urtikaria ist eine häufige Erkrankung. Man schätzt, dass etwa jeder Vierte wenigstens einmal in seinem Leben eine Urtikaria erleidet. Chronisch betroffen sind ca. 3 % aller Menschen.

Krankheitsentstehung

Ursachen gibt es viele: Besonders **häufige Auslöser** sind Nahrungsmittel, Medikamente (➤ Abb. 4.71), Umweltgifte einschließlich Konservierungsmitteln, Insektenstiche oder Kontakt zu Pflanzen, Tierhaaren oder auch nur Wasser. **Thermische oder mechanische Auslöser** bei entsprechend Disponierten (sog. physikalische Urtikaria; ➤ Abb. 4.72) sind mit einem Anteil von 10–20 % vertreten (Kälteeinwirkungen durch eiskaltes Wasser oder winterliche Außentemperaturen, Druck von Kleidungsstücken oder stumpfen Ge-

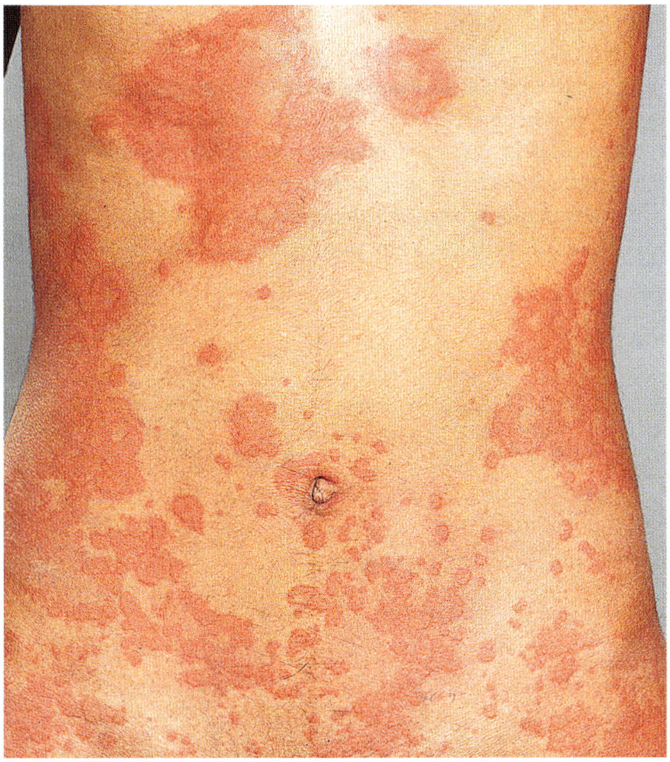

Abb. 4.71 Urtikaria (Penicillin): generalisiert-exanthematischer Befall des ganzen Körpers unter Bevorzugung des Stamms. Teils einzeln stehende runde, gerötete Quaddeln, teils durch Konfluieren großflächige, figurierte, gerötete Quaddelherde. [M174]

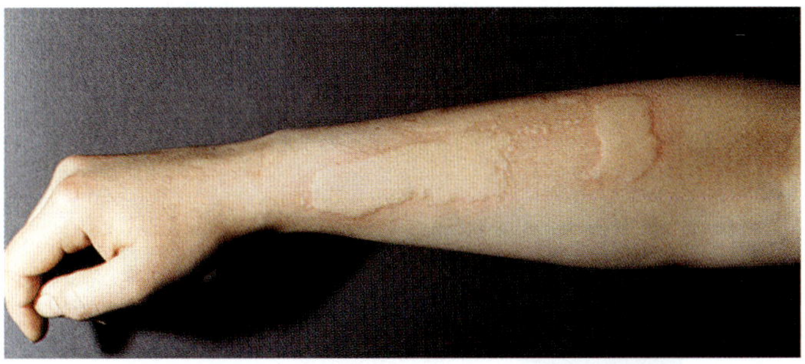

Abb. 4.72 Kälteurtikaria, ausgelöst durch Aufsetzen eines Metallgefäßes mit Eisfüllung. In bandförmiger Anordnung scharf begrenzte urtikarielle Herde auf einem zarten Erythem am rechten Unterarm. [M174]

genständen). Häufig entstehen jedoch Quaddeln **ohne erkennbare Ursache**. Manchmal wird, analog zu Asthmaanfällen, körperliche Anstrengung als Ursache angeschuldigt.

Die entstehenden Quaddeln sind das Ergebnis einer **Histaminfreisetzung** aus den Mastzellen der Lederhaut. **Auslösende Faktoren** sind:

- primär IgE-vermittelte Allergenkontakte
- Anaphylatoxine (C_{3a}, C_{5a}) des Komplementsystems
- eine nervale Übertragung (sog. Axonreflex)

Letzteres scheint der Histaminfreisetzung durch mechanische oder thermische Reize zugrunde zu liegen.

Histamin erweitert am Ort seiner Freisetzung die präkapillären Arteriolen, was über die vermehrte Durchblutung zu einem **Erythem** führt. Die gleichzeitige Erweiterung der Kapillaren verursacht in Verbindung mit ihrem Durchlässigwerden für Serum ein **Ödem**, das noch dadurch verstärkt wird, dass Histamin zwar Kapillaren und präkapilläre Arteriolen erweitert, die postkapillären Venolen aber verengt, sodass ein **Abflussstau** entsteht. In dem wenig nachgiebigen, kollagenfaserreichen Bindegewebe von Stratum papillare und Stratum reticulare verbleibt das Ödem an Ort und Stelle. Der entstehende Druck auf die Blutgefäße mit zunehmend verminderter Durchblutung führt dann dazu, dass die Quaddel zumeist von heller, gelblicher Farbe ist, während die Randgebiete durch die vermehrte Durchblutung ohne wesentliches Ödem rötlich erscheinen (Randerythem). In seltenen Fällen ist die Erweiterung der Kapillaren so massiv, dass es zu **Blasen** oder sogar zu **hämorrhagischen Quaddeln** kommt.

Histamin löst neben seiner Wirkung auf die Blutgefäße an den corialen Nervenfaserendungen einen starken **Juckreiz** aus. Das Merkmal der einzelnen Quaddel (Urtika) ist also ein äußerst heftiger Juckreiz. Auffallend dabei ist, dass die Quaddeln nicht mit den Fingernägeln aufgekratzt, sondern mehr flächig gerieben bzw. „gescheuert" werden.

Gleichzeitig aus den Mastzellen freigesetztes **Heparin** verhindert die sonst bei Plasmaaustritt eintretende Blutgerinnung. Neu gebildete Leukotriene und Prostaglandine verstärken und modifizieren die Histaminwirkung.

Histamin wird aus den Mastzellen sehr schnell freigesetzt und entfaltet seine Wirkung innerhalb von Sekunden bis zu wenigen Minuten **(Sofortreaktion)**. Es wird aber auch recht schnell wieder abgebaut, sodass die Wirkung auf die Blutgefäße innerhalb von 20 Minuten bis zu wenigen Stunden wieder abklingt. Das Merkmal der Urtikaria ist also auch ihr zügiges Abklingen innerhalb weniger Stunden (*flüchtige* Quaddeln). Degranulierte Mastzellen benötigen zur Neusynthese ihrer Granula etliche Stunden bis zu wenigen Tagen. Ein zweiter, direkt nachfolgender urtikarieller Schub lässt also Quaddeln stets an anderer Lokalisation entstehen und niemals in demselben Hautgebiet wie zuvor.

Symptomatik

Quaddeln

Die Effloreszenzen imponieren als **kissenartige, scharf begrenzte, stark juckende Schwellungen** (Quaddeln), die vereinzelt oder disseminiert in unterschiedlicher Größe sehr schnell aufschießen und zumeist innerhalb weniger Stunden wieder verschwunden sind. Ihr Aussehen erinnert an die Quaddeln, die nach einem Kontakt mit Brennnesseln entstehen (Urtica dioica = Brennnessel). Je nach Umfang der Reaktion sind alle Quaddelgrößen (stecknadelkopf- bis handtellergroß) zu sehen.

Dermographismus

Bei manchen Menschen genügt in mechanischer Druck auf die Haut, um aus den Mastzellen Histamin freizusetzen. Diese Sonderform wird Dermographismus (Urticaria factitia, Druckurtikaria; ➤ Abb. 4.73) genannt. Geprüft wird er durch Bestreichen der Haut mit einem Stift oder Holzmundspatel.

Man unterscheidet einen Dermographismus ruber (mit roter „Schrift" oder sogar als urtikarieller Dermographismus) von einem

4

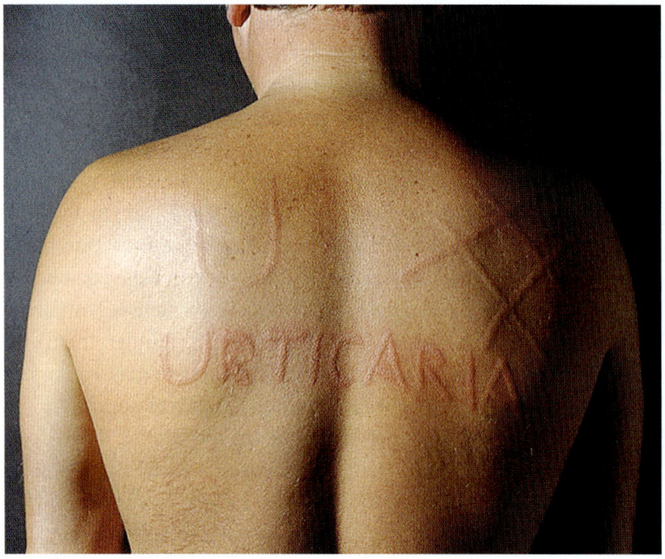

Abb. 4.73 Urticaria factitia: streifige urtikarielle Schwellung und Rötung der Haut nach mechanischer Reizung mit einem Holzspatel. Subjektiv starker Juckreiz. [M174]

Dermographismus albus (albus = weiß), bei dem weiße Streifen entstehen:

- Der **rote Dermographismus** wird als Reaktionsweise der Haut mit Mehrdurchblutung bis hin zur Quaddelbildung angesehen. Verursacht wird er teilweise durch vegetative Nervengeflechte, die den Reiz an benachbart liegende Mastzellen weiterleiten (Axonreflex). Manchmal findet man eine erhöhte Zahl an Mastzellen in der Haut (Mastozytose). Eine lediglich leichte Rötung der Haut ist im eigentlichen Sinn kein Dermographismus, sondern die **physiologische Reaktion** der Haut. Erst wenn dort, wo gedrückt wurde, juckende Quaddeln aufschießen, gilt die Reaktion als pathologisch.
- Der **weiße Dermographismus** wird mehr als Hinweis auf eine **atopische Genese** in der Folge einer neurovegetativen **Dysregulation mit Gefäßspasmen** verstanden (➤ Abb. 4.74). Das klingt gut und sehr wissenschaftlich, doch hat man damit eigentlich nur einem unbekannten Kind irgendeinen Namen gegeben.

Quincke-Ödem (Angioödem)

Eine Mastzelldegranulation nicht in der Lederhaut, sondern in der Subkutis hat keine Quaddel zur Folge, sondern eine flächige Schwellung, weil sich das Ödem im lockeren und fettreichen Gewebe besser verteilen kann. Diese **tiefere Form der Urtikaria** ist typisch für das Quincke-Ödem (= Angioödem). Es kann gleichzeitig mit urtikariellen Quaddeln, aber auch alleine auftreten. Zumeist entsteht es im Rahmen der **allergischen Sofortreaktion**, häufig auch in Verbindung mit anaphylaktischen Reaktionen, also unter Einbeziehung des Kreislaufs in das Geschehen bis hin zum anaphylaktischen Schock. Bevorzugt betroffen sind **Augenlider** (➤ Abb. 4.75), **Mund** und **Genitalien**. Juckreiz entsteht beim Angioödem nicht, weil es in der Subkutis keine Rezeptoren für Juckreiz gibt.

ACHTUNG

Sind die Schleimhäute im Bereich des Kehlkopfs betroffen (Glottisödem), besteht Erstickungsgefahr. Auch eine begleitende Bronchialspastik ist möglich.

Therapie

Im Idealfall wird die **auslösende Noxe** (z.B. Lebensmittel, Medikamente) **vermieden**. Um sie zu ermitteln, streicht man verdächtige Zutaten aus dem Speiseplan oder isst solche Nahrungsmittel, um zu sehen, ob sich die Symptome verschlimmern.

Medikamentös wirken **Antihistaminika** wie Fenistil® oder Tavegil® oder die neueren, kaum noch müde machenden wie Cetirizin

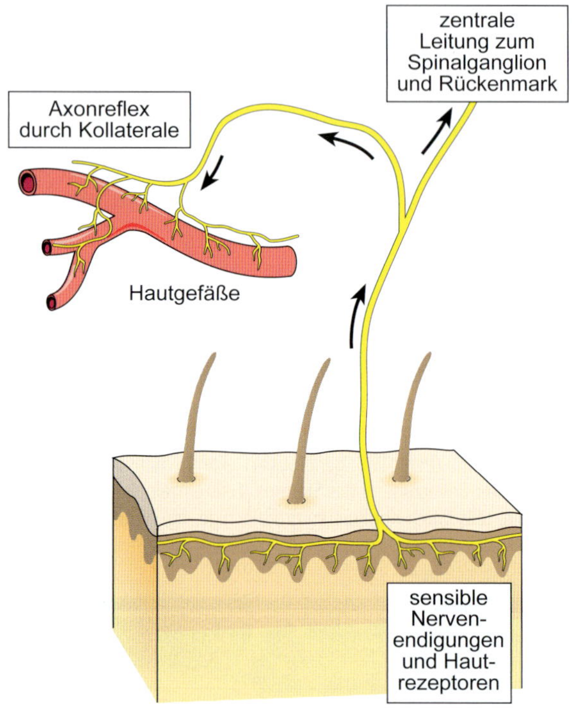

Abb. 4.74 Neurovegetative Dysregulation [L106]

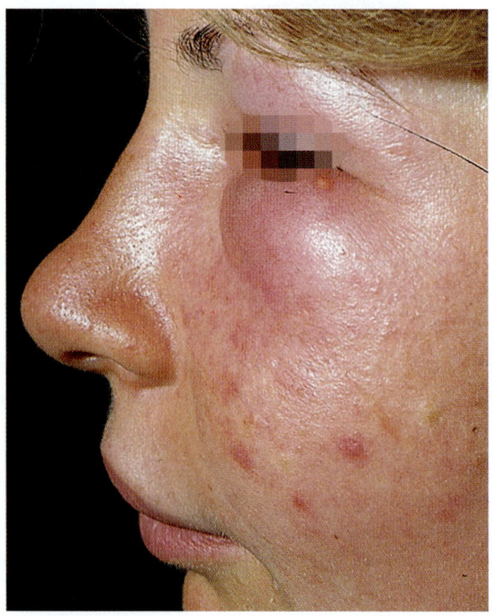

Abb. 4.75 Schwellung und stellenweise leichte Rötung der linken Gesichtshälfte mit Lidödem, Wangenödem und Oberlippenschwellung [M174]

systemisch oder lokal (auch i.v. rezeptfrei). Auch **Leukotrienantagonisten** sind im Gebrauch. In schweren Fällen werden **Glukokortikoide** benötigt.

Bei Patienten mit Kälteurtikaria helfen manchmal **Antibiotika**, sodass Bakterien offensichtlich als Verursacher in Frage kommen – evtl. über eine Fehlsteuerung des Immunsystems mit der Bildung von IgE-Antikörpern. Andererseits verschwindet eine Kälteurtikaria auch ohne Antibiotika häufig von selbst wieder.

Beim Quincke-Ödem des Kehlkopfs hilft **Adrenalin** auch als Spray (Infekto-Krupp®), das vom Patienten inhaliert oder in den Rachen gesprüht wird. Es ist allerdings verschreibungspflichtig und steht üblicherweise nicht zur Verfügung. Ist der Notarzt nicht schnell genug zur Stelle und ist der Patient bereits zyanotisch und komatös, muss eine Koniotomie durchgeführt werden (➤ Fach Atmungssystem).

Prophylaxe

Vorbeugend wirken bei der chronischen Urtikaria sowie bei allen weiteren Formen der Typ-I-Allergie Stoffe wie Cromoglicinsäure oder Ketotifen, welche die Membran der Mastzellen blockieren und dadurch ihre Degranulierung verhindern. Bei der Urticaria factitia bleiben Antihistaminika allerdings häufig ohne Wirkung. **Cromoglicinsäure** ist frei von Nebenwirkungen, wirkt aber nur lokal auf den Schleimhäuten des Inspirationstrakts (Spray), des Auges und der Nase (Tropfen) oder des Darms (Pulver), wird also nicht resorbiert. **Ketotifen** wirkt auf oralem Wege systemisch und bietet deshalb einen gewissen Schutz vor den urtikariellen Quaddeln an der Oberhaut, ist allerdings verschreibungspflichtig.

HINWEIS DES AUTORS

An die γ-Linolensäure und eine Darmsanierung (➤ Kap. 4.7.2) ist auch bei dieser atopischen Erkrankung zu denken, auch wenn sie aus schulmedizinischer Sicht häufig gar keine allergische Disposition darstellt.

Zusammenfassung

Urtikaria

Allergische Reaktion vom Typ I, Mediator ist Histamin

Auslösende Faktoren

- mechanisch, thermisch, Nahrungsmittel, Medikamente, Konservierungsmittel, Insektenstiche, Wasser

Symptome

- Quaddelbildung in der Lederhaut
- starker Juckreiz

Therapie

- Vermeidung des Auslösers
- Antihistaminika
- Glukokortikoide

Quincke-Ödem

Symptome

- entspricht im Wesentlichen der Urtikaria, aber Reaktion der Gefäße in der Subkutis mit massiven Schwellungen
- kein Juckreiz
- bevorzugt betroffen: Gesicht, Kehlkopf (Glottis), Genitalien, evtl. Bronchialspastik
- Erstickungsgefahr durch Glottisödem

4.8 Hauterscheinungen bei Stoffwechselkrankheiten

4.8.1 Xanthome, Xanthelasmen

Xanthome sind gelbliche flächige oder knotige Neubildungen, die im Rahmen von Fettstoffwechselstörungen entstehen. **Xanthelasmen** sind nur wenig über das Hautniveau erhabene, flächige, gelbliche Einlagerungen zumeist im Bereich der medialen Augenlider.

Krankheitsentstehung

Xanthome entstehen überwiegend bei familiären Hyperlipoproteinämien, v.a. bei der Hypercholesterinämie (Fredrickson Typ 2). Solange sie nicht, z.B. im Bereich von Sehnen, funktionelle Störungen hervorrufen, besitzen sie für sich genommen keinen Krankheitswert, sondern stellen lediglich einen Hinweis auf eine Fettstoffwechselstörung dar, der zur Blutuntersuchung führen sollte. Selten findet man allerdings auch Xanthome bei normalen Serumspiegeln der Blutfette.

Bei **Xanthelasmen** sind häufig keine Fettstoffwechselstörungen zu finden, sodass es sich hierbei um lokale Störungen zu handeln scheint, indem bei normalen Serumspiegeln und nur an diesen Stellen vermehrt Fette aus den Blutkapillaren austreten.

Histologie

Histologisch handelt es sich bei Xanthomen und Xanthelasmen um **Ansammlungen von Makrophagen**, welche die aus dem Serum austretenden Lipide phagozytiert haben – teilweise auch in der Form von mehrkernigen Riesenzellen (Touton-Riesenzellen). Diese Makrophagen bekommen durch die Aufbereitung für die Mikroskopie unter Herauslösen des phagozytierten Fettes große Vakuolen in ihr Zytoplasma und werden deswegen als **Schaumzellen** bezeichnet. Begleitet werden die Makrophagen von weiteren Leukozyten (v.a. T-Lymphozyten) sowie bindegewebigen Proliferationen. Entsprechende Vorgänge finden sich in den Arterienwänden bei der Arteriosklerose (= Atherosklerose) oder bei der Necrobiosis lipoidica (➤ Kap. 4.8.3), sodass hier Parallelen hinsichtlich zugrunde liegender Mechanismen und Ursachen abzuleiten sind – einschließlich der Benennung der beteiligten Makrophagen als Schaumzellen.

Symptomatik

Xanthome sind flächige (plane Xanthome) oder knotige (tuberöse bzw. verruciforme Xanthome) gelbliche Neubildungen hauptsächlich an Rumpf, Ellenbogen, Knien (➤ Abb. 4.76), Händen und Füßen. Sie entwickeln sich langsam über Jahre. Teilweise finden sie sich auch an den Handlinien oder Sehnen (➤ Abb. 4.77).

Xanthelasmen kommen besonders an den medialen Augenlidern vor (Xanthelasma palpebrarum; ➤ Abb. 4.78) und sind dort flächig und wenig erhaben. Sehr selten können sie auch einmal solitär oder zusätzlich zur Lokalisation an den Augenlidern am Rumpf auftreten.

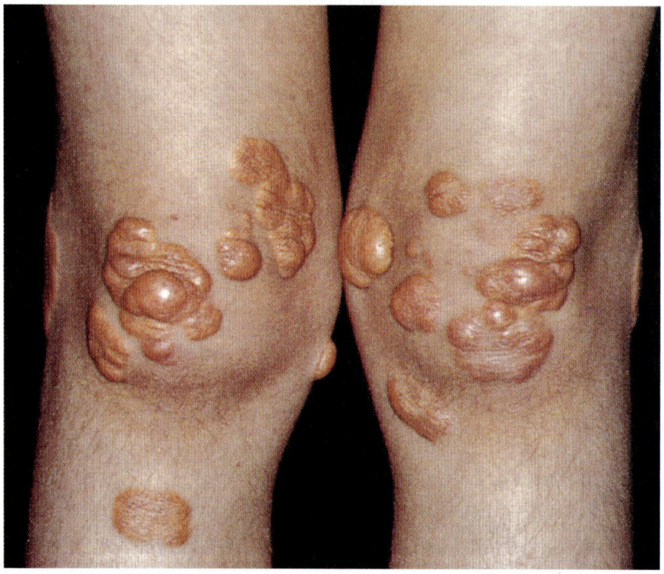

Abb. 4.76 Tuberöse Xanthome: mehrere haselnuss- bis walnussgroße, zum Teil einzeln stehende, zum Teil konfluierende, derbe, gelblich-bräunliche Knoten mit glatter, spiegelnder Oberfläche über beiden Knien. Keine entzündliche Rötung, kein Druckschmerz. [M174]

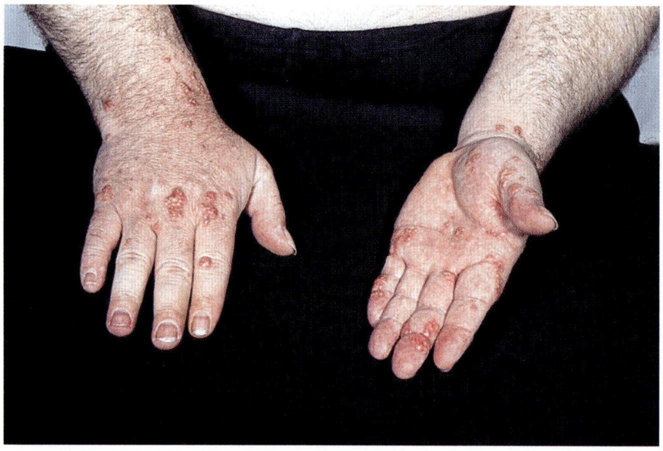

Abb. 4.77 Sehnenxanthome [R168]

Therapie

Eine teilweise Rückbildung ist bei Normalisierung des Fettstoffwechsels zumindest in frühen Stadien möglich. Kosmetisch oder im Bereich von Sehnen funktionell störende Xanthome müssen exzidiert werden.

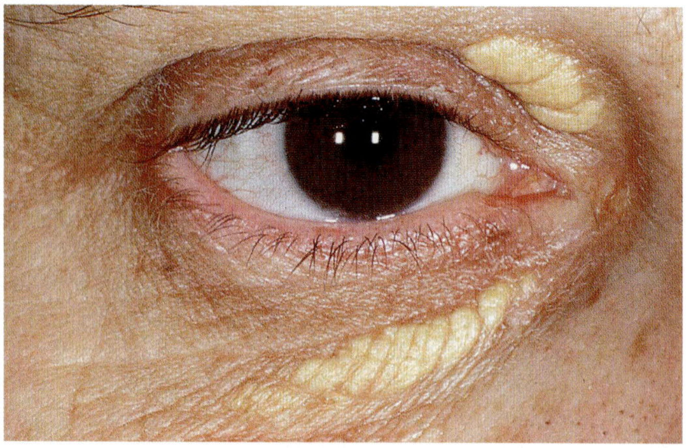

Abb. 4.78 Xanthelasmen [R246]

4.8.2 Myxödem

Krankheitsentstehung

Bei einer ausgeprägten Unterfunktion der Schilddrüse **(Hypothyreose)** über längere Zeit kommt es zum Myxödem. Dabei führt vermehrt gebildete **Grundsubstanz** (Kohlenhydrate) generalisiert oder umschrieben zur entsprechenden **Wasserbindung** mit teigigen Schwellungen.

Symptomatik

Die **teigigen Schwellungen** entstehen generalisiert, sind jedoch häufig im Gesicht und an den Extremitäten besonders deutlich zu erkennen. Die Haut ist blass, trocken und wachsartig. Die Patienten erscheinen insgesamt aufgeschwemmt (➤ Fach Endokrinologie). Typisch ist, dass sich in das Myxödem **keine Dellen** eindrücken lassen wie bei üblichen Ödemen, weil es sich nicht um eine Wasservermehrung, sondern um eine **Anreicherung von Grundsubstanz** handelt, die lediglich adäquate Mengen Wasser bindet.

Therapie

Die Veränderungen sind bei Substitution mit **Iodid** oder **L-Thyroxin** vollständig rückbildungsfähig.

EXKURS

Auch bei der **Hyperthyreose Basedow** kann es (selten) zum Myxödem kommen, dann aber überwiegend nur **prätibial und retrobulbär**. Die Ursache des Myxödems sind in diesem Fall die TSH-Rezeptor-Antikörper (TRAK), die der Morbus Basedow als Autoimmunerkrankung nicht nur gegen Schilddrüsengewebe, sondern auch gegen dermales und subkutanes Bindegewebe besonders retroorbital sowie am Unterschenkel bildet. Die Antikörper binden dort v.a. an Fibrozyten und stimulieren sie zur verstärkten Bildung von Grundsubstanz, ganz besonders GAGs (Glykosaminoglykane). Eine meist milde entzündliche Begleitreaktion ist häufig. In der Folge entstehen neben einem **Exophthalmus** mäßig gerötete, teigige bis derbe Schwellungen an **Unterschenkel** (➤ Abb. 4.79) und (manchmal) **Fußrücken**.

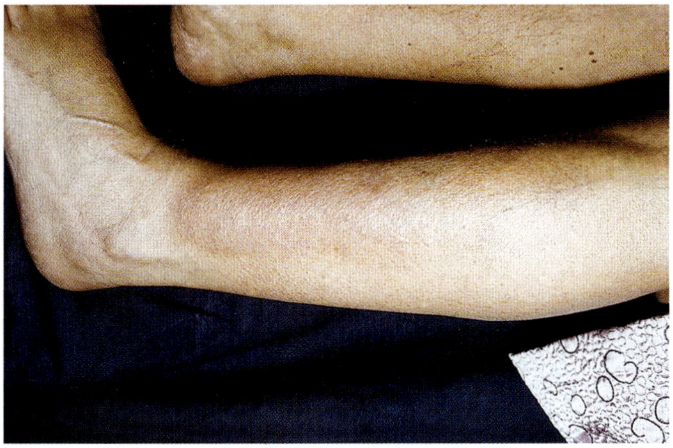

Abb. 4.79 Myxödem bei Morbus Basedow [R168]

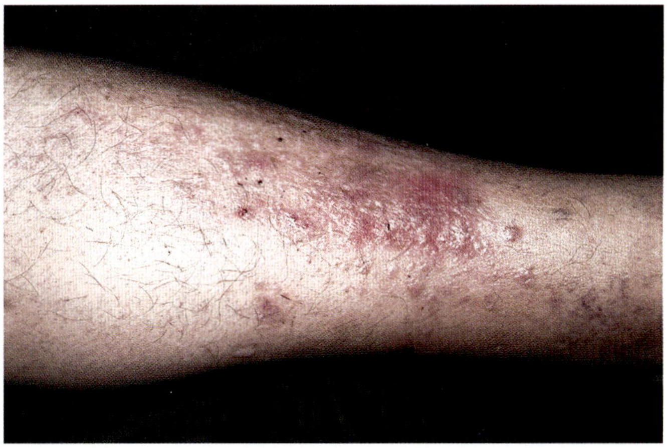

Abb. 4.80 Necrobiosis lipoidica [R168]

4.8.3 Necrobiosis lipoidica

HINWEIS PRÜFUNG
Die Erkrankung besitzt keine wesentliche Bedeutung, ist aber zumindest prinzipiell prüfungsrelevant, weil sie besonders im Zusammenhang mit einem Diabetes mellitus entsteht.

Krankheitsentstehung

Generell versteht man unter einer Nekrobiose das Übergangsstadium einer Zelle zur irreversiblen Nekrose mit bereits erkennbaren degenerativen Veränderungen. Entsprechende Stadien finden sich **histologisch** bei der Necrobiosis lipoidica, unter gleichzeitiger Einlagerung von Fett. Das wesentliche Element sind **Granulome** im Corium, wie sie bei zahlreichen Erkrankungen wie u.a. Tuberkulose, Typhus oder Sarkoidose entstehen, mit zentralen Makrophagen (evtl. als Riesenzellen), einem lymphozytären Randsaum und einer Gewebereaktion.

Bei der Necrobiosis finden sich zusätzlich auch eingelagerte **Fette**, gegen die sich offensichtlich der Angriff des Immunsystems richtet. Das dürfte die eigentliche Krankheitsursache sein, obwohl die genaue Ursache der Necrobiosis als unbekannt gilt. Man könnte den Vorgang mit der Entstehung der Atherosklerose der Gefäßwände vergleichen. Aus den entzündlichen Granulomen entwickeln sich schließlich **Nekrosen**, aus deren Abstoßung Ulzera entstehen. Die gegenüber vergleichbaren Prozessen in Gefäßwand bzw. bei Xanthomen schlechtere Heilungstendenz und Ulkusbildung der Nekrobiose des Diabetikers lässt sich aus dessen Mangelversorgung der Gewebe als Folge von Mikro- und Makroangiopathie ableiten (➤ Fach Endokrinologie).

Symptomatik

An der Streckseite der Unterschenkel (selten auch an den Oberschenkeln oder Händen) bilden sich **rote Papeln**, die sich in der Folge nach peripher ausdehnen. Schließlich entstehen scheibenförmige, konfluierende, bis zu handtellergroße Herde (➤ Abb. 4.80, ➤ Abb. 4.81) mit gelblichem, leicht eingesunkenem Zentrum und einem wenig erhabenen, lividen Randsaum. Die Herde sind häufig von **Teleangiektasien** durchzogen. Aus den nekrotischen Zentren können **Ulzera** entstehen.

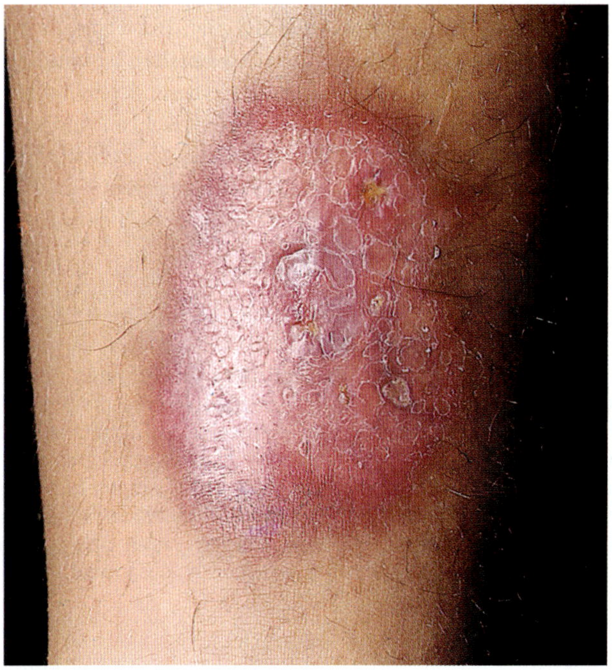

Abb. 4.81 Necrobiosis lipoidica: etwa 4 × 6 cm großer bräunlich-rötlicher Herd mit entzündlich gerötetem Randsaum und atrophischem, schuppendem Zentrum sowie beginnender zentraler Ulzeration an der Vorderseite des linken Unterschenkels [M174]

4.9 Entzündliche, hyperkeratotische Hauterkrankungen

4.9.1 Psoriasis

Die Psoriasis **(Schuppenflechte)** ist eine häufige Hauterkrankung. **2–3 %** der weißen Bevölkerung sind davon betroffen (USA > 4 %). Inuit oder Indianer erkranken praktisch nie, Asiaten und Afrikaner vergleichsweise selten. In **Deutschland** rechnet man mit **2 Millionen Patienten**. Weltweit wird die Patientenzahl auf mehr als 120 Millionen geschätzt.

Krankheitsentstehung

Die **Anlage** für die Ausbildung einer Schuppenflechte wird **vererbt**, wobei der Erbgang nicht geklärt ist. Wenn beide Elternteile an der Erkrankung leiden, liegt die Erkrankungswahrscheinlichkeit für das Kind bei etwa 50 %. Die Übereinstimmung beträgt bei eineiigen Zwillingen 66 %. Die Wahrscheinlichkeit für die Entstehung einer Psoriasis ist besonders mit bestimmten **HLA-Antigenen** verknüpft (u.a. DR7, Cw6, B13 und Bw57), wenn auch nicht so streng wie u.a. beim Morbus Bechterew.

4

Kinder und sehr alte Menschen erkranken selten. Ansonsten kann die Schuppenflechte in jedem Lebensalter auftreten, wobei es allerdings zwei bevorzugte **Altersgipfel** gibt: Der erste und weit überwiegende betrifft das **junge Erwachsenenalter**, besonders den Bereich von 15–25 Jahren. Er harmoniert in besonderem Maße mit bestimmten HLA-Konstellationen, wobei hier wohl an eine **Kreuzreaktivität** mit bestimmten Infektionen dieses Alters zu denken ist (Mononukleose?). Der zweite, in deutlich geringerem Umfang erkennbare Altersgipfel liegt bei etwa 57–60 Jahren. Hier spielen die HLA-Komplexe keine wesentliche Rolle.

EXKURS

2015 wurden die **Melanozyten** der Haut als verursachende Zellpopulation wahrscheinlich gemacht. **Viral infizierte Melanozyten** scheinen den kontaktierenden T-Lymphozyten an ihren patientenspezifischen HLA-Komplexen (z.B. HLA-C06:02 als **MHC-I-Proteine** der Zellmembran) virales Material zu präsentieren und damit den Entzündungsprozess im oberen Corium anzustoßen. Dies erscheint momentan zwar lediglich als interessante Information noch ohne Konsequenzen, eröffnet jedoch der Forschung einen Ansatz, über die gezielte Suche nach der viralen Erbinformation (DNA aus Herpesviren?) spezifischere Modellvorstellungen zu entwickeln.

Bei der Psoriasis sind die **Stoffwechselvorgänge und Zellteilungsraten** enorm **gesteigert:** In einer gesunden Haut teilen sich durchschnittlich immer etwa 0,4 % der Zellen der Basalzellschicht (Mitoserate). Bei der Psoriasis sind es 2,5 %. Beeindruckender erscheint die Tatsache, dass die Zeit von einer Zellteilung zur nächsten von knapp 20 Tagen auf 1,5 Tage reduziert ist und damit die Zellteilungsrate im Dünndarm bzw. an der Haarwurzel erreicht. Die **Transitzeit** von 28 Tagen, die üblicherweise von der Basalzellreihe bis zur Abstoßung der Hornlamellen vorgegeben ist, beträgt bei der Psoriasis nur noch **3–4 Tage**.

Histologie

Histologisch zeigen sich die Veränderungen (➤ Abb. 4.82) in einer Akanthose, Hyperkeratose und Parakeratose: Die Epidermis ist im Bereich der einzelnen Plaques durch eine **Akanthose** stark verbreitert (auf den ca. 5-fachen Umfang). Vor allem die Zellen des Stratum spinosum sind durch vermehrte Stoffwechselaktivität deutlich größer als üblich. Die enorm gesteigerten Stoffwechselvorgänge

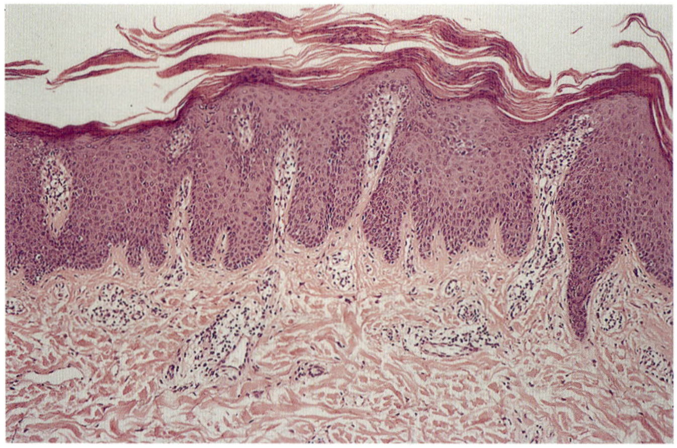

Abb. 4.82 Histologie der Psoriasis. Die Epidermis ist verbreitert, die Reteleisten sind regelmäßig verlängert (Akanthose und Papillomatose). Die epidermalen Deckplatten über den bindegewebigen Papillenspitzen sind ausgedünnt. Eine laminierte Ortho- und Parahyperkeratose ist aufgelagert. Im Corium liegen lymphozytäre Infiltrate. [M174]

und Zellteilungsraten bedingen eine ungenügende Ausdifferenzierung der einzelnen Epidermisschichten, wodurch z.B. das Stratum granulosum kaum noch abgrenzbar ist. Es kommt neben der **Hyperkeratose** auch zur **Parakeratose**. Sichtbares Zeichen sind dicke, schlecht haftende, **silbergraue Schuppen**.

Die überstürzte Zellneubildung in der Epidermis wird in den einzelnen Herden begleitet von einer **entzündlichen Erweiterung der Arteriolen und Kapillaren** im Stratum papillare mit Exsudation von Serum und immunkompetenten Zellen einschließlich Neutrophilen und T-Lymphozyten. Die silbrig-weiß glänzenden Schuppen der Psoriasisherde sitzen also auf entzündlich **geröteter Haut**. Die Neutrophilen infiltrieren teilweise sogar die Epidermis und bilden dort winzige **Abszesse** (sog. **Munro-Abszesse)** die hauptsächlich histologisch erkennbar werden. Es ist zu beachten, dass diese „Abszesse" **steril** sind, also im Gegensatz zu üblichen Abszessen keine bakteriellen Erreger enthalten.

Insgesamt spricht das histologische Bild für eine **Autoimmunkrankheit**, bei der sowohl Antikörper mit Bildung von Antigen-Antikörper-Komplexen und Aktivierung von Komplement als auch die zellvermittelte Immunabwehr beteiligt sind. Eine Kreuzreaktivität zu Streptokokken wurde nachgewiesen, und Streptokokkenerkrankungen können auch neue Psoriasisschübe auslösen, doch gilt dies auch für virale Infekte. Als **wahrscheinlichste Ursache** gelten **virale Antigene** (Herpesviren, z.B. Epstein-Barr?). Legt man allerdings die oben angeführten aktuellen Forschungsergebnisse zugrunde, handelt es sich bei der Schuppenflechte um keine Autoimmunkrankheit, sondern um eine **virale Infektion** von Zellen der Epidermis (Melanozyten), die den entzündlichen Prozess verursacht und chronisch unterhält. Das histologische Bild würde jedenfalls zur viralen Ätiologie genauso gut passen.

MERKE

Die mögliche Verursachung der Krankheit durch eine virale Infektion der Melanozyten darf man nicht pauschalieren bzw. fehldeuten: Die Psoriasis selbst ist **nicht ansteckend**, weil die Viren nicht über die Haut übertragen werden können. Epstein-Barr-Viren (EBV), sofern dieselben beteiligt sein sollten, erwirbt man über die Schleimhäute. Die Durchseuchung ist nahezu vollständig. Ob es jedoch nach oraler Infektion irgendwann später zur Psoriasis kommt, entscheidet die dafür notwendige genetische Disposition und weitere, bisher unbekannte Faktoren.

Symptomatik

Effloreszenzen

Die Psoriasis ist gekennzeichnet durch **entzündliche Infiltrationen** der Lederhaut mit reaktiv **gesteigerter Mitoserate** des Stratum basale und resultierender **Parahyperkeratose**, unter Ausbildung von **konfluierenden Papeln** und einer **silbrig glänzenden Schuppung**. Die einzelnen Herde sind scharf begrenzt. Entsprechend der Mehrzahl autoimmuner oder auch chronisch infektiöser Erkrankungen verläuft die Schuppenflechte **schubweise**.

Sehr typisch für die Psoriasis sind **einzelne Phänomene**:

- **Kerzenphänomen:** Die dicken, silbergrauen Schuppen können abgekratzt werden und sehen dann wie das Geschabsel einer Kerze aus.
- **Phänomen des letzten Häutchens:** Kratzt man an dieser Stelle weiter, löst sich ein zusammenhängendes, blattartiges Häutchen, das der untersten Epidermisschicht entspricht.
- **Auspitz-Phänomen** (blutiger Tau): Bei Entfernung dieses Häutchens sieht man punktförmige Blutungen, die von arodierten Kapillaren im obersten Stratum papillare herrühren.
- **Köbner-Phänomen:** Auffallend ist die Möglichkeit, psoriatische Herde an einer scheinbar gesunden Haut durch mechanische Reize auszulösen. Eine kleine Verletzung oder ein gut klebendes Pflaster lassen an dieser Stelle innerhalb von 10–14 Tagen einen psoriatischen Herd entstehen. Das Köbner-Phänomen wird auch als **isomorpher Reizeffekt** bezeichnet.

Die ersten drei Phänomene können an jedem einzelnen Herd ausgelöst werden. Besonders das Phänomen des letzten Häutchens ist nahezu beweisend für die Psoriasis und dient deshalb auch in unklaren Fällen ihrem Nachweis. Das Köbner-Phänomen erinnert an das **Nikolski-Phänomen** von Pemphigus und Lyell-Syndrom und weist wie bei diesen Hautkrankheiten darauf hin, dass sich der pathologische Prozess letztendlich in der gesamten Oberhaut abspielt, unabhängig vom erkennbaren Umfang und der Anzahl der Effloreszenzen.

MERKE

Psoriasisherde: silbrig-weiß glänzende Schuppen auf entzündlich geröteter Haut.

Die Grundcharakteristika der einzelnen Herde sind bei allen Patienten gleich, doch kann das **Gesamtbild der Effloreszenzen** vom einen Erkrankten zum anderen außerordentlich **verschieden** sein:

- Teilweise steht die entzündliche Komponente mit starker Rötung im Vordergrund (➤ Abb. 4.83) und teilweise ist sie unter den Schuppen kaum erkennbar (➤ Abb. 4.84).
- Oft ist mehr oder weniger das gesamte Integument befallen (➤ Abb. 4.86); häufig sieht man aber lediglich einige wenige Herde, z.B. an den Streckseiten von Ellenbogen oder Kniegelenken (➤ Abb. 4.85).

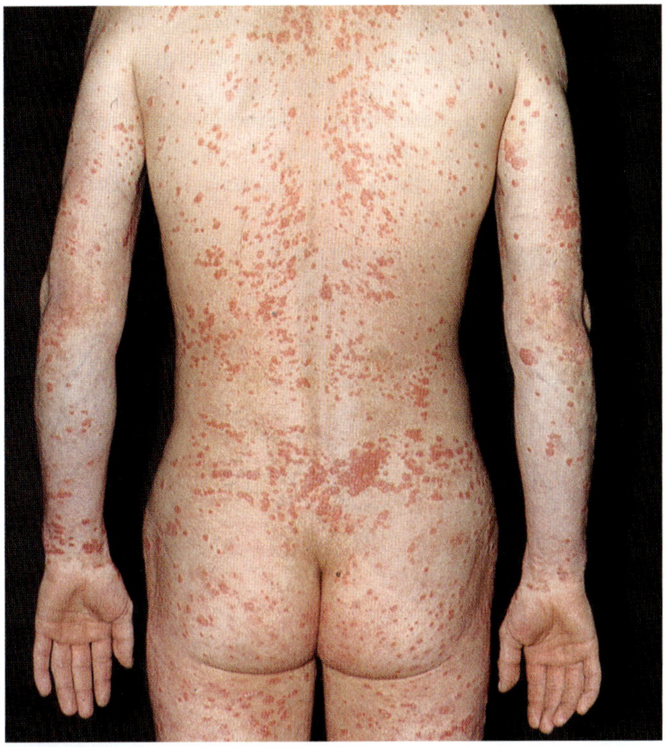

Abb. 4.83 Psoriasis vulgaris (Akutstadium): zahlreiche, disseminiert-exanthematisch angeordnete erythematosquamöse Herde mit einem Durchmesser bis ca. 5 mm an Stamm und Extremitäten, stellenweise konfluierend [M174]

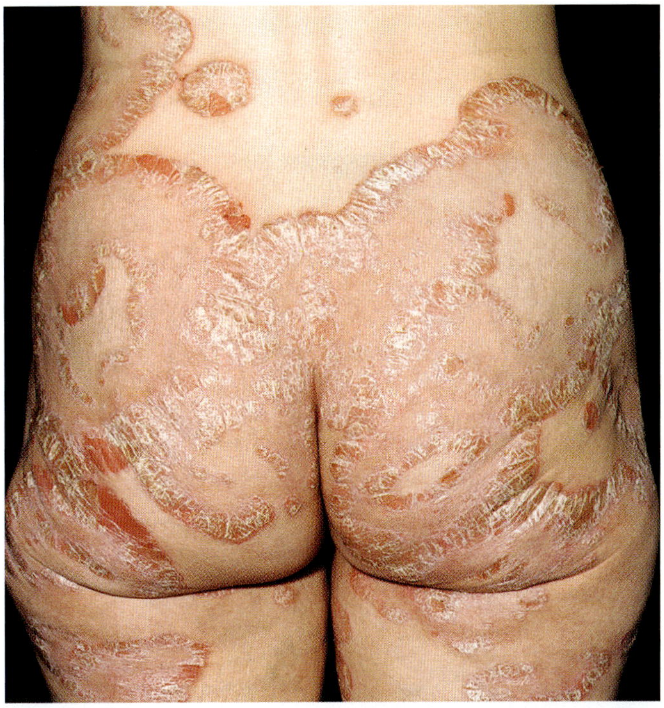

Abb. 4.84 Psoriasis vulgaris (chronisch): erythematosquamöse Herde unterschiedlicher Größe und Form in hinterer Rumpf- und Oberschenkelregion mit scharfer, unregelmäßiger und zum Teil bogiger Begrenzung, bedingt durch Zusammenfließen von Einzelherden [M174]

- Einzelne Herde können punkt- oder tropfenförmig imponieren (Psoriasis punctata bzw. guttata; Gutta = Tropfen), aber auch zu handflächengroßen oder noch größeren Herden weiterwachsen.

Psoriasispatienten haben zumeist **keine Beschwerden**! In der Regel jucken die Herde nicht, doch können einzelne Herde v.a. am Kopf oder perianal auch **Juckreiz** verursachen oder **brennen**. Sozial sind Patienten mit stärkerem Befall natürlich beeinträchtigt, wodurch sehr häufig psychische Alterationen entstehen.

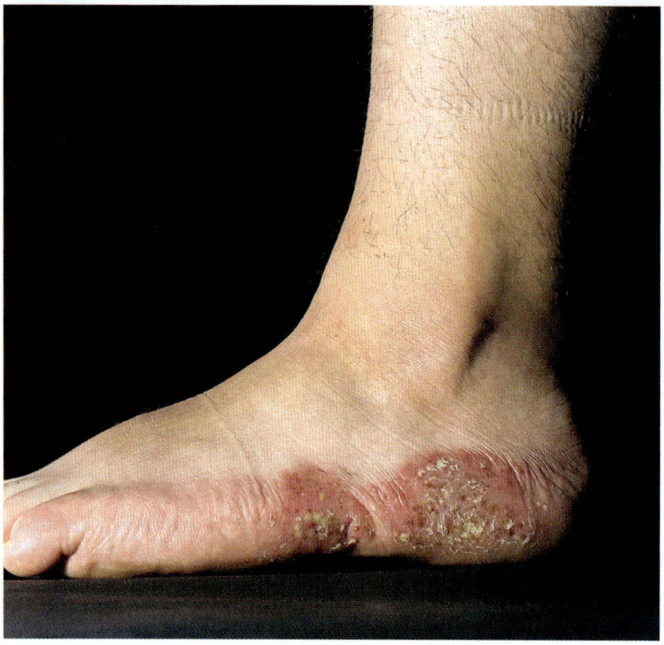

Abb. 4.85 Psoriasis palmoplantaris: zwei plaqueartige, konfluierende, erythematöse Herde am Außenrand des linken Fußes. Sie zeigen wenige Millimeter große Pusteln (besonders distaler Herd), entsprechend große, bräunliche Flecken (beide Herde) oder Schuppenkrusten (besonders hinterer Herd). [M174]

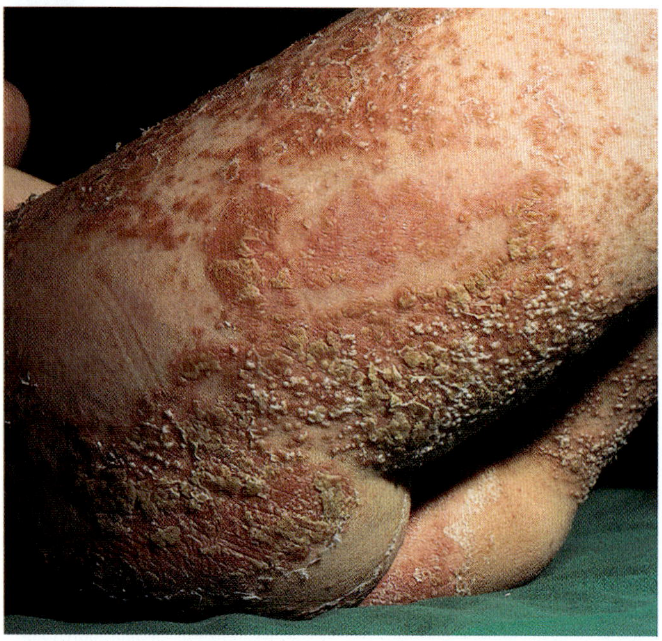

Abb. 4.86 Psoriasis pustulosa: am gesamten Integument teils einzeln stehende, disseminierte Pusteln, teils konfluierende, gerötete Herde mit Pusteln, gelblichen Krusten und Schuppensäumen [M174]

Prädilektionsstellen

Grundsätzlich gibt es keine einzige Lokalisation, an der nicht Psoriasisherde entstehen könnten. Es gibt aber einige Prädilektionsstellen (➤ Abb. 4.87): Besonders häufig sieht man die Plaques an **mechanisch belasteten** Arealen wie z.B. den **Streckseiten** von Knie und Ellenbogen (also nicht wie bei der Neurodermitis in den Beugefalten), am **behaarten Kopf** (u.a. an der Stirn-Haar-Grenze, an der sie mit einem seborrhoischen Ekzem verwechselt werden können), in der **Analfalte** (in der sie nicht unbedingt schuppen müssen und gegen ein Candida-Ekzem abzugrenzen sind; ➤ Abb. 4.88, ➤ Abb. 4.89), allgemein in **intertriginösen Bereichen** (Körperfalten) sowie in der **Kreuzbeingegend**. Die sehr selten auch einmal

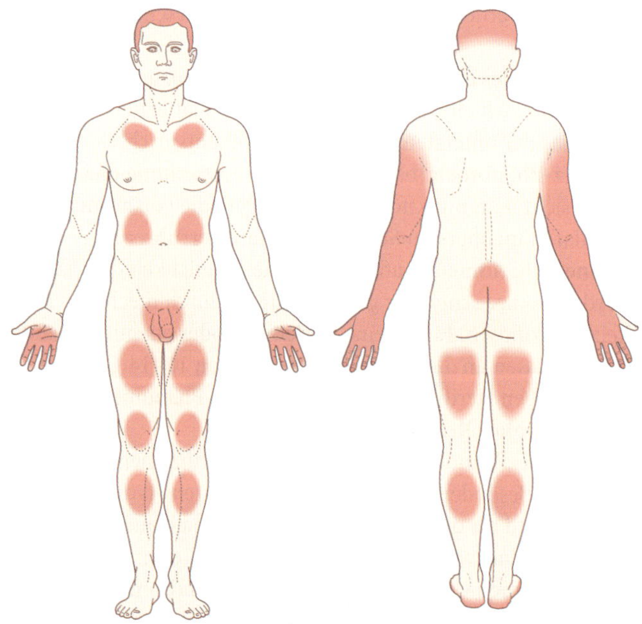

Abb. 4.87 Prädilektionsstellen der Psoriasis [E273]

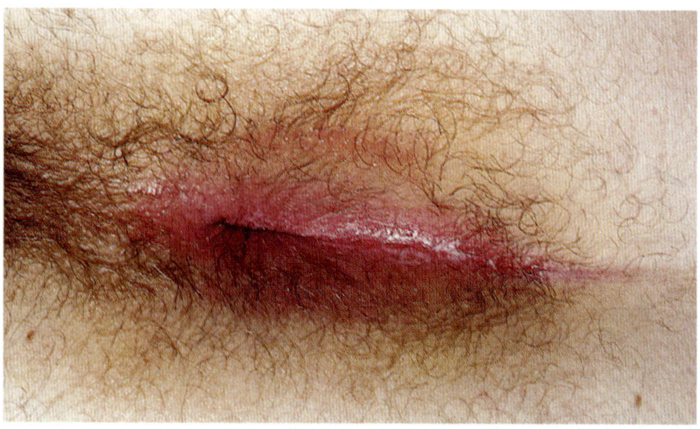

Abb. 4.88 Analekzem: in einem handflächengroßen Areal gerötete Perianalregion, stellenweise erosiv und nässend. In der Rima ani Rhagade mit weißlichem Randsaum. Subjektiv Juckreiz besonders nachts und Schmerzen. [M174]

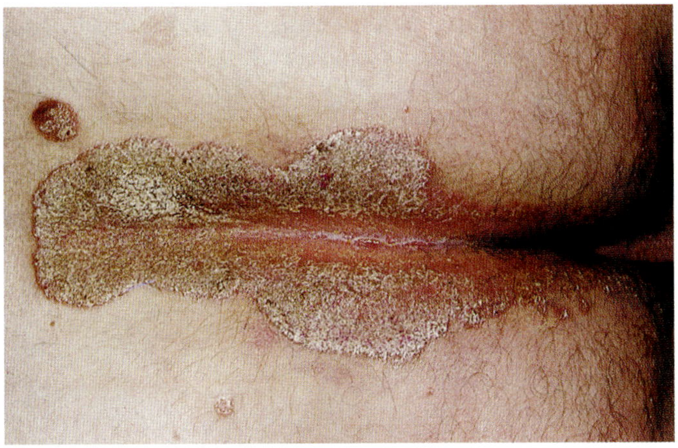

Abb. 4.89 Psoriasis: scharf, aber unregelmäßig begrenzter, erythematosquamöser Herd in der Perianalregion, übergreifend auf die Sakralregion. In der Rima ani fehlende Schuppenbildung, stattdessen Rötung mit einer Erosion. In der Umgebung des Herdes, v.a. aber an Rumpf und Extremitäten weitere erythematosquamöse, scharf begrenzte Herde. [M174]

in Extremitäten-*Beugen* entstehenden Herde bezeichnet man als **Psoriasis inversa**.

Weitere Symptome

In etwa **30–50 %** der Fälle sind zusätzlich die **Nägel** betroffen, was die Differenzialdiagnose erleichtern kann: Bei Befall des Nagel*betts* entsteht aufgrund der gelblichen Farbe der Herde der sog. psoriatische **Ölfleck**. Die Nagel*platte* ist häufig an verschiedenen Stellen grübchenförmig eingesenkt (**Tüpfelnägel, Grübchennägel**; ➤ Abb. 4.90). Manchmal wird sie regelrecht bröckelig (**Krümelnägel**; ➤ Abb. 4.91). Teilweise löst sich im distalen Anteil die Nagelplatte vom Nagelbett (**Onycholyse**). Die Nagelveränderungen lassen sich gut verstehen, weil sie als Teil von Epidermis (Nagelbett) bzw. Stratum corneum (Nagelplatte) von der Erkrankung nicht ausgeschlossen bleiben können.

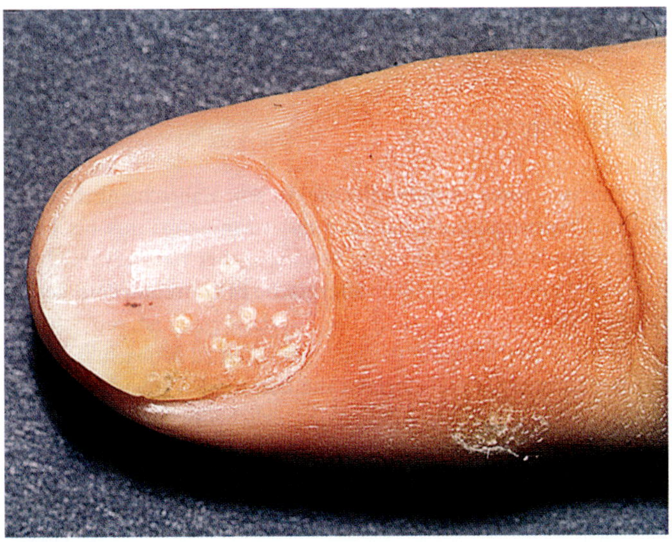

Abb. 4.90 Tüpfel- bzw. Grübchennagel, distale Onycholyse, Ölfleck: grübchenförmige, mit Schuppen gefüllte Vertiefungen der Nageloberfläche, partielle Ablösung des distalen Nagelrandes, zarte, gelbliche Verfärbung zwischen Onycholyse und Tüpfeln, kleiner, bräunlich-schwarzer Längsstreifen [M174]

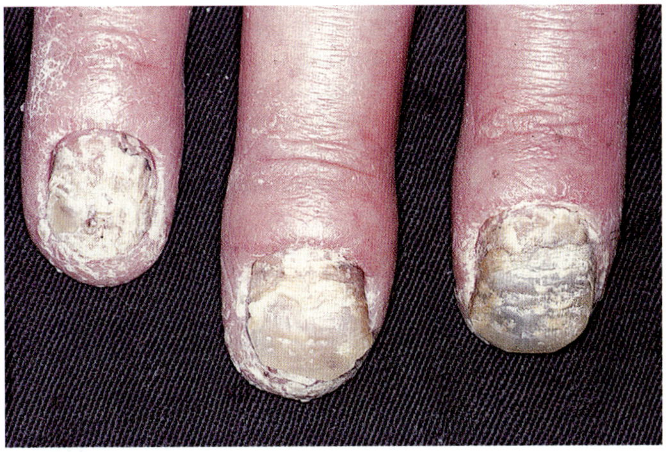

Abb. 4.91 Krümelnägel: Finger der linken Hand mit vollständiger Dystrophie der Nagelplatten. Fingerhaut gerötet, leichte Schwellung des proximalen Nagelfalzes. [M174]

Die **Schleimhäute** können (selten!) ebenfalls Veränderungen aufweisen, z.B. in Gestalt einer Leukoplakie. In etwa **5–10 %** der Fälle kommt es daneben zu Beschwerden und Veränderungen in verschiedenen **Gelenken** (**Arthritis psoriatica**; ➤ Abb. 4.92). Prinzipiell scheint es sich bei der Schuppenflechte um eine **Multiorganerkrankung** zu handeln, weil sich angeblich auch ein Bezug zu Adipositas, Diabetes mellitus oder z.B. Erkrankungen des Herzens (KHK) herstellen lässt. Zumindest wird das manchmal so definiert.

Die **Psoriasis-Arthritis** kann in verschiedenen Formen erscheinen. Teilweise betrifft sie lediglich einzelne große Gelenke, manchmal bevorzugt das Achsenskelett unter Beteiligung der Sakroiliakalgelenke. Bei dieser Form findet man mehrheitlich analog zur Bechterew-Krankheit HLA-B27. Die häufigste Ausprägung zeigt sich an den **kleinen Gelenken** der **Hände und Füße**, oft einen ganzen **Strahl** betreffend, im Einzelfall aber auch einmal isoliert z.B. das Großzehengrundgelenk, wodurch ein Gichtanfall vorgetäuscht wer-

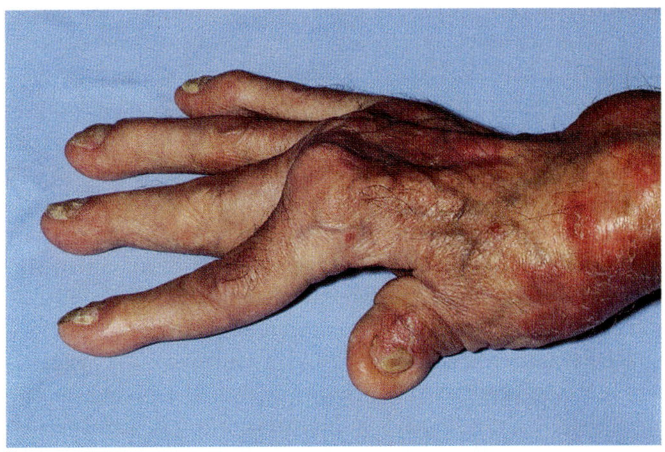

Abb. 4.92 Arthritis psoriatica: erythematosquamöse Herde einer Psoriasis vulgaris sowie psoriatische Nageldystrophie. Auftreibung des Handgelenks und mehrerer Fingergelenke, Deviation von Fingern, Verkürzung des Daumens infolge Osteolyse. [M174]

den kann. Eine weitere Verwechslungsgefahr ist eventuell gegenüber der rheumatoiden Arthritis gegeben, v.a. wenn der Befall der Fingergelenke symmetrisch erfolgt. Allerdings ist die Arthritis psoriatica seronegativ (hinsichtlich der Rheumafaktoren) und kann dadurch zumindest in ausgeprägten Fällen abgegrenzt werden. Zusätzlich beginnen die **Hauterscheinungen** üblicherweise (> 85 % der Fälle) zeitgleich mit oder sogar **vor** dem Gelenkbefall. Noch wegweisender ist allerdings die beinahe **regelmäßige Beteiligung** der **distalen Interphalangealgelenke** (DIP), die bei der rheumatoiden Arthritis so gut wie niemals betroffen sind.

Therapie

Die lokale Therapie erfolgt durch **rückfettende** und **schuppenlösende** Externa (z.B. **Harnstoffsalben**), Dithranol (Cignolin), UV-A-Bestrahlungen (**PUVA-Therapie** als Kombination aus oralem oder lokalem *P*soralen und *UV-A*-Bestrahlung) und in exazerbierten Stadien mit **Kortisonsalben**. Entsprechend der PUVA-Therapie sind ganz allgemein **Sonnenbestrahlungen** hilfreich, weil neben dem UV-A-Anteil auch UV-B positive Effekte aufweist (wirksamster Bereich zwischen 300 und 315 nm). Dies gilt ganz besonders in Verbindung mit Urlaub (psychischer Faktor) und salzhaltigem Wasser. Auch das **Klima**, z.B. am Toten Meer, besitzt lindernde Eigenschaften. Ein Problem bei übermäßigen bzw. ständig wiederholten PUVA-Therapien und Sonnenbestrahlungen besteht bekanntermaßen in einer vorzeitigen Hautalterung sowie einem erhöhten Risiko für maligne Tumoren der Haut. Eine moderne Alternative, die dieses Risiko zumindest verkleinert, ist die Phototherapie mit der sog. **Schmalspektrum-UVB-Bestrahlung**, bei der nur noch Wellenlängen um **310 nm** verwendet werden.

Seit etlichen Jahren therapiert man erfolgreich **äußerlich** mit **Vitamin-D**-Abkömmlingen **(Calcipotriol)**. Die positiven Effekte des UV-B dürften hiermit im Zusammenhang stehen. Die sehr gute Wirksamkeit und Verträglichkeit des chemisch hergestellten Calcipotriol, das sich nur minimal von Calcitriol (= D-Hormon) unterscheidet, stellt heute in allen leichten und mittelschweren Fällen den **eigentlichen Therapiestandard** dar. Es sollte durch **orale** Zufuhr von **Vitamin D** ergänzt werden. Falls man ungefähr im Rahmen der DGE-Empfehlung bleibt (20 µg/Tag), kann man damit ohnehin nichts falsch machen. Nach der Prüfung ist allerdings auch die doppelte oder (besser) dreifache Dosierung frei von Nebenwirkungen, verbunden mit einer möglicherweise nochmals gesteigerten Wirksamkeit (➤ Fach Endokrinologie). Die Wirkung von Calcitriol/Calcipotriol an den Vitamin-D-Rezeptoren ist **antientzündlich** und **antiproliferativ**, sodass zusätzlich zur Entzündungshemmung auch die übersteigerte Zellneubildung abgemildert wird. Für eine ergänzende, anlässlich eines Schubes notwendig werdende lokale Kortikoidtherapie stehen Kombinationspräparate zur Verfügung.

Innerlich werden in schweren Fällen **Fumarsäure** und Zytostatika wie **Methotrexat** oder **Ciclosporin** gegeben. Der modernste Therapieansatz besteht in den sog. **Biologika**, also z.B. Antagonisten des TNF-α, die aufgrund ihrer antientzündlichen Eigenschaften gut wirksam sind, deren mögliche Begleit- und Spätfolgen aber nicht unterschätzt werden sollten. Bei Gelenkbeteiligung gibt man zusätzlich NSAR wie z.B. Ibuprofen.

Insgesamt ist der **Verlauf nicht vorhersehbar**. Vereinzelte Spontanheilungen wechseln mit schulmedizinisch schwer therapierbaren Fällen.

HINWEIS DES AUTORS

Homöopathische Therapien in Verbindung mit Austestungen von Viren (Epstein-Barr) unter gleichzeitiger Ausleitungstherapie und Gabe von γ-Linolensäure wegen des üblicherweise mäßig erhöhten IgE-Spiegels können außerordentlich erfolgreich sein, auch wenn dafür eventuell viel Geduld aufgebracht werden muss.

Zusammenfassung

Psoriasis

Autoimmune oder infektiöse, oft schubweise verlaufende Entzündung der Lederhaut mit begleitender Parahyperkeratose und silbrig-weißer Schuppung; erbliche Anlage

Symptome

- Phänomene: Kerzenphänomen, letztes Häutchen, Auspitz (blutiger Tau), Köbner
- Prädilektionsstellen: Streckseiten der Extremitäten, Lumbosakralbereich, Analfalte, Thorax, behaarter Kopf
- Beteiligung der Schleimhaut (selten), der Nägel (bis zu 50 %) und der Gelenke (5–10 %), vereinzelt auch weiterer Strukturen

Therapie

- vor allem PUVA bzw. Schmalspektrum-UVB und Calcipotriol (äußerlich) als Standardtherapie
- Sonne (mit „Augenmaß"), Salzwasser, Klimatherapie, Rückfettung (+ Harnstoff), Dithranol
- Cortison (äußerlich); Fumarsäure, Methotrexat oder Biologika nur bei schweren Verläufen

4.9.2 Pityriasis rosea

Krankheitsentstehung

Die Pityriasis rosea **(Röschenflechte)** ist sehr wahrscheinlich **infektiösen Ursprungs**, doch hat man das vermutete Virus bis heute nicht gefunden. Genauso wenig bewiesen, aber wahrscheinlich ist, dass die Hauterkrankung eine **allergische Erkrankung vom verzögerten Typ** (Typ IV) darstellt. Die Pityriasis rosea ist, mit Schwerpunkt im Winterhalbjahr, gar nicht so selten zu beobachten. Trotz der infektiösen Genese scheinen die Betroffenen (meist junge Erwachsene) nicht kontagiös zu sein. Natürlich wäre auch vorstellbar, dass die weit überwiegende Mehrzahl der Infektionen inapparent verläuft, sodass kein Bezug zu bestehen scheint.

Histologie

Histologisch findet man ein leichtes Ödem im oberen Corium mit Lymphozyteninfiltraten, eine mäßig verbreiterte Epidermis und eine Parahyperkeratose (Schuppung). Ödem im Corium und sichtbare Rötung der Herde bedeuten auch eine entzündliche Gefäßerweiterung in der Lederhaut.

Symptomatik

Zunächst erscheint solitär, zumeist am oberen Rumpf, die **Primärplaque** – ein münzgroßer, scharf begrenzter, hellroter, ovaler Herd, der v.a. zentral eine Schuppung mit randständiger Schuppenkrause zeigt (➤ Abb. 4.93). In Schüben entwickeln sich dann in den folgenden 1–2 Wochen dieselben Effloreszenzen disseminiert und symmetrisch an Rumpf und proximalen Extremitäten **(Sekundärherde)**. Kopf, Hals und distale Extremitäten bleiben in aller Regel frei. Die Längsachse der ovalen Herde ist fast stets den Spaltlinien der Haut zugeordnet. Alle sekundär erscheinenden Herde sind kleiner als die Primärplaque, sodass dieselbe auch noch nach Wochen gefunden werden kann und dann differenzialdiagnostisch besonders wertvoll ist. Die Anzahl der bestehenden Herde kann von einigen wenigen bis zu einer breiten Aussaat schwanken, doch sind es zumeist einige wenige Dutzend.

Primärplaque und nachfolgendes Exanthem sind üblicherweise erscheinungsfrei; eher selten wird über Juckreiz geklagt. Manchmal bestehen subfebrile Temperaturen sowie mäßig vergrößerte Lymphknoten v.a. zervikal.

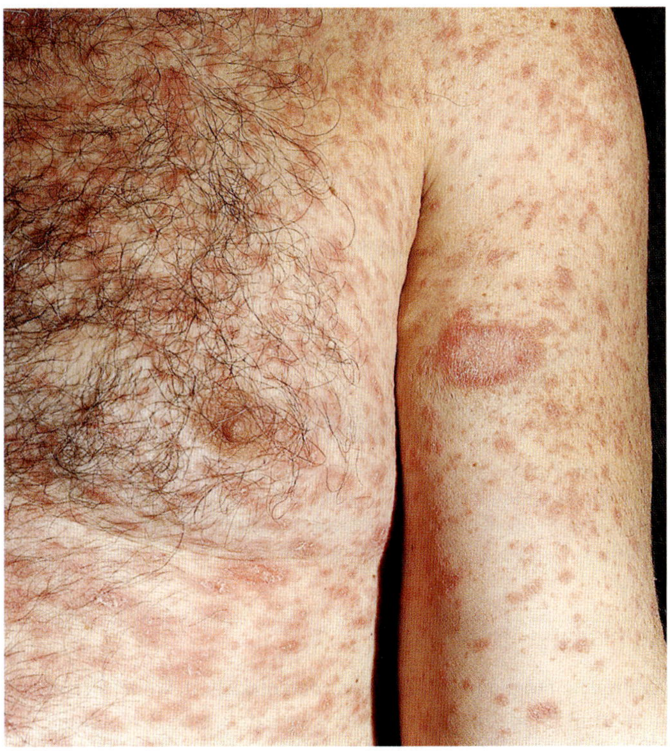

Abb. 4.93 Pityriasis rosea mit Primärfleck am Oberarm. Neben einem zweieurostückgroßen, erythematosquamösen Herd am linken Oberarm (Primärherd) findet sich ein weitgehend generalisiertes, kleinherdiges erythematosquamöses Exanthem. Die Herde sind rund bis oval, zum Teil mit nach innen gerichteter Schuppenkrause. [M174]

Therapie

Die Effloreszenzen der Pityriasis rosea bleiben 3–6 Wochen bestehen und bilden sich dann von alleine wieder zurück. Die Röschenflechte bedarf also eigentlich **keiner Therapie** – auch deshalb, weil eine solche nicht wirklich existiert. Dünnes Eincremen oder ölige Badezusätze lindern eventuelle Beschwerden. Ausgeprägter Pruritus kann, falls er selten einmal auftritt, mit Antihistaminika (z.B. Fenistil® oder Cetirizin) behandelt werden. Milde Kortisoncremes können die Rückbildung der Herde evtl. etwas beschleunigen. Dies gilt auch für eine UV-Bestrahlung.

4.10 Papulöse Hauterkrankungen

4.10.1 Rosazea

Bei der Rosazea handelt es sich um eine Hauterkrankung des Gesichts, bei der sich auf geröteter Haut Teleangiektasien und Papeln bzw. Papulopusteln entwickeln.

Krankheitsentstehung

Die Ursache gilt als **unbekannt**. Die Vermutungen reichen von Vererbung über Zusammenhänge mit Magen-Darm-Störungen bis hin zur Besiedelung mit einer **Haarbalgmilbe (Demodex folliculorum)**. Genussgifte wie Alkohol, Kaffee und Tee können die Ausprägungen verstärken.

HINWEIS DES AUTORS

Schulmedizinisch gilt die Ursache der Erkrankung als unklar. Allerdings können die Milben regelmäßig nachgewiesen werden und eine antibiotische Therapie mit Tetrazyklinabkömmlingen oder Metronidazol wirkt hervorragend.

Histologie

Histologisch bestehen bei der Rosazea Erweiterungen von Blut- und Lymphgefäßen, Papeln im Bereich der Follikel und lymphozytäre Infiltrate v.a. im Bereich der Talgdrüsen. In den Haarfollikeln und Ausführungsgängen der Talgdrüsen findet man die Milbe Demodex folliculorum.

Symptomatik

Die Erkrankung beginnt um das 20. Lebensjahr herum, manchmal auch erst im mittleren Lebensabschnitt, mit **Rötungen** und **Teleangiektasien** (Erweiterung oberflächlicher Hautgefäße) an Wangen und Nase. Anfangs sind die Erytheme noch flüchtig; später bestehen sie über Stunden, um zuletzt als Dauererythem zu persistieren. In späteren Stadien erscheinen dann **Papeln** auf der geröteten Haut (➤ Abb. 4.94), die über Wochen bestehen bleiben. Teilweise wandeln sie sich in **Pusteln** um, deren Inhalt die normale Hautflora zeigt oder sogar steril ist. Sie heilen ohne Narbenbildung.

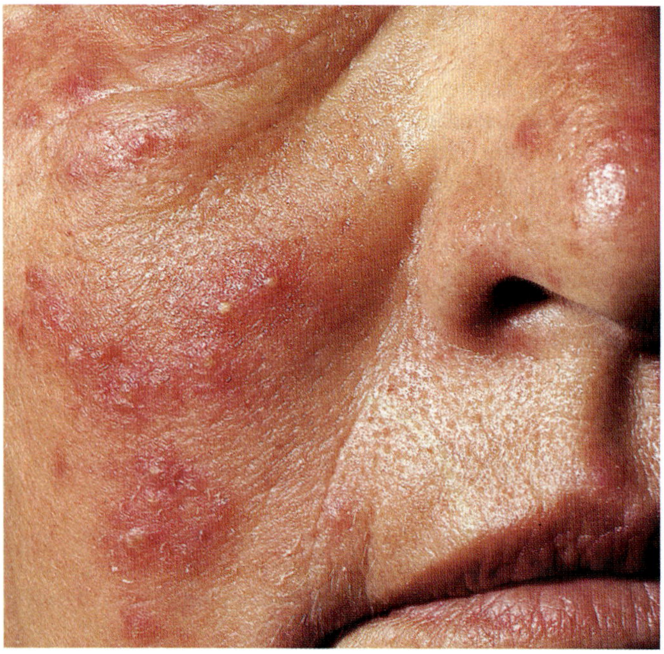

Abb. 4.94 Rosazea: an Nase und beiden Wangen zahlreiche, unscharf begrenzte Erytheme, zum Teil mit nichtfollikulär gebundenen Papulopusteln. Seborrhoisch glänzende, etwas grobporige Haut, keine Komedonen. [M174]

Bevorzugt im Alter zwischen 40 und 50 Jahren häufen sich die Schübe und breiten sich über das ganze Gesicht, teilweise auch den behaarten Kopf und den seitlichen Hals aus. Sehr selten werden sogar die Augen einbezogen. Aus den Papeln werden nun häufig **Knoten**. Die Haut ist entzündlich verdickt und ödematös. Bei manchen Patienten, überwiegend Männern, kommt es zusätzlich zu einer Bindegewebs- und **Talgdrüsenhyperplasie** v.a. im Bereich der Nase. Diese Hyperplasie kann die Nase knollig – und manchmal monströs – vergrößern. Es entsteht das **Rhinophym** (Knollennase; ➤ Abb. 4.95). Die Bevorzugung des männlichen Geschlechts beim Rhinophym beruht auf der zusätzlichen Wachstumsstimulation der Talgdrüsen durch Testosteron. Dagegen ist die Geschlechterverteilung bei der Rosazea insgesamt ausgeglichen.

Therapie

Das hypertrophe Gewebe der Nase wird operativ abgetragen. Die Rosazea selbst wird antibiotisch (lokal oder systemisch) oder mit Isotretinoin behandelt. Letzteres entzieht den Milben durch Rückbildung der Talgdrüsen ihr überlebensnotwendiges Milieu.

4.10.2 Periorale Dermatitis

Wie aus dem Namen hervorgeht, handelt es sich um eine Dermatitis, die in der Peripherie des Mundes auftritt, wobei eine kleine Zone rund um das Lippenrot ausgespart bleibt (➤ Abb. 4.96). Die Erkrankung heißt auch rosazeaartige Dermatitis, womit ihr Aussehen gemeint ist.

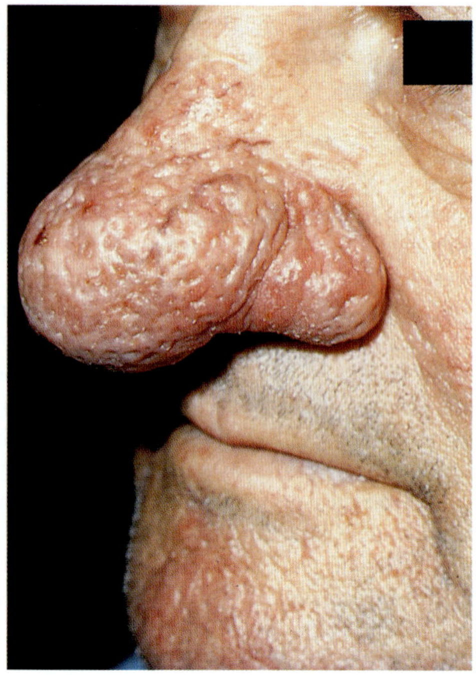

Abb. 4.95 Rhinophym: knollige, das Volumen der Nasenspitze auf das Doppelte vergrößernde Tumorbildung mit glänzender Oberfläche, kraterartig eingesunkenen Follikeln, durchzogen von Teleangiektasien [M174]

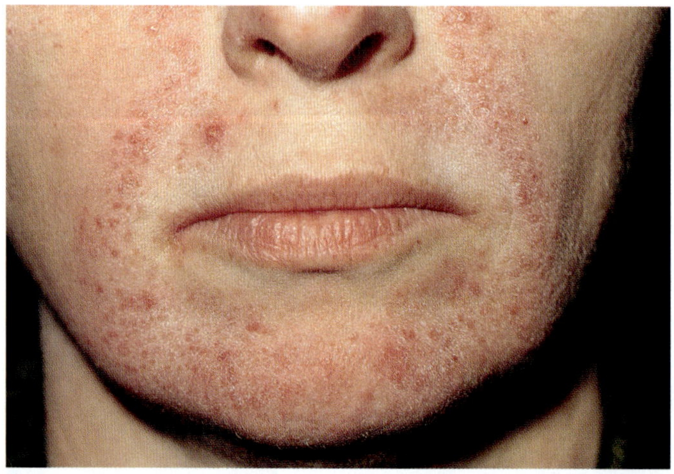

Abb. 4.96 Periorale Dermatitis: perioral sowie in und entlang der Nasolabialfalten disseminierte, dicht stehende, gerötete, kleinpapulöse Herde. Typische Aussparung der unmittelbaren Perioralregion. Keine Pusteln, keine Komedonen. [M174]

Krankheitsentstehung

Zahlreiche mögliche Ursachen werden diskutiert, wobei sich einige hervortun: Manchmal geht dieser Dermatitis eine Behandlung mit **kortisonhaltigen Cremes** voraus. Feuchtigkeitscremes bzw. deren **Inhaltsstoffe** (z.B. Isopropylmyristizinsäure) werden genauso verdächtigt wie **fluorierte Zahnpasten** oder **Mundwässer**. An eine Beteiligung von **Candida albicans** wird gedacht. Die **Pille** wird oft angeschuldigt. Auffallend ist, dass die periorale Dermatitis früher nahezu unbekannt war und sich seit wenigen Jahrzehnten so verbreitet hat, dass inzwischen etwa 1 % der jüngeren Frauen davon betroffen sind. Bei Männern tritt die Krankheit erst allmählich seit wenigen Jahren zunehmend auf.

HINWEIS DES AUTORS

Candida albicans gehört laut schulmedizinischen Vorstellungen heute zur Normalflora, während früher vergleichsweise wenige Menschen befallen waren. Die Verschlimmerung oder Auslösung der Dermatitis durch Kosmetika und Kortisoncremes weist in Richtung Candida. Weitere „Beweiskraft" hat die Tatsache, dass die periorale Dermatitis inzwischen auch genital und perianal gesehen wird. Auffallend häufig findet sich eine trockene Haut mit erhöhtem IgE-Spiegel, was wiederum eher für als gegen Candida spricht.
Immerhin wird neuerdings (endlich) sogar schulmedizinisch auf den möglichen Zusammenhang mit einer atopischen Diathese verwiesen.
In der Summe lässt sich sogar zwanglos ein Bezug zur polymorphen Lichtdermatose herstellen, bei der ebenfalls auf der wahrscheinlichen Basis lokal die Haut irritierender „Chemikalien" nebst intestinaler Candidose und unter Triggerung durch UV-Strahlen Effloreszenzen entstehen. Auch das Bild der Hauterscheinungen kann an papulöse Formen der Lichtdermatose erinnern.

Symptomatik

Wie bei der Rosazea (➤ Kap. 4.10.1) finden sich Papeln und **Papulopusteln auf geröteter Haut**, nur eben in anderer Lokalisation. Die Rötung der Haut ist allerdings an den Bereich der Papeln gebunden, ist also längst nicht so flächig wie bei der Rosazea. Auch Teleangiektasien oder Milben kommen nicht vor.

Therapie

Die Therapie ist scheinbar schwierig. Sie besteht häufig überwiegend in Auslassversuchen angeschuldigter Kosmetika.

HINWEIS DES AUTORS

Lohnend ist eine Sanierung von Mundflora und Intestinum mit Nystatin-Emulsionen sowie, abhängig von der Höhe des IgE-Spiegels, eine zusätzliche Therapie mit γ-Linolensäure. In Frage kommende Kosmetika sollten weggelassen bzw. ersetzt werden.

4.11 Erkrankungen des Bindegewebes (Kollagenosen)

Systemische **Autoimmunerkrankungen** überwiegend unklarer Ätiologie, die primär das **Bindegewebe** mit seinem Kollagengerüst in Haut und inneren Organen betreffen, fasst man unter dem Oberbegriff der **Kollagenosen** zusammen. Die wichtigsten Kollagenosen sind die Sklerodermie, der Lupus erythematodes, die Polymyositis und Dermatomyositis. Die beiden letzteren Erkrankungen werden im ➤ Fach Bewegungsapparat besprochen. Auch das **Sjögren-Syndrom (Sicca-Syndrom)**, das sich überwiegend auf die Drüsen des Kopfbereichs beschränkt, z.B. zu einer **Trockenheit** der Augen und Mundschleimhaut führt, wird zu dieser Gruppe gerechnet. Es braucht nicht weiter besprochen zu werden.

Die **wichtigsten Kollagenosen** sind
- Sklerodermie
- Lupus erythematodes (v.a. als SLE)
- Dermatomyositis
- Polymyositis
- Sjögren-Syndrom

EXKURS

Das **Bindegewebe der Haut** wie des übrigen Körpers besteht aus Zellen (Fibrozyten) und aus Strukturen, die von diesen Zellen produziert und in die Umgebung ausgeschieden werden. Dies ist zum einen die Grundsubstanz; zum anderen handelt es sich um Proteine, die in die Grundsubstanz eingebettet sind und ihr Strukturfestigkeit und weitere Eigenschaften verleihen:
- Die **Grundsubstanz** besteht aus hochmolekularen Zuckerstrukturen, die sich mit Eiweißen zu sog. **Proteoglykanen** zusammengebunden haben. Die Zucker lagern mit ihren ungezählten Dipolen, also Ladungsverschiebungen innerhalb ihrer Moleküle, riesige Mengen des Dipols Wasser an, wodurch die Grundsubstanz eine nahezu flüssige Konsistenz erhält. Dieses konstante und flüssige Milieu benötigen die Gewebe und Zellen um sich herum, um sich mit dem Transportmedium *Blut* austauschen zu können (➤ Fach Histologie).
- Die wichtigsten **Strukturproteine** allen Bindegewebes sind die **Kollagene**, bei denen man heute mehr als 20 Typen unterscheiden kann. Das wesentliche Kollagen der Haut ist das sog. **Typ-1-Kollagen**, dessen einzelne Moleküle zopfartig zu einer Tripelhelix verdrillt sind (➤ Fach Histologie). Die wesentlichen **Aminosäuren** dieser Proteine sind **Glycin**, **Prolin** und **Hydroxyprolin**. Für die Synthese des Hydroxyprolins – und damit auch des Kollagens insgesamt – sind **Magnesium** und **Vitamin C** erforderlich.

4.11.1 Sklerodermie

Es handelt sich um eine chronische Erkrankung unbekannter Ursache, bei der es nach einem **entzündlichen Zwischenstadium** zur **Sklerosierung**, also Verhärtung des Bindegewebes kommt – entweder umschrieben an einzelnen Arealen der Haut (zirkumskripte Sklerodermie) oder generalisiert unter Einbeziehung innerer Organe (systemische Sklerodermie).

Sclerodermia circumscripta

Die Sclerodermia circumscripta ist relativ selten. Am häufigsten sieht man sie noch bei jungen Frauen zwischen 20 und 40 Jahren, doch kommt sie auch bei Männern, manchmal sogar bei Kindern unter 10 Jahren vor.

Symptomatik

Die Erkrankung beginnt mit einer fleckförmigen, sich allmählich ausbreitenden entzündlichen Rötung, die sich in ihrem Zentrum bald in eine gelblich-weißliche Platte umwandelt (➤ Abb. 4.97). Schließlich entsteht aus dem **Erythem** eine scheibenartige, spiegelnde, mit der Unterlage verbackene Verhärtung der Haut, die von einem blauvioletten Erythem **(Lilac-Ring)** umgeben wird

4

(➤ Abb. 4.98). Teilweise kommt es innerhalb der Herde zu einem vollständigen Verlust der Hautanhangsgebilde.

Eine Sonderform der zirkumskripten Sklerodermie bezieht den knöchernen Schädel mit ein. Es entsteht eine bandförmige, von der Augenbraue in die behaarte Kopfhaut hineinziehende Sklerosierung mit rinnenförmiger Atrophie des darunter liegenden Knochens (**Sclerodermie en coup de sabre** = säbelhiebartig; ➤ Abb. 4.99).

Diagnostik

Die Diagnose muss **klinisch** aus dem Aspekt gestellt werden. Veränderte Laborparameter oder andere Hinweise finden sich nicht.

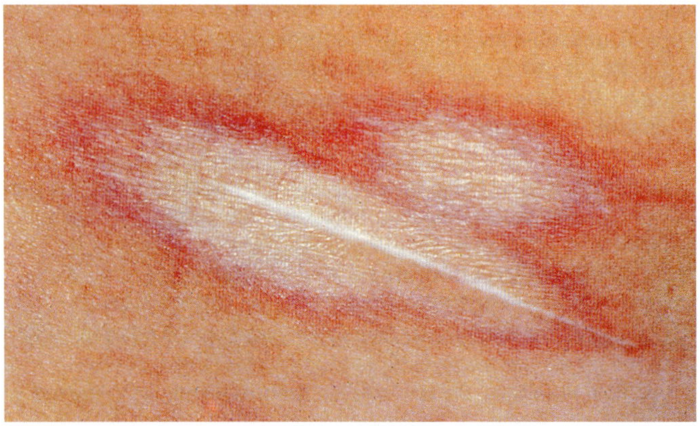

Abb. 4.97 Zirkumskripte Sklerodermie: am rechten Unterbauch im Bereich der Appendektomie-Narbe zwei rundlich-ovale Herde mit weißlichem, spiegelndem, derbem Zentrum und rötlich-lividem Randsaum [M174]

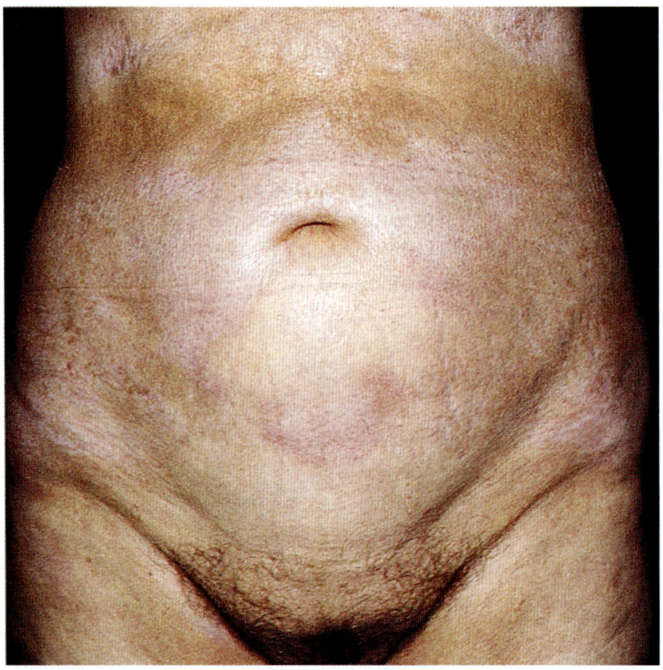

Abb. 4.98 Zirkumskripte Sklerodermie: periumbilikal größerer plaqueförmiger Herd. Sein Zentrum ist weißlich glänzend, plattenartig verhärtet. Sein Randsaum zum Teil rötlich-livide als Zeichen bestehender Krankheitsaktivität, zum Teil bräunlich als Zeichen erloschener Krankheitsaktivität. In der Umgebung mehrere kleine entsprechende Herde. Keine Raynaud-Symptomatik, kein Anhalt für eine Beteiligung innerer Organe. [M174]

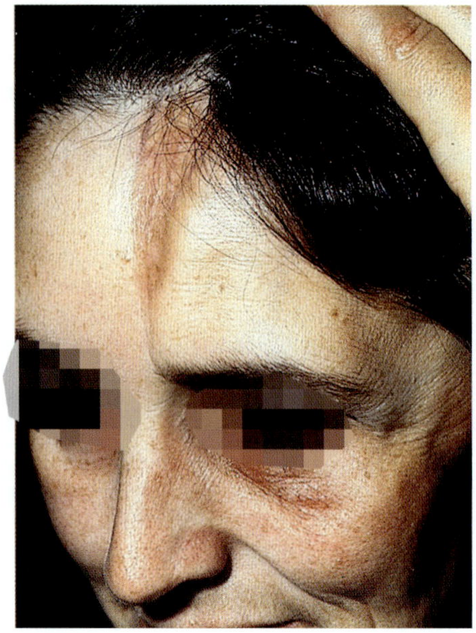

Abb. 4.99 Sclerodermie en coup de sabre: fast in Stirnmitte vom medialen Rand der linken Augenbraue ausgehender, bis in das Kapillitium ziehender keilförmiger Herd mit bräunlicher Pigmentierung und Atrophie von Kutis, Subkutis und Knochen. Die linke Gesichtshälfte ist insgesamt etwas eingefallen. [M174]

Therapie

Die Therapie erfolgt lokal mit **Cortison** oder einer **PUVA-Therapie**, ist aber insgesamt wenig erfolgreich. Manchmal kommt es zu Spontanheilungen. Prinzipiell kann man aber ohnehin davon ausgehen, dass die einzelnen Herde selbstlimitierend sind, indem mit dem Abklingen der Entzündung der Lilac-Ring verschwindet und ein weiteres Wachstum beendet ist. Eine Rückbildung der Herde findet jedoch nicht statt.

Systemische Sklerodermie

Auch die systemische Sklerodermie ist eine seltene Erkrankung. Man rechnet mit einer Häufigkeit von etwa 1/10.000 Einwohnern in den westlichen Ländern. Die systemische Form ist bei Frauen ebenfalls wesentlich häufiger als bei Männern; betroffen sind allerdings eher Frauen im mittleren oder fortgeschrittenen Lebensalter. Bei Kindern ist die Erkrankung außerordentlich selten.

Krankheitsentstehung

Die Ursache ist unbekannt. Teilweise bestehen Assoziationen zu bestimmten **HLA-Typen**, woraus man einen Autoimmunmechanismus ableiten kann. Im Serum findet man **Autoantikörper** (ANA = antinukleäre Antikörper) sowie eine Reihe von Interleukinen, welche die Fibroblastenaktivität stimulieren und zur fortschreitenden Fibrosierung beitragen könnten. Oft sind CRP und IgG erhöht und die BSG beschleunigt, was (wegen des CRP) auf eine **bakterielle Ursache** dieser Autoimmunkrankheit hindeutet. Teilweise sieht man eine Leukozytose als Neutrozytose oder als Eosinophilie.

Histologie

Histologisch entspricht das Bild demjenigen der zirkumskripten Sklerodermie: Im Bereich der beiden Gefäßplexus des Corium sieht man ein entzündliches, v.a. lymphozytäres Infiltrat mit einzelnen Plasmazellen und Eosinophilen, Ödembildung und Verquellungen der kollagenen Fasern. Aus dieser entzündlichen Phase heraus entwickelt sich das sklerotische Stadium, in dem sich das Bindegewebe bis in das subkutane Fettgewebe hinein ausbreitet. Häufig nehmen die sklerosierenden Veränderungen ihren Ausgang auch von den bindegewebigen Septen des subkutanen Fettgewebes. Die Bestandteile der Haut einschließlich der Haarfollikel und Talgdrüsen atrophieren und verschwinden zuletzt.

Symptomatik

Die Erkrankung beginnt wie so häufig bei Autoimmunkrankheiten **unspezifisch** mit **Müdigkeit**, Kopfschmerzen, **Depressionen** und **subfebrilen Temperaturen**. Anschließend kommt es zu Symptomen in den **Extremitäten**, besonders häufig zu einem **Raynaud-Syndrom** mit paroxysmaler schmerzhafter Ischämie, Zyanose und nachfolgender (reaktiver) Hyperämie.

Akrosklerodermie

In einem Teil der Fälle entwickelt sich daraus die Akrosklerodermie, die sich im Wesentlichen auf **Hände und Gesicht** beschränkt: Einem entzündlich-ödematösen Stadium in **Händen** und Unterarmen folgt eine sklerotische Schrumpfung der Haut (Stadium sclerosum), wodurch die Beweglichkeit eingeschränkt ist. Die **Finger** biegen sich krallenartig in Beugestellung und werden zuletzt unbeweglich (➤ Abb. 4.100). Vor allem an den Fingerspitzen finden sich kleine Nekrosen **(„Rattenbissnekrosen“)**. Die Endglieder erscheinen zugespitzt **(„Madonnenfinger“)** oder verstümmelt, die Nägel deformiert.

Im **Gesicht** kommt es infolge zunehmender Sklerosierung zur Amimie (**„Maskengesicht“** bei Verlust des Mienenspiels). Die Nase wird spitz, die Haut glatt und faltenlos. Die Lippen sind schmal, der Mund wird zu einer kleinen, rundlichen Öffnung **(Mikrostomie)** – evtl. mit perioraler Fältelung (**„Tabaksbeutelmund“**), wodurch eine darüber hinaus gehende Öffnung erschwert ist (➤ Abb. 4.101). Im weiteren Krankheitsverlauf kann der Prozess auf Hals und Stamm übergreifen, wodurch sogar die Atembewegungen eingeschränkt sind.

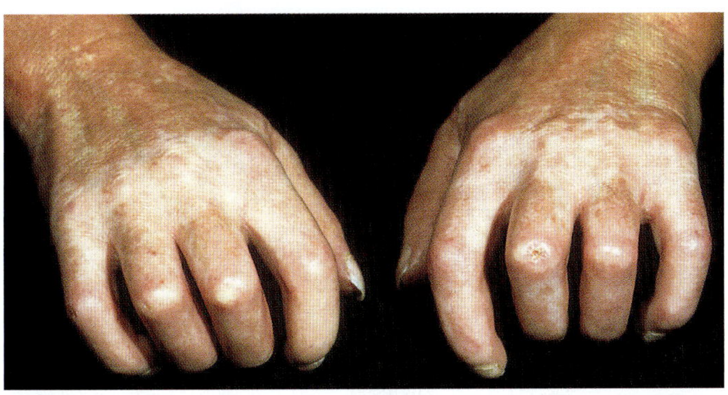

Abb. 4.100 Systemische Sklerodermie: fleckige Depigmentierung, straffe Atrophie der Haut an Fingern und über Grundgelenken beider Hände mit Fixierung der Fingergelenke in mittlerer Beugestellung. Über den proximalen Interphalangealgelenken Einzelnekrosen. Verschmälerung und Verkürzung der Endphalangen. [M174]

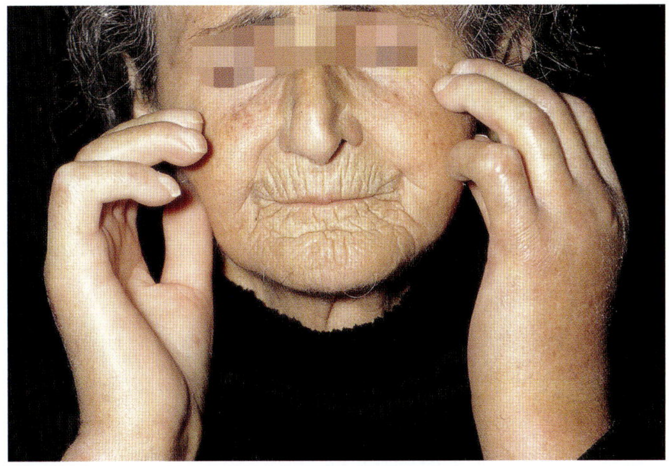

Abb. 4.101 Mikrostomie, Tabaksbeutelmund, Maskengesicht, Atrophie der Hände: deutliche Sklerose und Verhärtung der Fingerhaut mit stark eingeschränkter Beugefähigkeit. Nagelplattenverformung mit Krümmung über verkürztes Fingerendglied. Handrücken und Handgelenk ödematös geschwollen. Ausgeprägte periorale Faltenbildung. [M174]

Diffuse Sklerodermie

Die diffuse Sklerodermie als zweite Hauptform der systemischen Sklerodermie beginnt eher mit einem **entzündlichen Ödem** am **Stamm**, bezieht dann aber in der Folge nicht nur die Extremitäten, sondern auch **innere Organe** mit ein: Ösophagus (Dysphagie, Reflux), Muskulatur (Schwäche, Schmerzen), Lunge (Fibrose), Herz (Myokardfibrose), Nieren, Augen, Darm und weitere Organe können betroffen sein. Selbst die Beweglichkeit der Zunge ist durch eine Sklerosierung des Zungenbändchens eingeschränkt. Kalkablagerungen im Subkutangewebe bezeichnet man als **Kalzinose**. Bei dieser Form kann **höheres Fieber** auftreten. Häufig versterben die Patienten innerhalb von 3–5 Jahren nach Beginn der Erkrankung.

Therapie

Die Therapie der systemischen Sklerodermie ist **rein symptomatisch** und (zumindest nach der Heilpraktikerprüfung) wenig wirksam. Gegen den entzündlichen Prozess gibt man Glukokortikoide oder weitere immunsuppressiv wirkende Substanzen. Die Fibrosierung wird mit UV-A-Bestrahlungen, eventuell wie bei der Psoriasis als PUVA bekämpft. D-Penicillamin und Interferone werden versucht. Gefäßdilatatoren wie z.B. Calciumantagonisten sollen die Durchblutung im Bereich der Akren verbessern. Im Hinblick auf die Gelenkfunktionen sind Bewegungsübungen wertvoll (Gummiball, Kneten). Bindegewebsmassagen, Lymphdrainage, warme Bäder mit Unterwassermassagen, Fangopackungen und Atemgymnastik werden empfohlen.

Zusammenfassung

Zirkumskripte Sklerodermie

Seltene Kollagenose, betroffen sind v.a. junge Frauen

Symptome
- umschriebene Sklerosierungen der Haut nach entzündlichem Stadium, Lilac-Ring

Diagnostik
- keine veränderten Laborparameter

Therapie
- keine effektive Therapie bekannt

Systemische Sklerodermie

Seltene Kollagenose, Autoimmunkrankheit, mehrheitlich ältere Frauen betroffen

Symptome
- unspezifische: Müdigkeit, Kopfschmerzen, subfebrile Temperaturen, Depressionen
- an der Haut: Maskengesicht, Mikrostomie, Tabaksbeutelmund, verkürztes Zungenbändchen, Madonnenfinger, Raynaud-Syndrom, Rattenbissnekrosen an den Fingerspitzen
- an inneren Organen: Schluckstörungen (Ösophagus-Sklerosierung), Lungen- und Myokardfibrose

Therapie
- Immunsuppressiva (z.B. Glukokortikoide), PUVA, physikalische Therapie

4.11.2 Lupus erythematodes

Der Lupus erythematodes (LE) ist eine chronisch verlaufende **Autoimmunkrankheit** unklarer Ursache, die man wegen der primären Beteiligung des Bindegewebes zu den Kollagenosen rechnet. Man kann drei unterschiedliche **Verlaufsformen** des LE unterscheiden:
- chronisch-kutaner LE
- subakut-kutaner LE
- systemischer LE (SLE)

Wie bei der Sklerodermie (➤ Kap. 4.11.1) genügt im Prinzip die Einteilung in eine Form, die sich ausschließlich an der Haut manifestiert, und in den SLE, der innere Organe miteinbezieht. Der subakut-kutane LE ist eine Mischform, bei der es über die Hautbeteiligung hinaus auch zu einzelnen systemischen Manifestationen kommt.

Man geht von einer Häufigkeit von etwa 1/1000 Einwohnern aus, entsprechend 80.000 Erkrankten in Deutschland. Beide Formen verlaufen chronisch über Jahre und Jahrzehnte. **Frauen** sind deutlich häufiger betroffen als Männer. Die Erstmanifestation ist in jedem Lebensalter möglich, selbst bei Säuglingen, doch beginnt die Erkrankung überwiegend zwischen **20 und 40 Jahren**.

Krankheitsentstehung

Bei der systemischen Form findet man eine deutliche Assoziation mit **HLA-B8** und **HLA-DR3**. Auffallend ist das fast regelhafte Vorkommen verschiedenster antinukleärer Antikörper **(ANA)** im Serum, wobei bei der systemischen Form solche gegen native DNA das Bild beherrschen. Im Vordergrund steht auch die **Provozierbarkeit** der Erkrankung durch **Sonnenbestrahlung**, v.a. **UV-B**. Man geht deshalb davon aus, dass ein noch unbekanntes **Retrovirus**, das sich in die Kernsubstanz integriert hat, die eigentliche Ursache ist, während **Östrogene und UV-Licht** wichtige **Kofaktoren** für die Manifestation der Erkrankung darstellen. In einem kleinen Teil der Fälle findet man **Medikamente** als auslösende Faktoren. Auch ein Mangel des Enzyms **DNase** könnte mit der Erkrankung in Zusammenhang stehen. Die DNase ist für die Aufarbeitung bzw. Entsorgung der DNA abgestorbener Zellen zuständig. Fehlt sie, könnten abgelagerte DNA-Reste zu Immunreaktionen führen und das entzündliche Bild mitunterhalten.

Histologie

Histopathologisch findet man um die Gefäße des oberflächlichen und tiefen Plexus des Corium ein **entzündliches Ödem** mit leukozytärer, hauptsächlich lymphozytärer Infiltration, besonders konzentriert im Bereich der Haarfollikel (➤ Abb. 4.102). An der Grenzzone zur Epidermis, an der Basalmembran, sind **Immunglobuline und Komplement** abgelagert. Die Immunglobuline lassen sich mit der Immunfluoreszenz darstellen (Lupusband-Test). Die **Epidermis atrophiert** im weiteren Verlauf, wobei es allerdings umschrieben zu Hyperkeratosenn kommt. Das **Ödem** kann v.a. beim systemischen LE so umfangreich sein, dass **subepidermale Blasen** entstehen. Die **Hyperkeratosen** sieht man hauptsächlich im Zentrum der Herde. Wenn man mit der Pinzette einen umschriebenen Teil von der Haut abzieht, erkennt man an der Unterseite spitzkegelige Hornzapfen **(Tapeziernagelphänomen)**.

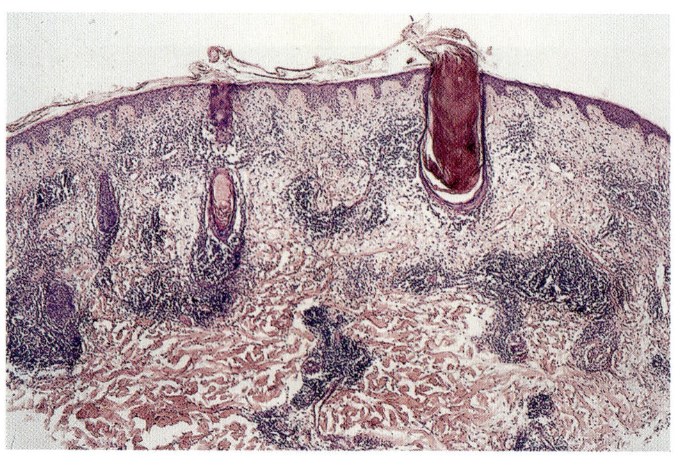

Abb. 4.102 Chronisch-kutaner Lupus erythematodes (Histologie): atrophe Epidermis mit follikulären Hyperkeratosen. Im Corium liegen manschettenartig verdichtet Lymphozyten perivasal und perifollikulär. Die Haarfollikel sind atrophiert. Ödematös-muzinöse Auflockerung der oberen Coriumhälfte. [M174]

Symptomatik

Effloreszenzen

Sowohl der **kutane LE** als auch die Hautbeteiligung beim **SLE** findet sich überwiegend in **lichtexponierter Haut** – im Gesicht, an Schultern (➤ Abb. 4.103) und oberem Thorax sowie den distalen Extremitäten. Im Gesicht entsteht hierbei ein **schmetterlingsförmiges Erythem** (➤ Abb. 4.104), wobei die Effloreszenzen der kutanen Form scheibenförmig („diskoid") und scharf begrenzt sind (➤ Abb. 4.105) und schließlich – nach Monaten oder Jahren – unter Atrophie der Haut abklingen.

Entzündung, Hyperkeratose und nachfolgende Atrophie mit Hyper- und Depigmentierungen führen zu **Entstellungen** (Mutilationen), die der Erkrankung ihren Namen gegeben haben (Lupus = Wolf; entsprechend der Hauttuberkulose des Gesichts = Lupus vulgaris, die entstellende Narben hinterlässt). Herde im Bereich des behaarten Kopfes führen zum irreversiblen Haarausfall.

Diagnostisch bedeutsam ist die **Überempfindlichkeit (Hyperästhesie)** der Herde beim Darüberstreichen z.B. mit dem Fingernagel. In 25 % der Fälle ist die **Schleimhaut** v.a. des Mundes beteiligt.

Weitere Symptome

Beim SLE, in geringerem Umfang auch bei der Mischform des subakut-kutanen LE, kommt es zu **Allgemeinsymptomen**, wie sie auch für andere systemische Autoimmunkrankheiten üblich sind: Müdigkeit, Schwäche, Gewichtsverlust und Fieber. Wie bei den meisten Autoimmunkrankheiten verläuft v.a. die systemische Form **schubweise** mit symptomarmen Intervallen.

Die **Organbeteiligung** des SLE umfasst besonders häufig die **Muskulatur** (Schmerzen, Schwäche), die **Gelenke** (Arthralgie oder Arthritis bis hin zur Polyarthritis), die **Nieren** (Glomerulonephritis), das **ZNS** (Apathie, Merkfähigkeitsstörungen bis hin zur De-

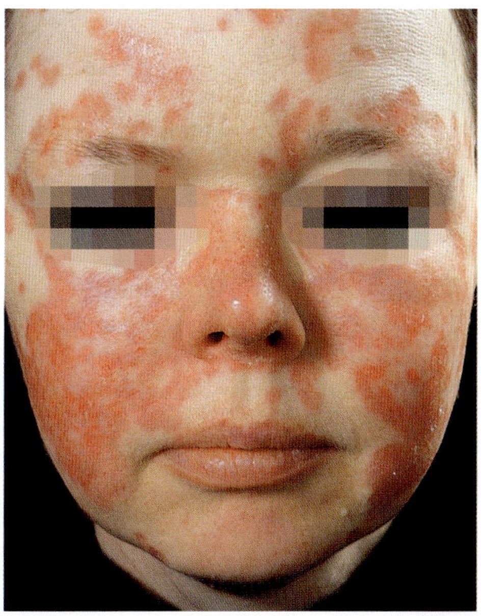

Abb. 4.103 Kutaner Lupus erythematodes: rundliche, randbetonte Erytheme, über beiden Schultern und Oberarmen, zum Teil konfluierend mit nach innen gerichteter Schuppenkrause oder feinlamellärer Schuppung [M174]

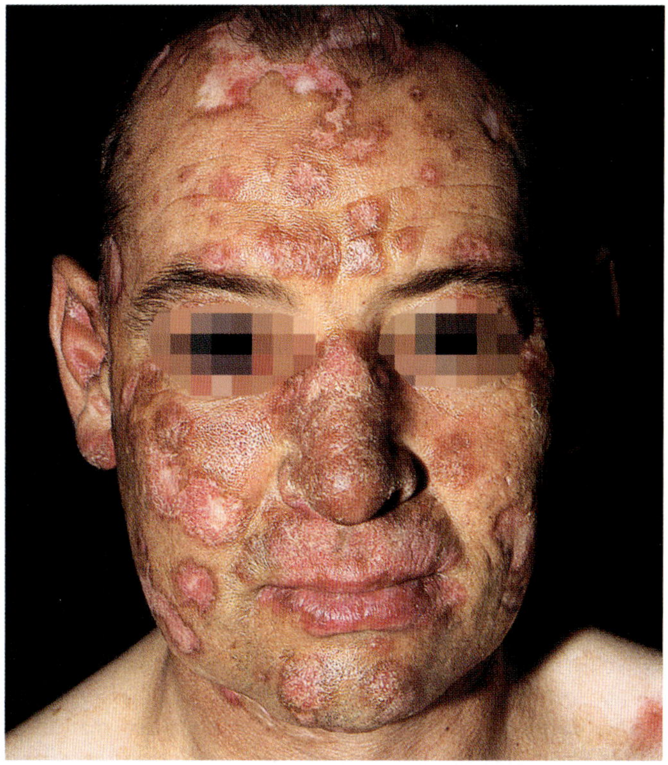

Abb. 4.104 Systemischer Lupus erythematodes: an Stirn, Nase, Wangen, Kinn und Lippenrot bizarre Erytheme mit Schuppung, die zentrofazial zu einem schmetterlingsförmigen Bild konfluieren [M174]

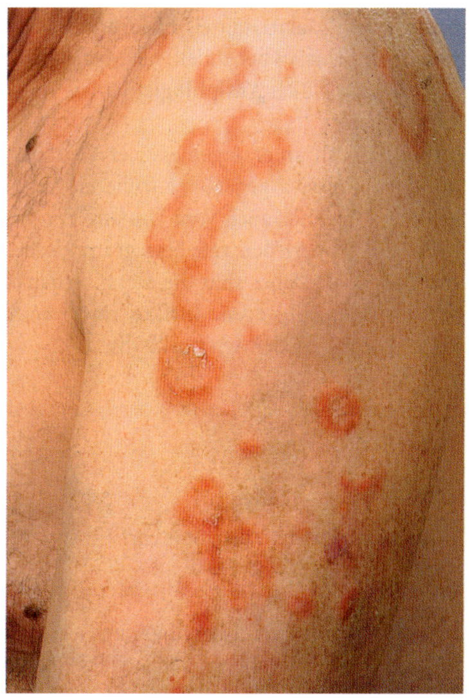

Abb. 4.105 Scheibenförmige Effloreszenzen beim chronisch-kutanen LE: zahlreiche, teils einzeln stehende, teils konfluierende, scharf begrenzte scheibenförmige Herde im Gesicht, am behaarten Kopf und über dem Jugulum. Die erythematösen Herde sind zentral zum Teil noch keratotisch, zum Teil bereits weiß-atrophisch. Am behaarten Kopf atrophische Alopezieherde. Berührungsempfindlichkeit der Herde. [M174]

menz), **Herz** und **Gefäße** (Myokarditis; früh beginnende Arteriosklerose mit u.a. KHK). Frühzeitig erkennbar werden die Gefäßveränderungen am Augenhintergrund. Auf den **Schleimhäuten** z.B. von Mund und Nase entstehen Ulzerationen. Weitere Organbeteiligungen sind seltener, aber jederzeit möglich. In jedem 4. Fall kommt es zu einer **Hepatosplenomegalie**. Hepatitis oder Pneumonie können akut zum Tode führen.

Diagnostik

Im Blut erkennt man beim SLE häufig neben einer **Anämie** und **Leukopenie** (v.a. Lymphopenie) auch eine **Thrombopenie**, evtl. mit Blutungsneigung. Die **BSG** ist beschleunigt, bei schweren Verläufen auf bis zu 100 mm in der 1. Stunde. Zirkulierende Immunkomplexe scheinen zumindest für einen Teil der Organschäden verantwortlich zu sein. Im Urin erkennt man analog zum Ausmaß von Proteinurie und Hämaturie die Nierenbeteiligung. Regelhaft findet man auch bei den Hautformen die antinukleären Antikörper **(ANA)**, beim SLE zusätzlich diejenigen gegen native doppelsträngige DNA. Die üblicherweise **fehlende Erhöhung** des **CRP** deutet auf die virale, zumindest nichtbakterielle Ursache des Lupus erythematodes.

Die Diagnose ist in typischen Fällen leicht zu stellen, manchmal jedoch ähnlich der chronischen Polyarthritis auch eine Ausschlussdiagnose.

Therapie und Prognose

Der LE wird mit (dem Malariamittel) **Chloroquin**, **Cortison** und weiteren **Immunsuppressiva** behandelt; bei Myalgien und Gelenkbeteiligung werden zusätzlich **Antiphlogistika** wie ASS, Ibuprofen oder Diclofenac gegeben.

Die **Prognose** hat sich unter angemessener Therapie mit Cortison und Immunsuppressiva gegenüber früheren Jahren deutlich verbessert. Sie hängt primär auch vom Umfang der Organbeteiligung ab. Die 5-Jahres-Überlebensrate beträgt inzwischen mehr als 90 % der SLE-Patienten. Dabei sind die wesentlichen Todesursachen Herz- oder Nierenversagen, Infekte sowie nach längerer Krankheitsdauer die Folgen der Arteriosklerose.

Zusammenfassung

Kutaner Lupus erythematodes

Häufige Autoimmunkrankheit, betrifft mehrheitlich junge Frauen

Symptome
- scheibenförmiges Schmetterlingserythem im Gesicht
- weitere Effloreszenzen überwiegend an sonnenexponierter Haut

Diagnostik und Therapie
- prinzipiell wie SLE

Systemischer Lupus erythematodes

Häufige Autoimmunkrankheit, betrifft mehrheitlich junge Frauen

Symptome
- unspezifisch: Müdigkeit, Leistungsknick, Fieber, Gewichtsabnahme
- multiple Symptome an Haut, Schleimhaut und nahezu allen inneren Organen, z.B. Herz und Gefäße, Niere, Muskulatur, Gelenke, ZNS

Diagnostik
- typische Effloreszenzen
- Laborparameter: ANA, Anämie, Lymphopenie, Thrombopenie, BSG

Therapie
- Chloroquin, Immunsuppressiva wie Cortison, Analgetika bzw. Antiphlogistika

4.12 Erkrankungen der Nägel

Krankheitsentstehung

Veränderungen an den Nägeln können angeboren oder erworben sein. Isoliert oder gemeinsam sind die **Nagelplatte**, das **Nagelbett** und die **Nagelfalze** betroffen. Es gibt Erkrankungen, die ausschließlich einen oder mehrere oder alle Nägel betreffen und andere, bei denen die Nagelveränderungen lediglich Teil einer systemischen Erkrankung sind. Mangelzustände bei Vitaminen, Mineralien oder essenziellen Aminosäuren können sich an den Nägeln manifestieren, wobei B-Vitamine, Eisen, Calcium, Zink, Selen und die Aminosäure Cystein als wesentlicher Bestandteil des Keratins im Vordergrund stehen. Auch der Sauerstoffmangel des Gewebes führt zu sichtbaren Veränderungen an den Nägeln. Sehr viele Zusammenhänge sind aber auch heute noch weitgehend unbekannt.

Symptomatik (➤ Tab. 4.6)

Tab. 4.6 Nagelveränderungen und deren typische Ursachen

Veränderung	Symptomatik	Mögliche Ursachen
Leukonychie	weiße Flecken der Nagelplatte	unklar, Lufteinschlüsse, z.B. nach kleinen Verletzungen bei Maniküre, Zinkmangel, Calciummangel
	weiße Querbänder der Nagelplatte	• Albuminmangel • Zytostatikatherapie
Querfurchen	quer über die Nagelplatte verlaufende Furchen oder Rillen (evtl. weißlich gefärbt)	unterschiedlichste Mangelzustände, Infektionen oder Vergiftungen
Onychorrhexis	abnorme Weichheit und Brüchigkeit der Nägel (häufig nur am Nagelrand)	• Mangelzustände (Vitamin B, Calcium, Eisen) • allgemeine Unterernährung • Hyperthyreose • häufiges Arbeiten in feuchtem Milieu, übermäßige Maniküre oder gehäuftes Händewaschen

Tab. 4.6 Nagelveränderungen und deren typische Ursachen *(Forts.)*

Veränderung	Symptomatik	Mögliche Ursachen
Onychoschisis	Aufspaltung der Nagelplatte in zwei horizontal übereinander gelagerte Platten an ihrem freien Rand	• wie bei Onychorrhexis • zusätzlich evtl. mechanische Überbeanspruchung z.B. durch Musikinstrumente (Gitarre)
Onycholyse	partielle Ablösung der Nagelplatte vom Nagelbett, beginnt meist am freien Rand	• wie bei Onychorrhexis • zusätzlich bei Psoriasis: Die Nagelplatte (= Stratum corneum) haftet infolge der Parahyperkeratose schlechter. • evtl. auch Pilzinfektion, Traumen, Mazeration
Onychogrypose	abnorme Verdickung und halbkreisartiges Hochbiegen der Nägel (Krallennagel)	• falsches Schuhwerk • mangelnde Nagelpflege
Koilonychie	muldenförmige Einsenkung der Nagelplatte (Löffelnagel, ➤ Abb. 4.106)	• Mangel an Eisen oder Cystein • sekundäres Raynaud-Syndrom (mit Mangeldurchblutung) • Hyperthyreose • Vitaminmangelzustände • Morbus Cushing • autosomal-dominant vererbt (selten)
Trommelschlegelfinger und Uhrglasnägel	kolbig aufgetriebene Endglieder der Finger (später auch der Zehen), runde, vergrößerte Nägel	• schwere und chronische Erkrankungen der Lunge oder des Herzens (häufig) • Malabsorption, z.B. bei der Sprue, Lebererkrankungen (selten)

Leukonychie

Weiße Flecken der Nagelplatte (Leukonychie) sind ätiologisch zumeist unklar. Es ist noch nicht einmal sicher, ob sie wirklich durch Lufteinschlüsse in der Nagelplatte verursacht werden, doch bilden sie sich häufig nach kleinen Verletzungen z.B. bei der Maniküre bzw. beim Zurückschieben der Kutikula. Nicht so selten steckt aber ein **Zink- oder Calciummangel** dahinter. **Weiße Querbänder** entstehen u.a. bei Albuminmangel oder bei Zytostatikatherapie.

Querfurchen

Quer über die ganze Nagelplatte verlaufende **Furchen oder Rillen**, die auch einmal weißlich gefärbt sein können, sieht man bei den unterschiedlichsten Mangelzuständen, Infektionen oder Vergiftungen. Die **häufigsten Ursachen** sind Intoxikationen durch Schwermetalle einschließlich Arsen und Thallium bzw. durch Fluor oder Zytostatika. Auslösende Infektionen sind v.a. Scharlach, Masern oder Typhus. An Autoimmunerkrankungen kommen u.a. der Morbus Reiter oder der Lupus erythematodes in Frage.

Allgemeine Ursache für diese Querfurchen sind Schädigungen, die zu vorübergehendem Wachstumsstillstand der Nagelplatte führen, wodurch Ausdünnungen entstehen, die beim sich wieder anschließenden Vorwachsen als Einsenkungen erkennbar werden. Durch das gut definierte Nagelwachstum an den Fingern von knapp 1 mm/Woche lassen sich zeitliche Zuordnungen auf zurückliegende Ereignisse treffen.

Onychorrhexis

Eine abnorme Weichheit und **Brüchigkeit der Nägel** (Onychorrhexis) findet sich bei Mangelzuständen – von Vitamin-B-, Calcium- und Eisenmangel bis hin zur allgemeinen Unterernährung. Häufig ist nur der Nagelrand betroffen. Auch eine Hyperthyreose, mechanische Einwirkungen wie häufiges Arbeiten in feuchtem Milieu, übermäßige Maniküre oder gehäuftes Händewaschen (= Entfettung des Nagels) begünstigen das Absplittern oder Einreißen von Anteilen der Nagelplatte.

Onychoschisis

Eine **Aufspaltung der Nagelplatte** in zwei horizontal übereinander gelagerte Platten an ihrem freien Rand (Onychoschisis) hat vergleichbare Ursachen. Teilweise kommt wohl auch eine mechanische Überbeanspruchung z.B. durch Musikinstrumente (Gitarre) in Frage.

Onycholyse

Die **partielle Ablösung der Nagelplatte** vom Nagelbett (Onycholyse), zumeist mit Beginn am freien Rand, hat wiederum die angeführten Ursachen. Manchmal findet man aber auch Pilzinfektionen des Nagels, Traumen, Mazerationen oder weitere Ursachen. Auch bei der **Psoriasis** des Nagels kommt es zur Onycholyse, weil die Nagelplatte als Stratum corneum des Nagelbettes in Folge der Parahyperkeratose weniger fest haftet.

Onychogrypose

Mit dem Begriff **Krallennagel** (Onychogrypose) benennt man Veränderungen, bei denen die Nägel zumeist der **Füße** (bevorzugt an der Großzehe) abnorm verdickt und gleichzeitig halbkreisartig hochgebogen sind. **Ursache** ist bei den in der Regel älteren Patienten falsches Schuhwerk, das einen Dauerdruck auf das Nagelbett ausübt, das dadurch muldenförmig nachgibt. Der Krallennagel wölbt sich bereits im Bereich der Matrix und lässt dann beim Vorwachsen einen freien Raum zwischen sich und dem Nagelbett. Dieser Raum wird aus dem Nagelbett mit zusätzlichen Hornmassen aufgefüllt, sodass ein halbkreisförmiger Tunnel entsteht, der mit Hornmassen gefüllt ist. Solche Nägel können oft kaum noch geschnitten werden. Sie verlieren durch die mangelhafte Führung beim Vorwachsen auch teilweise ihre Richtungsorientierung und krümmen sich nach der Seite. **Therapeutisch** kann man die Nagelplatte entfernen und das Nagelbett mitsamt Matrix veröden oder die Nagelplatte regelmäßig abschleifen bzw. abfräsen.

Koilonychie

Unter **Löffelnagel** (Koilonychie) versteht man die **muldenförmige Einsenkung der Nagelplatte** (➤ Abb. 4.106), gewissermaßen also das andere Extrem zum Krallennagel. Die häufigste **Ursache** von Löffelnägeln ist ein Mangel an Eisen oder Cystein. Das Raynaud-Syndrom mit Mangeldurchblutung entspricht in etwa dem Eisenmangel. Weitere mögliche Ursachen sind Hyperthyreose, Vitaminmangelzustände oder ein Morbus Cushing. Selten kann die Koilonychie auch einmal autosomal-dominant vererbt werden.

4

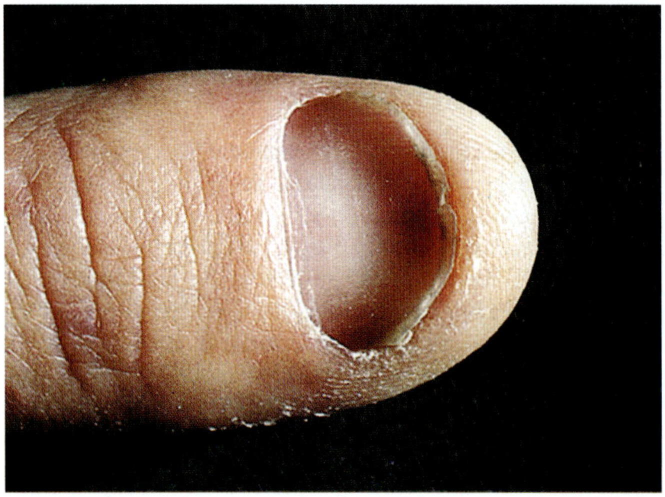

Abb. 4.106 Koilonychie bei Eisenmangel: konkav gekrümmter Nagel mit Einrissen am freien Rand (Onychorrhexis) [M174]

Trommelschlegelfinger

Trommelschlägelfinger mit **Uhrglasnägeln** (> Abb. 4.107) werden häufig bei schweren und chronischen Erkrankungen der Lunge Emphysem, Bronchiektasen, Tuberkulose, Tumoren) oder des Herzens (Insuffizienz, Endokarditis) gesehen – also bei Erkrankungen, die mit einem peripheren **Sauerstoffmangel** einhergehen. Weitere, eher **seltene Ursachen** bestehen in einer Malabsorption, z.B. bei der Sprue, oder in Lebererkrankungen (v.a. Zirrhose). Selten können Trommelschlägelfinger auch einmal vererbt werden.

Die **Endglieder der Finger** (in fortgeschrittenen Stadien auch der Zehen) sind **kolbig aufgetrieben**, wobei diese Verdickungen in der Regel nur die Weichteile betreffen, während der Knochen meist unverändert bleibt. Diese Hyperplasie der Weichteile einschließlich der Kapillaren ist wahrscheinlich die Reaktion auf die Mangelversorgung, wobei sie aber nicht bei jedem Patienten und auch nicht bei jeder Form eines chronischen Sauerstoffmangels auftritt, sodass die Zusammenhänge letztlich immer noch unklar sind. Diskutiert wird die vermehrte Zirkulation bzw. lokale Bildung vasoaktiver Kinine infolge der Mangelsituation, unter Stimulation der Fibroblasten, wozu dann eher passen würde, dass man die Veränderungen auch bei Lebererkrankungen oder Malabsorption findet.

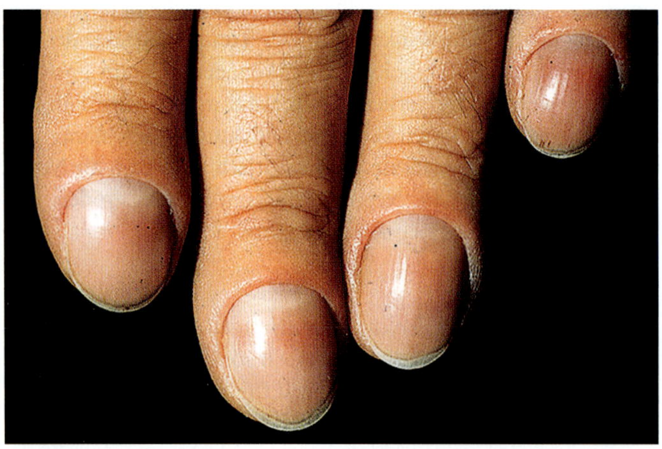

Abb. 4.107 Trommelschlegelfinger mit Uhrglasnägeln bei Lungenfibros:. Vergrößerung, Abrundung und uhrglasähnliche konvexe Verformung der Nagelplatten aller Finger. Trommelschlägelähnliche Auftreibung der Fingerendglieder, besonders des Mittelfingers. [M174]

Die **Nagelplatten** passen sich der Verbreiterung des Endgliedes an, werden größer und rundlich, was ihnen insgesamt das Aussehen von Uhrgläsern verleiht – so, wie die aufgetriebenen Endglieder an Trommelschlägel erinnern.

Nagelveränderungen bei bestimmten Erkrankungen

Typische Erkrankungen, die Nagelveränderungen hervorrufen, sind:

- **Psoriasis:** Tüpfel (Grübchen), Ölflecke, Onycholyse und weitere Veränderungen
- **Arteriosklerose:** verlangsamtes Nagelwachstum, Brüchigkeit und Trübungen der Nagelplatte
- **Sklerodermie, sekundäres Raynaud-Syndrom:** spitz zulaufende Fingerendglieder und Nägel
- **Rauchen:** gelbliche Verfärbungen (gelbliche oder bräunliche Verfärbungen können aber auch beim Pilzbefall der Nagelplatten oder als Einfärbungen durch Nagellack vorkommen)
- **Nävi, Malignes Melanom:** subunguale Verfärbungen
- **Traumen der Endglieder:** subunguales Hämatom

Einblutungen unter die Nagelplatte sollten entlastet und zum Ablaufen gebracht werden. Dafür benutzt man eine Kanüle, mit der man die Nagelplatte über dem **subungualen Hämatom** (ggf. mehrfach) durchbohrt. Die Kanüle schneidet sich durch Drehbewegungen bei leichtem Druck solange durch die Nagelplatte, bis der erste Blutstropfen des Hämatoms im Bohrloch erscheint. Dies verursacht dem Patienten keine Schmerzen, weil das Keratin der Nagelplatte nicht nerval versorgt ist. Bohrt man mit der Kanüle nach Erscheinen des ersten Blutstropfens allerdings weiter in die Tiefe und gelangt dabei ins Nagelbett, muss dies Schmerzen bereiten.

4.13 Erkrankungen der Talgdrüsen

4.13.1 Acne vulgaris

Die Akne ist eine Erkrankung der Pubertät. Im frühen Erwachsenenalter klingt sie meistens wieder ab; nur selten persistiert sie bis zum 30. Lebensjahr oder länger. Die Krankheit gewinnt ihre Bedeutung für die Heranwachsenden allein aus der psychosozialen Komponente.

Krankheitsentstehung

Mehrproduktion von Talg

Der Akne liegt eine Mehrproduktion von Talg (Sebum) zugrunde. An den betroffenen Hautpartien besteht also gleichzeitig eine **Seborrhö**. Atopiker mit ihrer verminderten Talgproduktion (Sebostase) und dementsprechend in der Regel sehr trockenen Haut erkranken während der Pubertät nicht oder nur sehr leicht an der Akne.

Talgdrüsen (➤ Kap. 1.2.2) finden sich im Bereich der Haarfollikel, wobei diejenigen der Terminalhaare besonders groß sind und entsprechend reichliche Mengen produzieren. Unabhängig von den Haaren (frei mündend) findet man Talgdrüsen im **Gesicht** einschließlich der Lippenaußenseite, an den **Ohrmuscheln** sowie V-förmig am oberen ventralen und dorsalen **Thorax**. Gesicht und oberer Thorax sind damit auch die Prädilektionsstellen der Acne vulgaris.

Die Mehrproduktion in der Pubertät ist **androgenabhängig**. Die Eunuchen früherer Zeiten bekamen keine Akne. Bei den Jungen regen überwiegend die Hormone des Hodens (Testosteron) Wachstum und Produktion der Talgdrüsen an, bei Mädchen sind es neben einem geringen Anteil aus den „erwachenden“ Ovarien die Androgene der Nebennieren. Da Dehydroepiandrosteron (DHEA) weniger wirksam ist als Testosteron und die Talgdrüsen darüber hinaus durch Östrogene eher gehemmt werden, ist die Ausprägung der Akne bei Jungen meist schwerer als bei Mädchen.

Verhornungsstörung

Die **Talgfollikel**, also die Ausführungsgänge der Talgdrüsen durch Dermis und Epidermis bzw. bis zum dermalen Haarfollikel, sind mit einem Epithel ausgekleidet, das demjenigen der Epidermis entspricht. Genau wie dieses verhornt es an der Oberfläche. Die einzelnen Hornlamellen werden normalerweise in den vorbeifließenden Talg abgestoßen. Beim Aknepatienten kommt nun neben der Überproduktion der Talgdrüsen als zweite wesentliche Komponente noch eine Verhornungsstörung im epidermisnahen, also oberflächlich gelegenen Anteil der Follikel (Akroinfundibulum) hinzu. Es kommt zur **Hyperkeratose dieser Ausführungsgänge**. Die Hornlamellen stoßen sich nur unzureichend ab, sodass dicke Stapel geschichteter Lamellen in den Ausführungsgang hineinwachsen.

Die Bildung oberflächlicher Hornpfröpfe und die in der Tiefe immer weiter zunehmenden Hornmassen führen im Verein mit der Abflussstörung des Sebums zu einer kugeligen Auftreibung des tiefer liegenden Follikelabschnitts. Es entsteht der **Komedo (Mitesser)**, der die „Primäreffloreszenz der Akne“ darstellt (➤ Abb. 4.108). Seine schwärzliche Kappe besteht aus Melanin und nicht aus Schmutz oder oxidierten Lipiden, wie man früher angenommen hat.

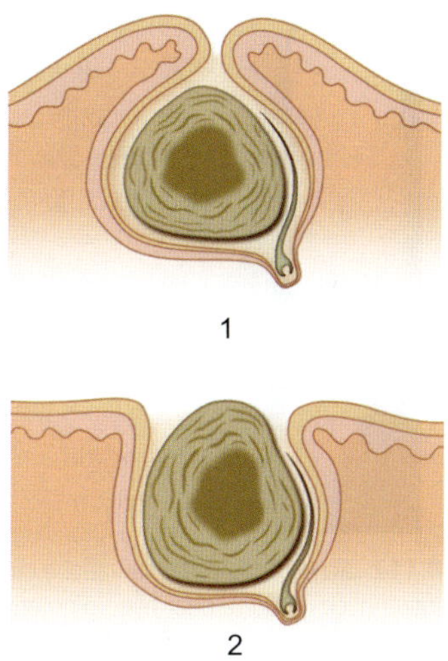

Abb. 4.108 Komedonen: **1** = geschlossener Komedo („whitehead“), **2** = offener Komedo („blackhead“), jeweils mit einer Schale aus Hornzellen und einem Kern aus Lipiden und Bakterien [L238]

Bakterien

Die eigentlichen Talgdrüsen sind steril, während die Ausführungsgänge physiologischerweise von Bakterien wie **Staphylococcus epidermidis** und **Propionibakterien**, am Übergang zur Haut auch durch den Pilz **Pityrosporum ovale** besiedelt sind (➤ Abb. 4.109). Diese Standortflora der Haut verursacht üblicherweise keine Entzündungen. Beim Aknepatienten kommt es allerdings im Bereich der Komedonen zu einer bakteriellen Vermehrung, an der auch eine gesteigerte Spaltung der im Talg vorhandenen Triglyceride in Glyzerin und freie Fettsäuren beteiligt ist. Die Vermehrung der Propionibakterien und die Schädigung des Komedo-Epithels führen im Verein mit einwandernden Granulozyten und weiteren Leukozyten zur **Entzündung**. Es entstehen Papeln, Papulopusteln, Pusteln sowie Entzündungen des umliegenden Gewebes.

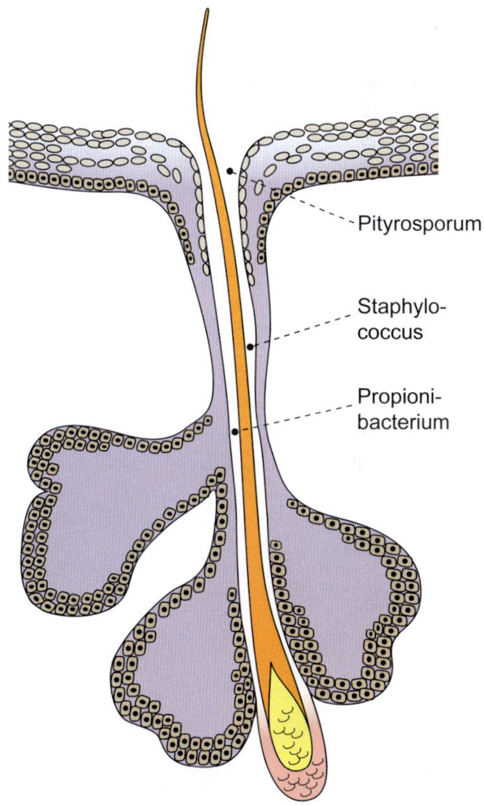

Abb. 4.109 Bakterien in Talgdrüsen [L106]

Symptomatik

Bei der typischen Akne (Acne vulgaris) ist die Haut des Patienten fettig **(Seborrhö)**. In der Haut sind zahlreiche **Komedonen** zu sehen, die gemeinsam mit den später auftretenden **Papeln, Papulopusteln und Pusteln** das Gesamtbild prägen (➤ Abb. 4.110, ➤ Abb. 4.111).

Werden Hornzellmassen oder die Haare der betroffenen Follikel in die Tiefe versprengt, entstehen dort durch die Reaktion des Immunsystems **harte Knoten**. Die Einschmelzung mehrerer benachbarter

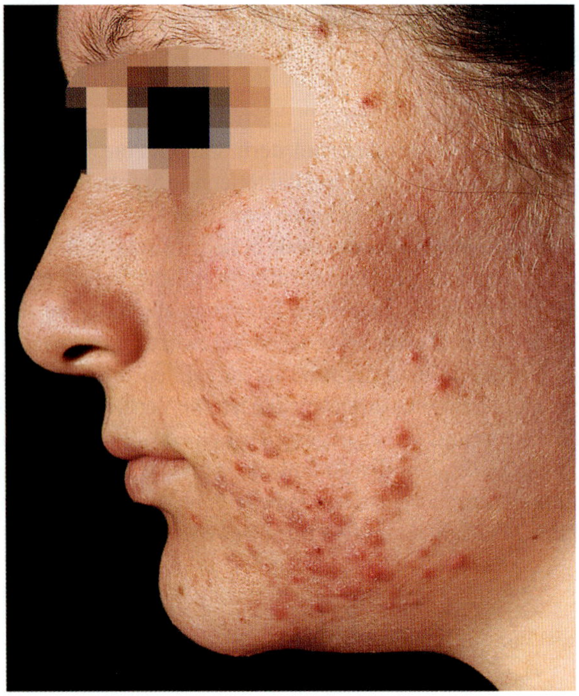

Abb. 4.110 Acne vulgaris: fettig glänzende grobporige Haut mit zahlreichen geschlossenen und einigen offenen Komedonen sowie mehreren entzündlich geröteten, follikulären Papeln und Papulopusteln unterschiedlicher Größe [M174]

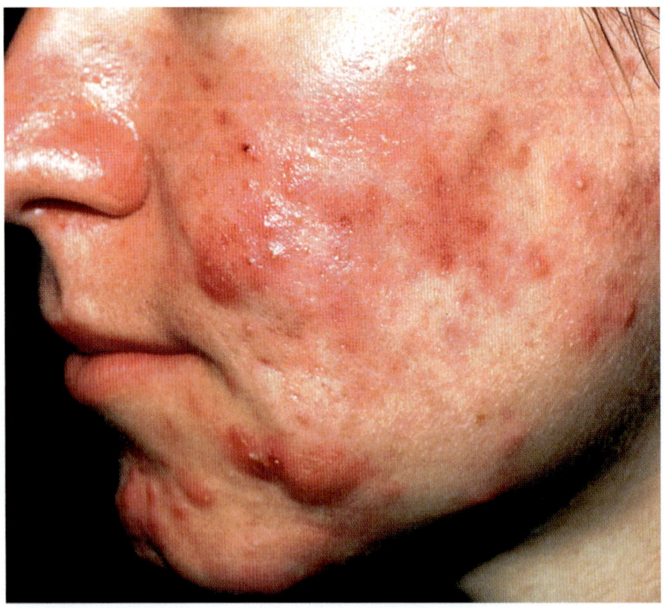

Abb. 4.111 Knotige Acne vulgaris: fettig glänzende Gesichtshaut mit einzelnen offenen Komedonen, Papeln und Pusteln. Zusätzlich mehrere scharf begrenzte, gerötete Knoten, vereinzelt bereits konfluiert. Postinflammatorische Rötung und beginnende Hyperpigmentierung bei eingesunkenen Närbchen in Wangenmitte. [M174]

Follikel führt zur **Acne conglobata** (➤ Abb. 4.112), einer besonders schweren Form der Acne vulgaris, die meist **Narben** hinterlässt. Eine Acne conglobata sieht man häufig bei Kraftsportlern, die durch Zufuhr von Androgenen ihre Muskelmasse steigern wollen.

Als Reaktion auf systemisch erhöhte oder langfristig zugeführte Glukokortikoide findet man manchmal die sog. **Steroid-Akne** (➤ Abb. 4.113).

Therapie

Talgproduktion

Die Therapie der Acne vulgaris ist bei Mädchen einfacher als bei Jungen, weil man durch Zufuhr von **Östrogenen** („Pille"), evtl. sogar in Kombination mit **Antiandrogenen** (z.B. in der „Pille" Diane® und Generika enthalten) die Seborrhö und damit die Akne wirksam unterdrücken kann.

Auch durch **Isotretinoin**, einen Abkömmling des Vitamin A (Vitamin-A-Säure), kann man – bei beiden Geschlechtern – die Produktion der Talgdrüsen wirksam unterdrücken. Isotretinoin wird lokal angewendet, bei der Acne conglobata auch oral gegeben. Vitamin A wirkt allerdings in jeder Form **teratogen** und ist damit bei tatsächlicher oder möglicher Schwangerschaft streng **kontraindiziert**.

Obwohl Wärme die Talgproduktion eher stimuliert, bessert sich die Akne meistens im Sommerhalbjahr durch die **UV-Strahlung** der Sonne.

Symptomatische Therapie

Vor allem die Gesichtshaut sollte **nicht mit Seife** gewaschen werden – warmes Wasser (zum Abschluss kalt) genügt vollkommen. Wer meint, auf „Seife" nicht verzichten zu können, sollte **Syndets** benutzen.

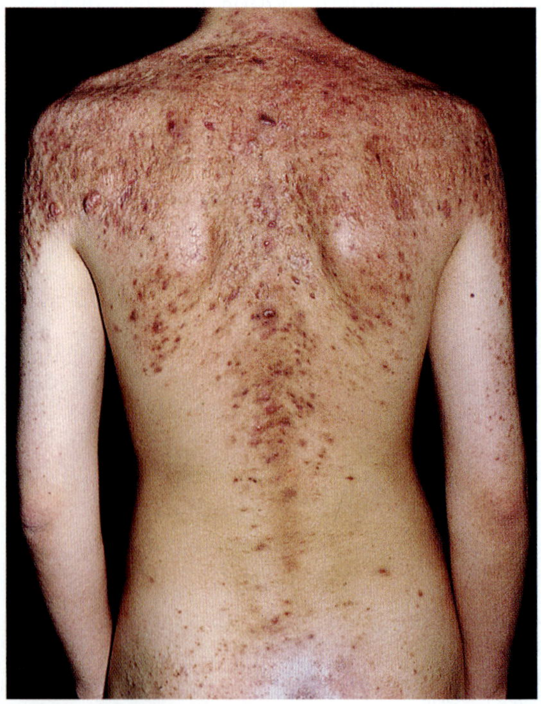

Abb. 4.112 Acne conglobata: zahlreiche eingesunkene, atrophische, zum Teil noch entzündlich gerötete oder hyperpigmentierte Narben sowie mehrere entzündliche Knoten, Papeln und Pusteln an Rücken, Oberarmaußenseiten und Gesäßregion [M174]

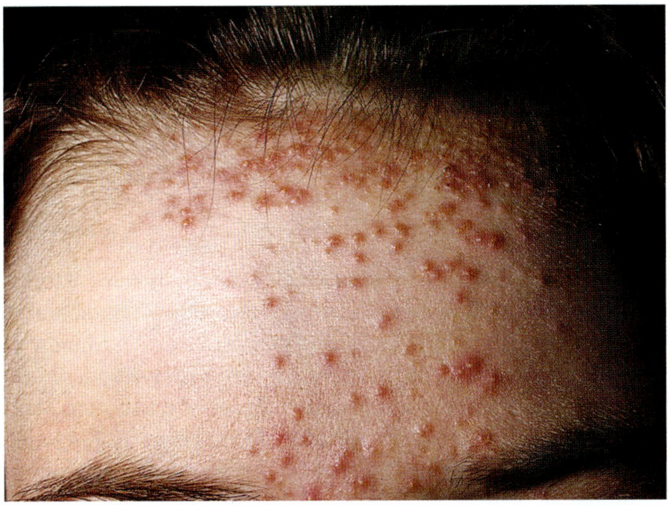

Abb. 4.113 Steroid-Akne: relativ monomorphes Bild an Stirn und Glabella mit zahlreichen, ca. 2 mm großen, follikulären Papeln, überwiegend mit Rötung (Follikulitiden), ganz vereinzelt Komedonen [M174]

Eine Komedonenakne, bei der überwiegend nur eine große Zahl von Komedonen kosmetisch stören, kann man mittels einer **Schältherapie** bessern.

Externa enthalten heute zumeist neben entfettenden Zusätzen **Benzoylperoxid** (löst die Hornpfröpfe) oder **Antibiotika** wie Erythromycin oder Minocyclin. Bei der Acne conglobata werden Antibiotika auch oral verabreicht.

HINWEIS DES AUTORS

Ungemein wirksam ist die nebenwirkungsfreie orale Therapie mit **Zink** (10–20 mg/Tag) über Wochen und Monate, wobei man Geduld haben muss, bis die Wirkung sichtbar wird. Es ist zu beachten, dass sich die Mengenangabe auf Zink und nicht auf die chemische Verbindung bezieht. So enthält Zinkorotat 40 zwar 40 mg Zinkorotat, aber nur 6,7 mg Zink.

Zusammenfassung

Acne vulgaris

Androgene Stimulation der Talgdrüsen in der Pubertät

Ursachen

- Mehrproduktion von Talg, Verhornungsstörung, Bakterienvermehrung und Entzündung

Symptome

- Komedonen, Papeln, Pusteln, Papulopusteln

Sonderformen

- Acne conglobata, Steroid-Akne

Therapie

- Syndets, Benzoylperoxid, Isotretinoin lokal oder oral, Sonne, Zink, Antibiotika, bei Mädchen Antiandrogene

4.14 Erkrankungen der Schleimhäute

4.14.1 Aphthen

Aphthen sind akut auftretende, schmerzhafte Schleimhautdefekte, die meist spontan und narbenlos abheilen.

Krankheitsentstehung

Es gibt zahlreiche angeschuldigte Ursachen, doch kann man meistens nur Vermutungen anstellen. Ganz allgemein kommen folgende **Ursachen** in Betracht:

- virale Infektionen (u.a. Coxsackieviren, Adeno- und Herpesviren)
- Schwermetalle wie Blei, Wismut oder Quecksilber
- Kontaktallergene – beispielsweise aus Prothesen, Bonbons, Kaugummi oder Lutschtabletten
- Medikamente wie Zytostatika, Gold oder Antibiotika
- mangelhafte Mundhygiene, Verletzungen und toxische Irritationen durch Alkohol oder bei Rauchern.

Habituelle („gewohnheitsmäßige“, rezidivierende) **Aphthen** treten bei vielen Menschen über Jahre in unregelmäßigen Abständen auf. Eindeutige Ursachen sind in der Regel nicht erkennbar. Man denkt an Adenoviren, hormonelle Faktoren, Autoimmunmechanismen und Streptokokken. Manchmal gibt es familiäre Häufungen. Kommen Aphthen im Rahmen einer **Angina Plaut-Vincenti** vor, dann sind Borrelien und Fusobakterien, die physiologischerweise auf den Schleimhäuten leben, die Ursache. Nicht selten findet man dabei eine ernstere Grunderkrankung bzw. eine Immunschwäche, die die Infektion durch die physiologische Schleimhautflora überhaupt erst ermöglicht. Herpes-simplex-Viren können ebenfalls zu Aphthen führen, wenn sich ihre Erstmanifestation als **Stomatitis aphthosa** manifestiert (➤ Kap. 4.2.2). Beim **Morbus Behçet** sind die Aphthen besonders groß. Hier findet man überwiegend bestimmte HLA-Konstellationen, doch ist die Autoimmunätiologie noch nicht sicher nachgewiesen.

Symptomatik

Aphthen sind **flache Geschwüre oder Erosionen** an den Schleimhäuten von Mund und Genitale mit gelblichem Grund und gerötetem Randsaum (➤ Abb. 4.114). Im Fall eines Morbus Behçet sind die Aphthen groß und bizarr geformt.

Begleitsymptome kommen in der Regel weder bei akut auftretenden einmaligen Aphthen noch bei den habituellen Aphthen vor. Bei einer Angina Plaut-Vincenti, bei der Stomatitis aphthosa oder beim Morbus Behçet sind Begleitsymptome dagegen die Regel:

- Bei der **Stomatitis (Angina) Plaut-Vincenti** liegen die Ulzerationen überwiegend im Bereich des Zahnfleisches sowie am Rand der Zunge, am Gaumen und auf der Gaumentonsille einer Seite. Die Lymphknoten sind geschwollen. Es besteht evtl. Fieber, in jedem Fall aber ausgeprägter Mundgeruch (Foetor ex ore). Zahnfleisch und Wangenschleimhaut sind entzündlich gerötet.
- Die **Stomatitis aphthosa** führt zu ausgeprägter und sehr schmerzhafter Gingivitis und Stomatitis, die mit Fieber und Lymphknotenschwellungen einhergehen (➤ Kap. 4.2.2).

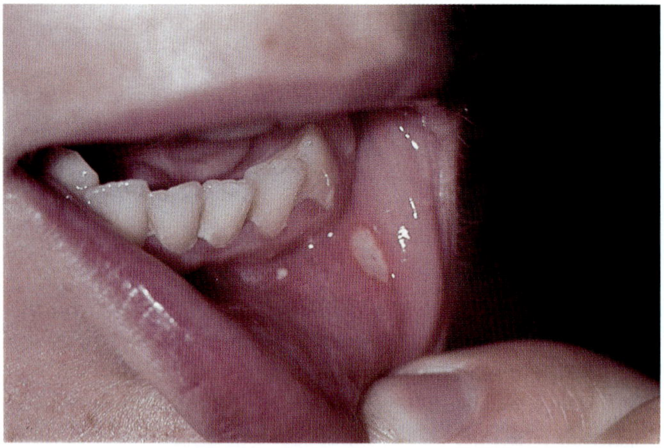

Abb. 4.114 Aphthen [R246]

- Beim **Morbus Behçet** finden sich gleichzeitig Veränderungen am Auge (bis hin zu Erblindungen), an der Haut (Erythema nodosum), an Blutgefäßen, Gelenken, Nerven und weiteren Organen. Allgemein kommt es zu Fieber, schwerem Krankheitsgefühl, Nachtschweiß und Gewichtsabnahme. Der zeitliche Verlauf der einzelnen Schübe und ihre Schwere sind unberechenbar, die Organbeteiligungen wechseln.

Therapie

Die lokale Therapie der Aphthen erfolgt allgemein durch Mundspülungen (z.B. Kamille, Pyralvex®, Salviathymol®), anästhesierende Salben (Kamistad®) oder Pinselungen mit Herviros®. Meist vergehen mit und ohne Therapie 1–2 Wochen bis zur Abheilung. Beim Morbus Behçet sind Glukokortikoide und Immunsuppressiva indiziert.

4.14.2 Mundwinkelrhagaden

Rhagaden gehören zu den Sekundäreffloreszenzen (➤ Kap. 3.2.4). Die Einrisse und Erosionen der Mundwinkel werden auch als **Faulecken** oder **Perlèche** bezeichnet.

Krankheitsentstehung

Auch bei dieser Erkrankung gibt es zahlreiche auslösende Faktoren: Die wesentlichen Ursachen sind Infektionen durch Candida albicans, Streptokokken und Staphylokokken, Mitbefall der Mundwinkel beim atopischen Ekzem (Neurodermitis), Kieferveränderungen oder schlecht sitzende Zahnprothesen. Daneben findet man Mangelzustände in der Ernährung einschließlich Mangel an Eisen und Vitaminen (besonders der B-Reihe). An Anämien oder Zinkmangel ist immer zu denken. Bei Kindern sieht man die Faulecken häufig im Rahmen einer Impetigo contagiosa (➤ Kap. 4.3.1), wobei aber weniger die Impetigo, sondern eher die zugrunde liegende Atopie ursächlich ist.

Symptomatik

Die Mundwinkel sind eingerissen und zumeist mit Krusten belegt (➤ Abb. 4.115).

Therapie

Die Perlèche ist sehr hartnäckig, solange die eigentliche Ursache nicht erkannt und beseitigt ist. Linderung bewirken **fettende Lippenpomaden** (z.B. Labello-med, Bepanthol®).

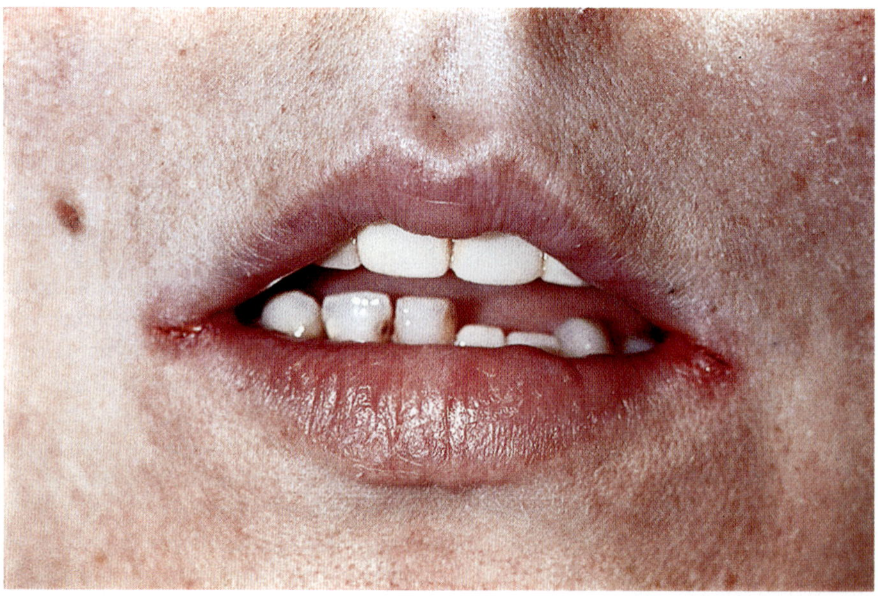

Abb. 4.115 Mundwinkelrhagaden [R168]

4.15 Tumoren und Fehlbildungen der Haut

4.15.1 Lipom

Lipome sind **gutartige** Tumoren des (subkutanen) **Fettgewebes**. Sie kommen einzeln oder multipel vor. Lipome sind derart häufig, dass wohl der größere Teil der Menschheit davon betroffen ist. Überwiegend wachsen sie an Bauch, Rücken und Extremitäten.

Krankheitsentstehung

Lipome entstehen irgendwann im Lauf des Lebens, oft schon in der Jugend, und wachsen dann sehr langsam, aber stetig über Jahrzehnte, bis sie monströse Ausmaße mit Gewichten von mehreren Kilogramm erreicht haben. Allerdings können sie ihr Wachstum auch in jedem Stadium beenden oder unterbrechen. Histologisch findet man normales, septiertes Fettgewebe, das von einer **Kapsel** umgeben ist. Das Auftreten von multiplen Lipomen an Rumpf und Extremitäten bezeichnet man als **Lipomatose**. Die Anlage dazu kann vererbt sein.

Symptomatik

Palpatorisch handelt es sich um subkutane, **weiche** oder **prall-elastische**, gegen die Umgebung **gut verschiebliche Knoten**, deren **Lappung** häufig erkennbar ist (➤ Abb. 4.116). Sie verursachen mehrheitlich keine Beschwerden, doch sind manchmal auch Nervenfasern enthalten, wodurch ein **Druckschmerz** entstehen kann. Definitionsgemäß kann ein Lipom extrem selten zum **Liposarkom** entarten, doch ist es auch möglich, dass diese Tumoren primär maligne entstehen wie dies wahrscheinlich auch u.a. für Myosarkome gilt, sodass weder Myome noch Lipome entarten.

Therapie

Durch Fastenkuren sind Lipome nicht zu beeinflussen. Stören sie oder bereiten sie Beschwerden, können sie (meist in Lokalanästhesie) **operativ** entfernt werden. Dabei muss die Kapsel mitentfernt werden, weil der Tumor sonst wieder nachwächst.

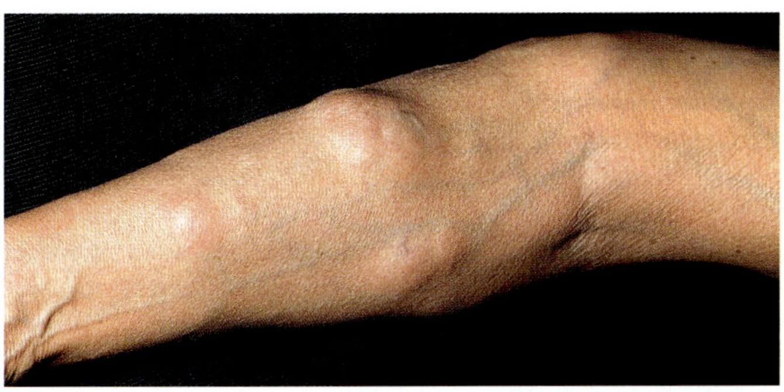

Abb. 4.116 Lipomatose: mehrere subkutan gelegene Knoten von Kirsch- bis Hühnereigröße und zum Teil gelappter Form. Die Konsistenz ist prall-elastisch. Subjektiv Schmerzhaftigkeit einiger Knoten. [M174]

4.15.2 Basaliom

Das *Basal*iom ist ein Tumor der *Basal*zellschicht der Epidermis. Weit überwiegend findet man es im **Gesicht** und dort besonders häufig im Bereich von Nase oder Augen. Seltener tritt es am Stamm oder in anderer Lokalisation auf, wobei es ganz allgemein **sonnenexponierte Hautareale** bevorzugt. Als **ursächlich** für Entstehung und Wachstum vermutet man die **UV-A**-Strahlung. Hauptsächlich betroffen sind **ältere Menschen**, doch kann der Tumor auch bei jungen Erwachsenen, vereinzelt sogar bei Kindern auftreten.

Basaliome werden gemeinsam mit dem **Plattenepithelkarzinom** (Spinaliom) der Haut dem Malignen Melanom („schwarzer Hautkrebs") gegenübergestellt und umgangssprachlich als **„weißer Hautkrebs"** bezeichnet. Dabei handelt es sich nicht nur um den weitaus häufigsten Hautkrebs, sondern um den **häufigsten** (semi-) **malignen Tumor** des Menschen überhaupt. Man geht allein beim Basaliom von 160.000 Neuerkrankungen/Jahr in Deutschland aus. Da diese Tumoren jedoch bezüglich ihrer malignen Potenz, also auch ihrer Prognose nicht mit den weiteren menschlichen Krebsarten gleichzusetzen sind, erscheinen sie in keiner diesbezüglichen Statistik.

Das Basaliom (= **Basalzellkarzinom**) ist ein maligner Tumor, aber einer von den wenigen, die so gut wie **niemals metastasieren**. Es wächst **destruierend** (zerstörend) in alle benachbarten Strukturen ein, zeigt also **lokal** alle Zeichen der **Malignität**. Wegen dieses Verhaltens bezeichnet man es als **semimaligne** („halb bösartig").

MERKE

Grundsätzlich wird ein Tumor, der lokal infiltrierend wächst, aber nicht metastasiert, als semimaligne bezeichnet.

Symptomatik

Basaliome sind sehr **derbe** bzw. harte **Papeln**, Knötchen oder Knoten (➤ Abb. 4.117) von oft **wachsartigem, „gläsernem" Aussehen**, die typischerweise auch von **Teleangiektasien** (erwei-

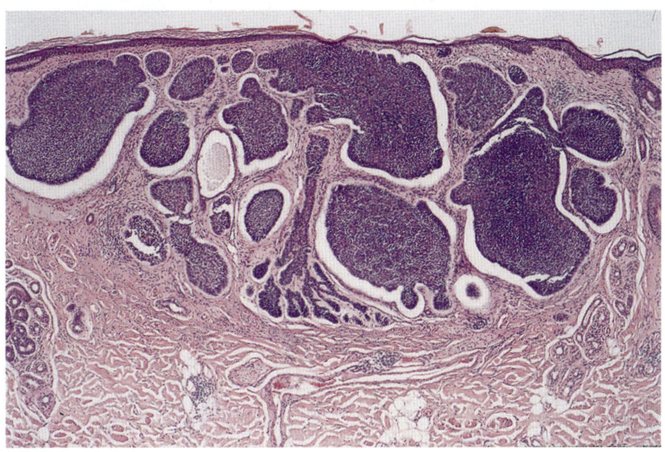

Abb. 4.117 Basaliom in der Histologie: knotiges Wachstum basophil gefärbter, epithelialer Tumorzellen. Die Zellen ähneln Basalzellen und zeigen peripher eine Palisadenstellung. Typisch ist ein Retraktionsspalt zwischen den Tumorzellnestern und dem umgebenden fibrotischen Tumorstroma. [M174]

terten Gefäßen) durchzogen sind (➤ Abb. 4.118, ➤ Abb. 4.119, ➤ Abb. 4.120), was für die Differenzialdiagnose hilfreich sein kann. Am Rand findet man häufig einen **perlschnurartigen** Saum. Seltener wachsen sie als **plane**, nur wenig erhabene Knötchen oder sie sind sogar **pigmentiert**. Sie schmerzen nicht und wachsen zumeist sehr langsam über viele Jahre nach den Seiten und in die Tiefe. Ein nicht therapiertes Basaliom kann dabei erhebliche Ausmaße annehmen (➤ Abb. 4.121).

Therapie

Die Therapie besteht in der umfassenden **Exzision**. Basaliome im Bereich des Auges, z.B. an den Lidern, werden zumeist **bestrahlt**. Für die wenigen Patienten, bei denen keine kurative Therapie mehr möglich ist, beispielsweise deswegen, weil man den Tumor aus Furcht vor schulmedizinischen Therapien oder auf der Basis extremer Indolenz über Jahre in die Tiefe wachsen ließ, gibt es seit dem Jahr 2015 mit Sonidegib bzw. Vismodegib **oral** anwendbare **Medikamente**, mit denen sich zumindest palliativ das Leben deutlich verlängern lässt.

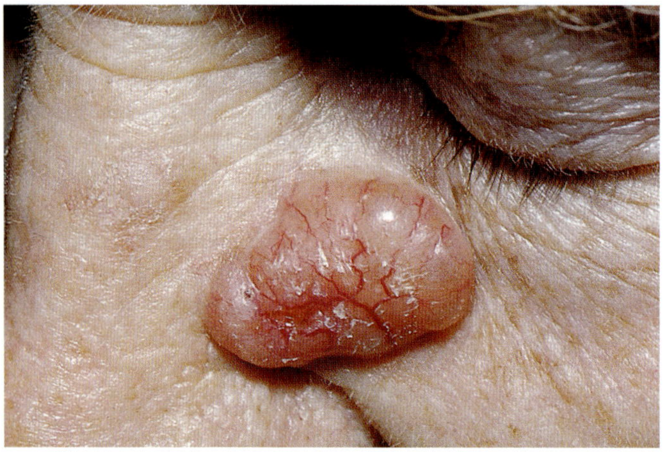

Abb. 4.118 Basaliom: etwa 2,0 × 1,5 × 0,5 cm großer, derber Tumor ca. 1 cm unterhalb des linken Augeninnenwinkels, der sich aus einzelnen, perlartig glänzenden Knötchen zusammensetzt und von Teleangiektasien überzogen wird. Die gespannte Epidermis zeigt zentral Schuppung und gerade beginnende Ulzeration. [M174]

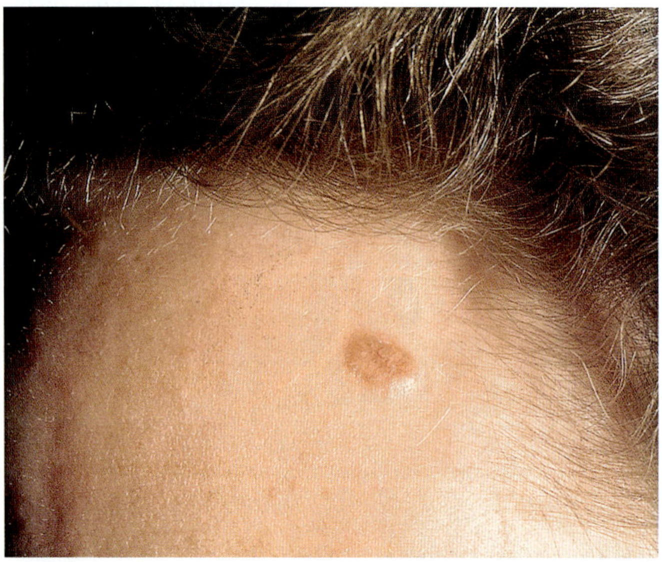

Abb. 4.119 Basaliom am Haaransatz: flach-papulöser Herd mit feinen Teleangiektasien an der linken Stirnseite. Epidermis unverändert. [M174]

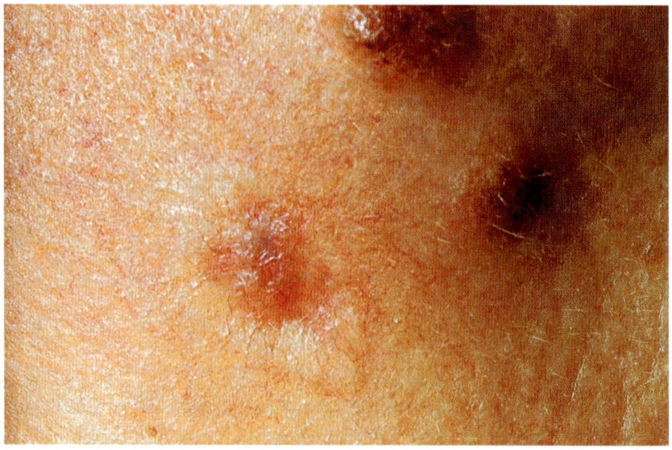

Abb. 4.120 Planes Basaliom: etwa 2 × 1 cm großer, teils scharf, teils unscharf begrenzter, weißlich-plattenartiger Herd mit zentraler rot-bräunlicher Papel an der linken Wange [M174]

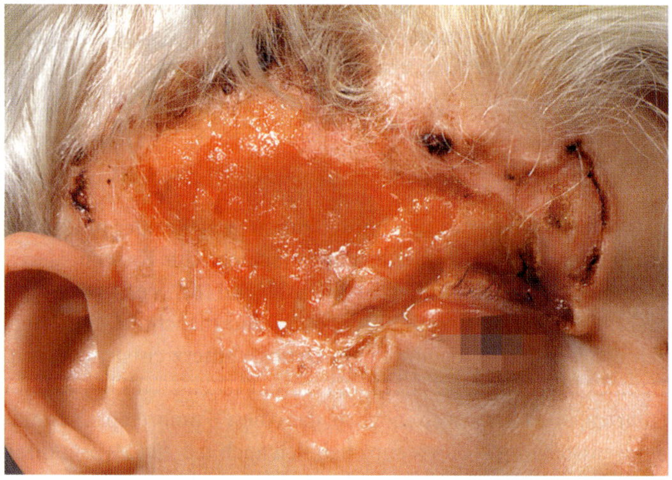

Abb. 4.121 Ulzeriertes Basaliom: 14 × 10 cm großer, bizarr begrenzter, zentral ulzerierter Herd im Bereich von rechter Stirn, Schläfe und Jochbogen mit tief greifender Infiltration, Knochenarrosion und Destruktion des rechten Auges. Randständig glasige, perlschnurartig angeordnete Knötchen, atrophisch-vernarbte Bezirke sowie Teleangiektasien. [M174]

Zusammenfassung

Basaliom

Semimaligner Tumor (lokal destruierendes Wachstum meist auf sonnenexponierter Haut, keine Metastasen)

Symptome

- derbe Papeln oder Knoten
- wächserne Oberfläche

- Teleangiektasien
- keine Schmerzen

Therapie
- Exzision, alternativ Bestrahlung

4.15.3 Nävus

Nävus bedeutet umschriebene Fehlbildung der Haut. Zumeist meint man damit einen (braun) pigmentierten Fleck der Haut, also den „Leberfleck" bzw. das sog. „Muttermal". Tatsächlich sind Nävi auch teilweise bereits bei der Geburt vorhanden. Mit der Leber haben übliche Nävi allerdings nichts zu tun. Auch umschriebene Fehlbildungen der Hautgefäße werden als Nävi bezeichnet (Naevus araneus, Naevus flammeus).

MERKE
Die wesentliche Bedeutung der Nävi liegt in der Abgrenzung gegenüber dem Malignen Melanom (➤ Kap. 4.15.6).

Krankheitsentstehung

In der Mehrzahl der Fälle entstehen Nävi allmählich im Verlauf von Jahren. Familiäre Häufungen werden gefunden, sodass **Vererbung** eine Rolle spielt. Genauso wichtig sind **Sonnenbestrahlungen** während der Kindheit, die die Entstehung neuer Nävi sogar dann begünstigen, wenn die Haut durch Sonnenschutzmittel vor Sonnenbränden geschützt wird.

Histologie

Ganz allgemein handelt es sich bei den üblichen, braun pigmentierten Nävi um eine umschriebene Vermehrung von **Melanozyten** (➤ Abb. 4.122), die entweder wie üblich in der Basalzellschicht liegen oder diesen physiologischen Ort in der Embryonalzeit nicht gefunden haben und nun im **Corium** Zellnester bilden. Auch ein Abtropfen aus der Basalzellschicht ins Corium ist möglich.

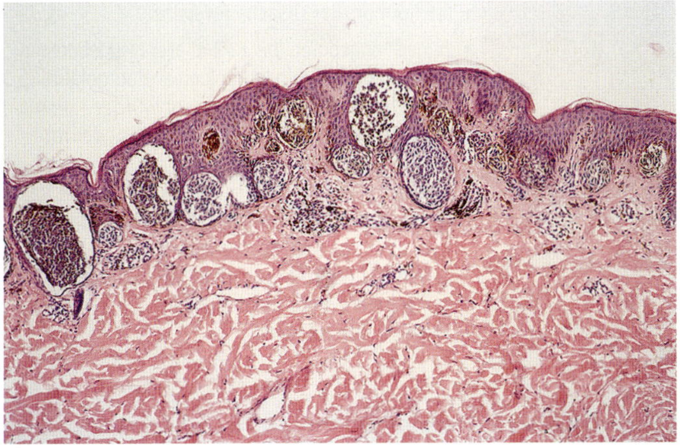

Abb. 4.122 Melanozytennester eines Nävus: an der Junktionszone Epidermis-Corium liegen zirkumskripte Nester monomorpher pigmentierter Melanozyten (Junktionsnävus) [M174]

HINWEIS PRÜFUNG
Die Dermatologie unterscheidet verschiedene Untertypen wie Nävuszellnävi oder Pigmentzellnävi, was für die Prüfung nicht von Bedeutung ist.

Symptomatik

Die meisten Nävi gehören in die Gruppe der kongenitalen oder erworbenen melanozytären Nävi. Sie sind meist **scharf begrenzt**, haben eine **mittel- bis dunkelbraune Pigmentierung** und können **Haare** enthalten (➤ Abb. 4.123, ➤ Abb. 4.124, ➤ Abb. 4.125). Bei einer größeren Anzahl von Melanozyten und evtl. begleitender

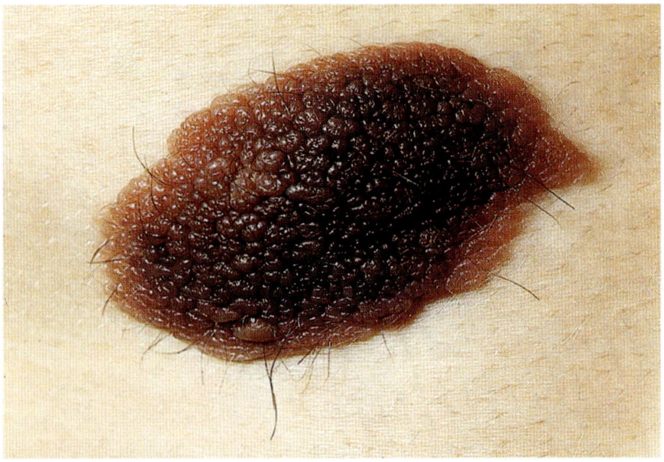

Abb. 4.123 Kongenitaler Nävus: etwa 4,0 × 2,5 cm großer, ovalärer, scharf und überwiegend regelmäßig begrenzter Herd. Regelmäßige mittel- bis dunkelbraune Pigmentierung, papillomatöse Oberfläche und mehrere kräftige, dunkel pigmentierte Haare (Hypertrichose). [M174]

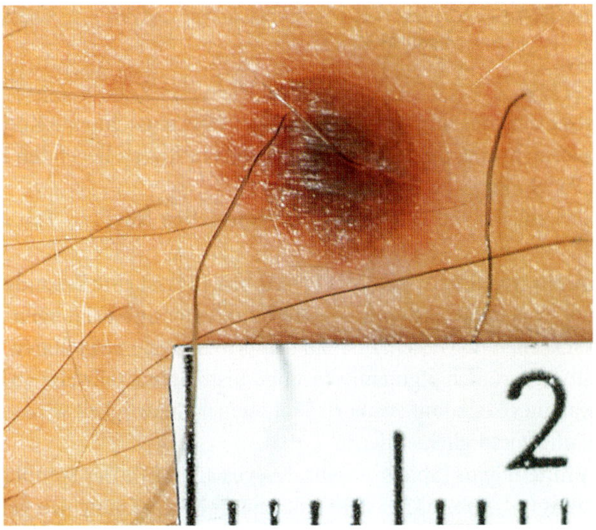

Abb. 4.124 Erworbener Nävus: regelmäßiger, 5 × 5 mm großer, runder, hellbrauner Herd über dem linken Schulterblatt mit zentral dunklerem, papulösem Anteil [M174]

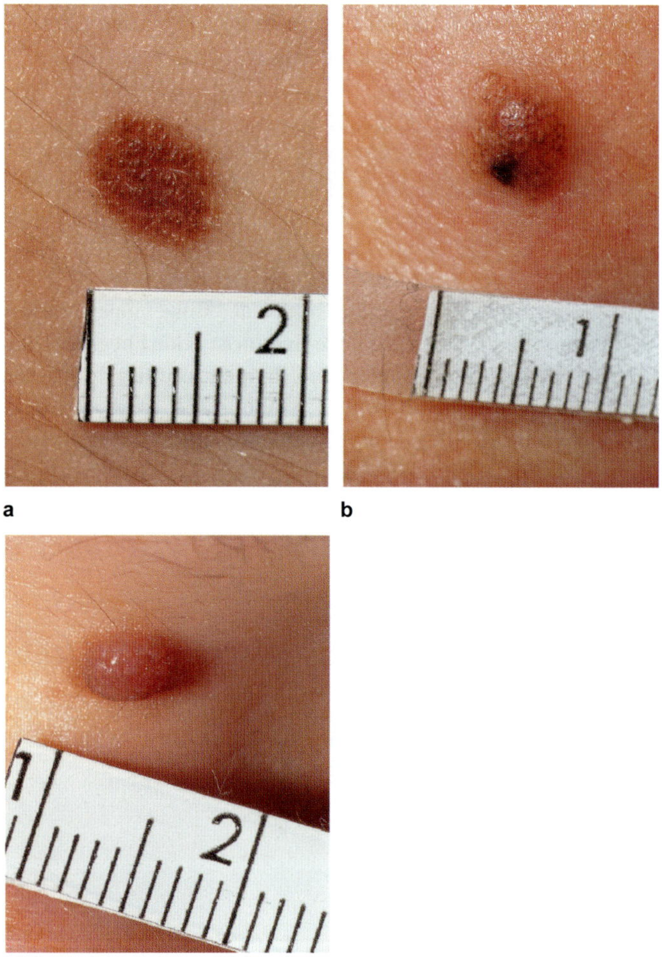

a b c

Abb. 4.125 Veränderung eines erworbenen Nävus:
a Fleckförmig-brauner melanozytärer Nävus („nävoide Lentigo")
b Papulös-hautfarbener melanozytärer Nävus mit retikulär-brauner Pigmentierung und einem braun-schwarzen, randständigen Pigmentfleck
c Papulöser melanozytärer Nävus mit leichter Rötung und diskreter, randständiger Restpigmentierung [M174]

Tab. 4.7 Unterscheidungsmerkmale von Nävi Melasma

Nävus	Merkmale
Blauer Nävus (Naevus coeruleus; ➤ Abb. 4.126)	• blauschwarze Papel
Spitznävus (➤ Abb. 4.127)	• Gesicht oder proximale Extremitäten • v.a. Kindesalter und junge Erwachsene • rötlich pigmentiert • erinnert histologisch teilweise an ein Malignes Melanom
Spinnen-Nävus (Spider naevus, Naevus araneus; ➤ Abb. 4.128)	• typische Anordnung neu gebildeter Gefäße • häufig (aber nicht ausschließlich) bei Lebererkrankungen • in der Schwangerschaft entstandene Spinnen-Nävi bilden sich anschließend meist wieder zurück
Milchkaffeeflecken (Café-au-lait-Flecken; ➤ Abb. 4.129)	• Färbung erinnert an Milchkaffee • mehrere größere derartige Flecken → an einen Morbus Recklinghausen (➤ Kap. 4.1.3) denken
Behaarter Nävus	• bereits bei der Geburt vorhanden • von dicken Terminalhaaren durchsetzt • Insbesondere große Nävi können entarten.
Becker-Nävus (➤ Abb. 4.130)	• behaarter Nävus • entsteht zumeist bei jungen Männern, oft nach Sonneneinstrahlung
Halo-Nävus (Sutton-Nävus; ➤ Abb. 4.131)	• flach erhabener Nävus mit depigmentierter Randzone (die Randzone entsteht durch immunkompetente Zellen, Phagozyten und Lymphozyten, die im Sinne einer Autoimmunreaktion die Melanozytennester angreifen und zerstören) • häufiger bei Patienten mit Vitiligo (➤ Kap. 4.15.5) • verschwinden oft wieder von selbst
Chloasma (Melasma; ➤ Abb. 4.132)	• flächige Hyperpigmentation sonnenexponierter Haut • besonders häufig im Gesicht oder (in der Schwangerschaft) an der Linea alba des Bauchs • Ursachen sind u.a. Medikamente, eine Hyperthyreose, besonders häufig aber weibliche Sexualhormone, die das MSH der Hypophyse bzw. Plazenta stimulieren (Schwangerschaft, Pille, Ovarialtumoren). • bei hormoneller Ursache reversibel
Naevus flammeus (Feuermal, ➤ Abb. 4.133, ➤ Abb. 4.134)	• zumeist angeboren (bis zu 2 % aller Neugeborenen) • umschriebene Fehlbildung kleiner Hautgefäße, deren Innervation nicht angelegt wurde → permanent weitgestellte Gefäße → hellrotes oder rotweinfarbenes Aussehen • medial am Körper (z.B. in der Stirnmitte oder im Nacken als „Storchenbiss") ohne Bedeutung; lateral am Kopf oder Körper weisen sie, wenn sie bereits bei der Geburt vorhanden sind, oft auf weitere Gefäßveränderungen hin • Therapie durch Laser

Fibrosierung des umliegenden Bindegewebes entsteht eine Konsistenzvermehrung, die zu einer über dem Hautniveau liegenden derben Papel führt.

Nävi aus der weiteren Gruppe der **speziellen Nävi** (➤ Tab. 4.7) sind:

- **Spitznävus:** Der Spitznävus (➤ Abb. 4.127) ist eine Besonderheit, weil er fast ausnahmslos im Kindesalter und bei jungen Erwachsenen im Gesicht oder an den proximalen Extremitäten entsteht, rötlich pigmentiert ist und histologisch teilweise an ein Malignes Melanom erinnert. Trotz seiner Gutartigkeit wird er häufig vorsorglich entfernt.
- **Spinnennävus** (Spider naevus, Naevus araneus): Der Spinnennävus (➤ Abb. 4.128) stellt eine typische Anordnung neu gebildeter Gefäße dar, mit zentraler, stecknadelkopfgroßer Papel und strahlenförmigen Gefäßreisern, und ist häufig (aber nicht ausschließlich!) bei Lebererkrankungen zu sehen („Lebersternchen"). Bevorzugte Lokalisation ist das **Gesicht**, weniger häufig findet man sie am **Stamm** und eher selten an den Extremitäten. Spinnennävi, die in der Schwangerschaft entstehen, bilden sich anschließend meist wieder zurück.
- **Milchkaffeeflecken** (Café-au-lait-Flecken): Manche Nävi erinnern nach ihrer Färbung an Milchkaffee (➤ Abb. 4.129). Wenn

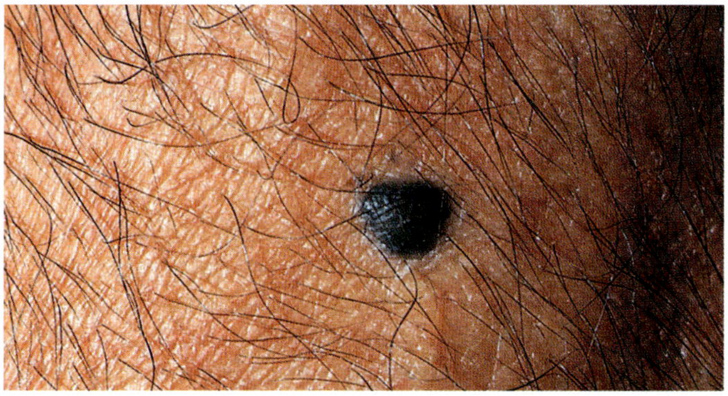

Abb. 4.126 Blauer Nävus (Naevus coeruleus): blauschwarze Papel über dem linken Handrücken [M174]

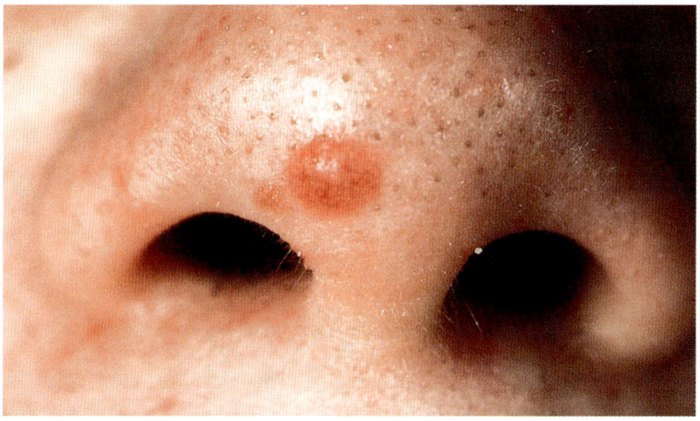

Abb. 4.127 Spitz-Nävus [G120]

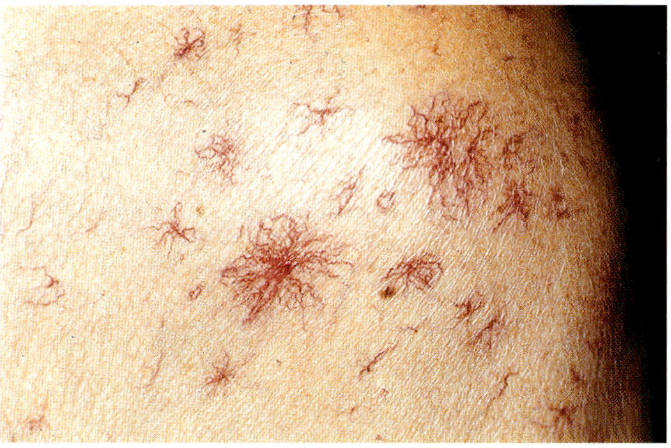

Abb. 4.128 Spider naevi [R168]

mehrere größere derartige Flecken zu sehen sind, sollte an einen Morbus Recklinghausen (➤ Kap. 4.1.3) gedacht werden.

- **Behaarter Nävus:** Einzelne Nävi sind von dicken Terminalhaaren durchsetzt. Sie werden als Tierfellnävi bzw. als behaarte Nävi bezeichnet. Sie sind bereits bei der Geburt vorhanden und können in einem kleinen Prozentsatz der Fälle, v.a. wenn sie sehr groß sind, entarten. Man sollte sie also sehr genau beobachten oder vorsichtshalber bereits in der Kindheit entfernen.
- **Becker-Nävus:** Einen behaarten Nävus, der zumeist bei jungen Männern neu entsteht, oft nach Sonneneinstrahlung, nennt man Becker-Nävus (➤ Abb. 4.130).
- **Halo-Nävus:** Der Halo-Nävus (Sutton-Nävus; ➤ Abb. 4.131) ist ein flach erhabener Nävus mit depigmentierter Randzone. Patienten mit Vitiligo (➤ Kap. 4.15.5) zeigen häufiger Halo-Nävi. Ursache der randständigen Depigmentierung sind immunkompetente Zellen (Phagozyten und Lymphozyten), die im Sinne einer Autoimmunreaktion die Melanozytennester angreifen und zerstören. Aus diesem Grunde verschwinden Halo-Nävi auch oft

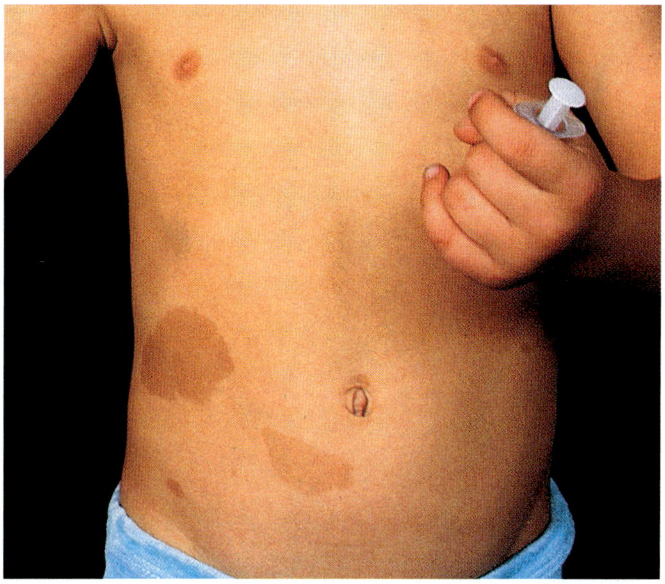

Abb. 4.129 Milchkaffeeflecke am Bauch: drei scharf begrenzte, unregelmäßig geformte, einzeln stehende hellbraune, milchkaffeefarbene Flecke am rechten Abdomen [M174]

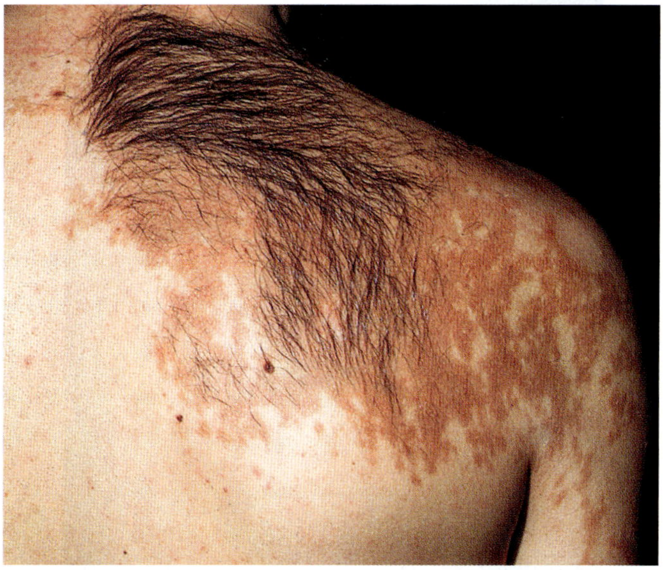

Abb. 4.130 Becker-Nävus: scharf begrenzter, flächiger, bizarr konfigurierter hellbrauner Fleck mit eingeschlossenen hellen Inseln normaler Haut über der rechten Schulter und dem rechten Oberarm. Partiell dichte, lange Terminalbehaarung. [M174]

wieder von selbst. Das zunächst entstehende depigmentierte Areal kann später repigmentieren.

- **Chloasma:** Beim Chloasma (Melasma; ➤ Abb. 4.132) handelt es sich um eine flächige Hyperpigmentation sonnenexponierter Haut, besonders häufig im Gesicht oder (in der Schwangerschaft) an der Linea alba des Bauches. Ursachen sind u.a. Medikamente, eine Hyperthyreose, besonders häufig aber weibliche Sexualhormone, die das Melanozyten stimulierende Hormon (MSH) der Hypophyse bzw. Plazenta stimulieren (Schwangerschaft, Pille, Ovarialtumoren). Hormonell verursacht ist das Chloasma reversibel.
- **Naevus flammeus** (Feuermal): Das Feuermal (➤ Abb. 4.133, ➤ Abb. 4.134) ist zumeist angeboren. Bis zu 2 % aller Neugeborenen sind davon betroffen. Es handelt sich um eine umschriebene Fehlbildung kleiner Hautgefäße, deren Innervation nicht angelegt wurde. Die Gefäße sind dadurch bedingt permanent weit gestellt, was das hellrote oder rotweinfarbene Aussehen erklärt. Unter Druck mit dem Glasspatel und Kompression der Gefäße verschwindet die rote Farbe.

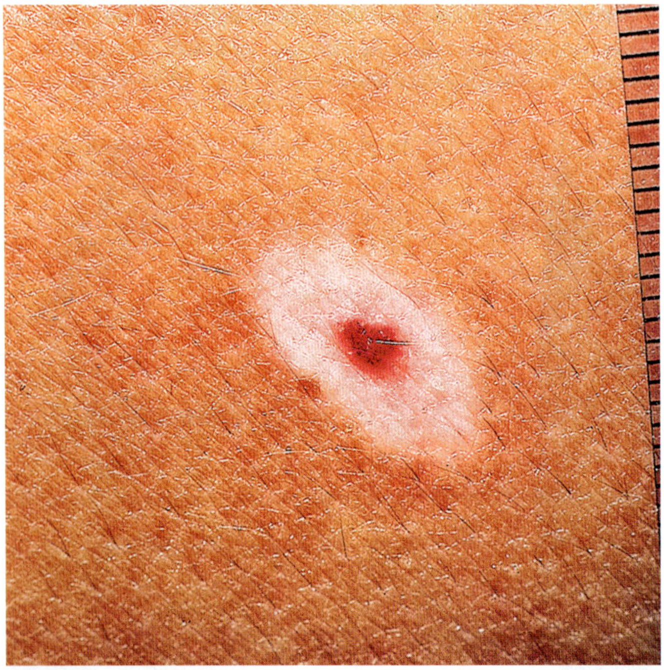

Abb. 4.131 Halo-Nävus (Sutton-Nävus): ovaler, hypopigmentierter Fleck am Rumpf mit einem zentralen papulös-bräunlichen Anteil [M174]

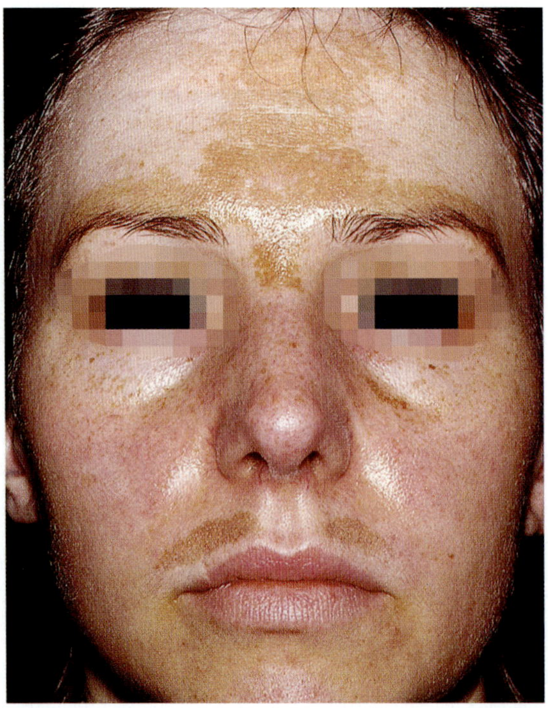

Abb. 4.132 Chloasma gravidarum: scharf begrenzte, gelb-bräunliche Flecke an Stirn, Nase und Oberlippe in fast symmetrischer Anordnung [M174]

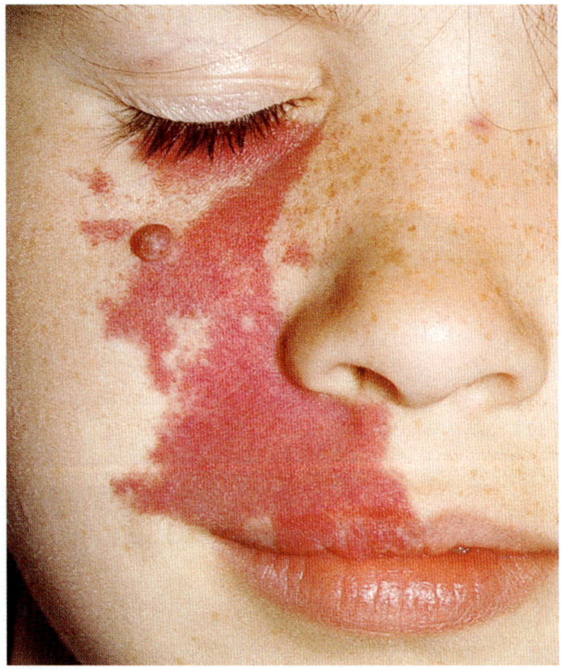

Abb. 4.133 Naevus flammeus: bizarr konfigurierter, roter Fleck in der rechten Gesichtshälfte vom Augenunterlid bis in das Lippenrot hinein reichend mit einer kirschkerngroßen, livid-roten, mit dem Glasspatel ausdrückbaren Papel [M174]

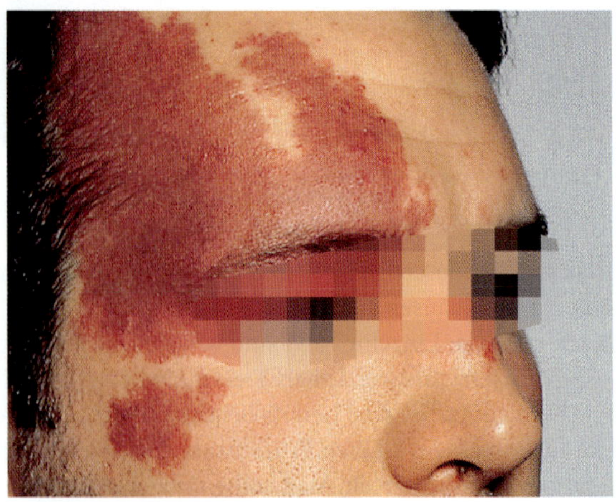

Abb. 4.134 Einseitiger Naevus flammeus im Innervationsgebiet des N. trigeminus [E273]

- Medial am Körper (z.B. in der Stirnmitte oder im Nacken als **„Storchenbiss"**) haben Feuermale nie irgendeine Bedeutung, bilden sich auch sehr häufig im Lauf der ersten Lebensjahre von alleine zurück, weil dort die sympathische Gefäßinnervation noch nachreifen kann. Andernfalls kann man sie in späteren Jahren mit dem Laser oder mit Vereisung entfernen, sofern sie kosmetisch stören.
- Lateral am Kopf oder Körper sind große Nävi, die bereits bei der Geburt vorhanden sind, oft ein Hinweis auf weitere Gefäßveränderungen – z.B. zerebrale Verkalkungen mit Folgen bis hin zu Lähmungen und Hirnatrophien **(Sturge-Weber-Krabbe-Syndrom)**. Die Nävi verschwinden nicht von selbst. Wenn sie stören, kann man sie mit dem Laser entfernen.

EXKURS

Sommersprossen (Epheliden) sind scharf begrenzte, gelbliche bis bräunliche Pigmentflecken, die bevorzugt bei hellhäutigen bzw. rötlich-blond behaarten Menschen bereits in der Kindheit im Gesicht, an Schultern und Armen entstehen. Sie werden wahrscheinlich autosomal-dominant vererbt. In den Sommermonaten treten sie unter der Stimulation des UV-Lichts deutlicher hervor, um im Winterhalbjahr wieder abzublassen. Im späteren Leben bilden sie sich meist langsam zurück. Im Gegensatz zu den Nävi ist die Zahl der Melanozyten in den einzelnen Herden nicht erhöht, doch bilden sie nach UV-Stimulation rascher und intensiver Melanin als die Melanozyten der Umgebung.

Zusammenfassung

Nävus (➤ Tab. 4.7)

- umschriebene Fehlbildungen der Haut, angeboren oder erworben: braun pigmentiert, rot, blau, mit hellem Hof, behaart, als Gefäßneubildung erworben (Spinnennävus) oder angeboren (Naevus flammeus)
- Nävi müssen gegen das Maligne Melanom abgegrenzt werden.

Therapie

- beobachten, falls erforderlich Exzision

4.15.4 Hämangiom

Abzugrenzen vom Naevus flammeus (➤ Kap. 4.15.3) ist das Hämangiom (Blutschwamm), ein **gutartiger** Tumor aus Blutgefäßen. Es findet sich nicht nur (angeboren) an der Haut, sondern auch (erworben) an inneren Organen.

Krankheitsentstehung

Das Hämangiom der Haut ist in der Regel **angeboren** oder erscheint innerhalb der ersten Lebenswochen. Häufig wächst es in der Säuglingszeit (➤ Abb. 4.135), um sich danach in 90 % der Fälle spätestens bis zum 9. Lebensjahr **spontan zurückzubilden** (➤ Abb. 4.136).

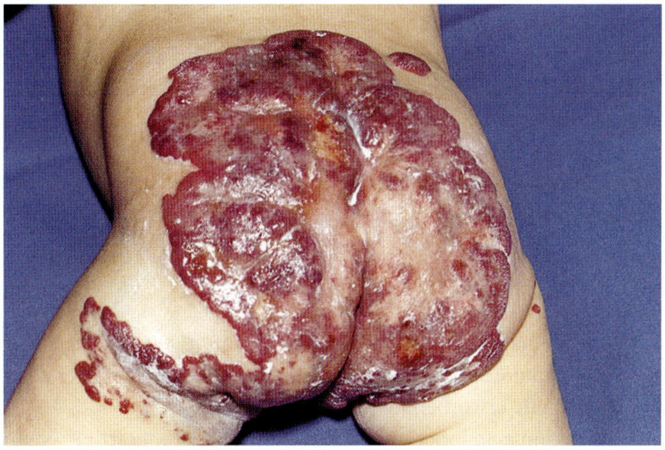

Abb. 4.135 Hämangiom: scharf begrenzter, ca. 16 × 18 cm großer, livid-roter, schwammiger Tumor mit höckriger Oberfläche in der hinteren Beckenregion, auf den Oberschenkel übergreifend. Stellenweise grau-weiße bzw. hautfarbene Bezirke als Zeichen einer bereits vorhandenen Herdregression. [M174]

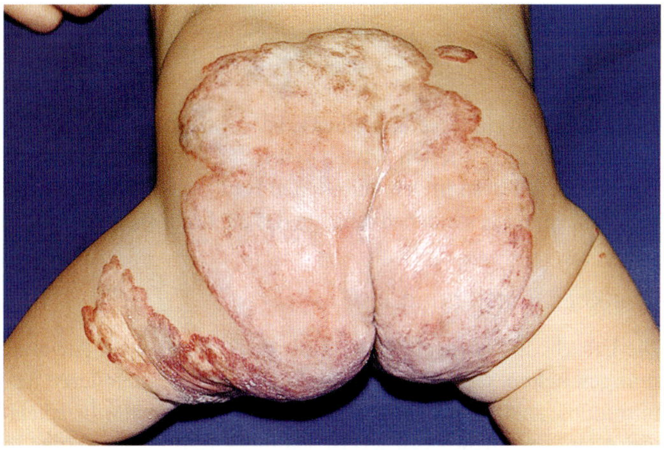

Abb. 4.136 Hämangiom nach 6 Monaten (ohne Therapie): gleicher Patient wie in ➤ Abb. 4.135. Scharf begrenzter Herd mit randständig noch vermehrter Gefäßanlage und -durchblutung, zentraler Abblassung und stellenweiser Ausbildung atrophisch glänzender Partien. [M174]

Symptomatik

Hämangiome bei Neugeborenen sind oft **scharf begrenzte, livid-rote schwammige** Tumoren, die sich langsam zurückbilden und dabei stellenweise hautfarbene Bezirke aufweisen können. Häufig bleiben Narben mit Teleangiektasien (erweiterten Blutgefäßen) zurück.

EXKURS

Ab dem mittleren Lebensalter finden sich häufig **stecknadelkopfgroße**, papulöse, sog. **senile** bzw. **eruptive Hämangiome**, die aus Gefäßen des oberen Corium hervorgehen und **keinen Bezug** zu Erkrankungen innerer Organe aufweisen. An den Lippen bezeichnet man sie als Lippenangiome.

Therapie

Um die Rückbildung anzustoßen oder einer evtl. fehlenden Rückbildungstendenz zuvorzukommen, hat sich inzwischen eine frühzeitige Behandlung durchgesetzt. Geeignet sind die **Kryotherapie** (Kältetherapie), die **Laserbehandlung** sowie notfalls, bei sehr schnell wachsenden Hämangiomen, auch eine Therapie mit Glukokortikoiden.

Zusammenfassung

Hämangiom

Gutartige Tumoren aus Blutgefäßen

- Große Hämangiome der Haut sind angeboren.
- Kleine papulöse Hämangiome der Haut werden in der zweiten Lebenshälfte erworben.
- Hämangiome an inneren Organen stellen meist (gutartige) Neubildungen dar.

Therapie

- Rückbildung abwarten; Laser-, Kryotherapie

4.15.5 Vitiligo

Die Vitiligo (Weißfleckenkrankheit) ist gewissermaßen das „Gegenteil" des pigmentierten Nävus, weil sich die Melanozyten nicht vermehren, sondern in den betroffenen Hautarealen zugrunde gehen. Sie beginnt besonders häufig um das 20. Lebensjahr herum.

Krankheitsentstehung

Die Ursache ist unklar. In erster Linie denkt man an ein **Autoimmungeschehen**, weil die Vitiligo auffallend häufig mit anderen Autoimmunkrankheiten oder auch endokrinen Störungen beispielsweise der Schilddrüse assoziiert ist. Familiäre Häufungen werden in jedem 3. Fall beobachtet.

In den betroffenen Hautarealen findet man Lymphozyteninfiltrate. Die **Melanozyten** gehen **zugrunde**, sodass keinerlei Pigmentierung mehr möglich ist. In seltenen Einzelfällen ist die Zahl der Melanozyten im Stratum basale nicht vermindert, doch können sie aufgrund eines Enzymdefekts kein Melanin mehr bilden.

Symptomatik

Kennzeichnend sind einzelne kleine, scharf begrenzte, **depigmentierte Flecken** (➤ Abb. 4.137) – besonders häufig am Kopf, oberen Thorax, an Fingern und Handrücken oder anogenital. Diese Herde können sich in der Folge langsam vergrößern und zu riesigen Flächen ausdehnen oder auch unverändert weiterbestehen. Häufig kommen neue Herde an anderer Lokalisation hinzu.

Therapie

Die Therapie besteht in kosmetischer Abdeckung, Einnahme von hohen Dosen **β-Carotin**, um wenigstens eine gelblich-bräunliche Tönung der Herde zu erreichen, oder in einer **PUVA-Therapie** bzw. regelmäßigen Bestrahlungen mit **UV-B** (290–320 nm). Besonders

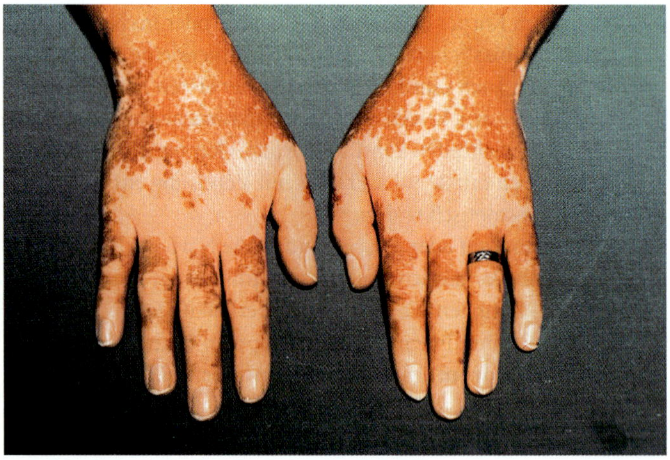

Abb. 4.137 Vitiligo [E273]

gut scheint eine Frequenz um 311 nm zu wirken **(Schmalspektrum-UVB)**. In besonders schweren Fällen versucht man äußerliche **Cortison-Anwendungen**. Eher selten kann damit eine vollständige Repigmentierung erreicht werden. Berichtet wurde über gute Erfolge mit oralen **Ginkgo-Präparaten**, durch die ein Stillstand der Erkrankung, teilweise sogar eine Repigmentierung erreichbar sein soll. Nachweise stehen allerdings immer noch aus.

Im Zusammenhang mit **Sonnenbädern** ist daran zu denken, dass die depigmentierten Herde durch Externa mit besonders **hohem Lichtschutzfaktor** geschützt werden müssen.

Zusammenfassung

Vitiligo

Autoimmunkrankheit, Beginn meist im jungen Erwachsenenalter

Symptome

- umschriebene oder flächige Depigmentierung durch Zugrundegehen der Melanozyten

Therapie

- kosmetische Abdeckung, β-Carotin, lokal Glukokortikoide, Ginkgo-Präparate

4.15.6 Malignes Melanom

Das Maligne Melanom **(MM)** entsteht aus den **Melanozyten** der Haut. Es handelt sich um einen der **bösartigsten** Tumoren, die es gibt, weil es sehr frühzeitig hämatogen und lymphogen metastasiert und in diesen Fällen kaum noch therapiert werden kann.

Die **Häufigkeit** des MM nimmt weltweit seit vielen Jahren ganz erheblich zu. Genauer definiert handelt es sich beim Malignen Melanom um den malignen Tumor mit der höchsten Steigerungsrate der letzten Jahrzehnte. Menschen mit dunkler Hautfarbe sind nur sehr selten betroffen. Bei hellhäutigen Menschen kann sich das relative Erkrankungsrisiko in Abhängigkeit vom Grad der Pigmentierung ganz erheblich unterscheiden: Rothaarige besitzen gegenüber

Schwarzhaarigen ein 5-fach höheres Risiko. In Deutschland werden aktuell (2016) etwa 20.000 Maligne Melanome/Jahr diagnostiziert. In der Rangfolge maligner Erkrankungen belegt das MM damit den 8. Platz. Dies bedeutet gleichzeitig, dass bis zu 2 von 100 Menschen an einem MM erkranken werden (Dickdarmkarzinom: etwa 5 von 100, Mammakarzinom: jede 8. Frau).

Krankheitsentstehung

Über die Ursachen einschließlich auslösender Umweltfaktoren ist wenig bekannt. Immerhin ist der Zusammenhang mit vermehrter **Sonnenbestrahlung** und v.a. auch häufigen **Sonnenbränden** inzwischen gesichert. Nach verbreiteter Ansicht scheint sich die Haut v.a. Sonnenbrände aus der Kindheit über Jahrzehnte zu „merken“, um dann irgendwann in späteren Jahren, bevorzugt nach dem 40. Lebensjahr (durchschnittlich mit 50–60 Jahren), ein MM zu entwickeln.

MERKE

Die höchste Tumorinzidenz findet sich bei hellhäutigen Menschen, die zeitlebens einer höheren Sonnenbestrahlung ausgesetzt sind (z.B. in Australien).

Eventuell noch wichtiger als die Sonnenbrände scheint die **Zahl** an **zusätzlichen Nävi**, die in der Kindheit in der Folge von Sonnenbestrahlungen entstehen. Dies muss nicht an den Nävi selbst liegen, sondern könnte auch auf eine grundlegende **Bereitschaft** der Betroffenen bzw. ihrer Melanozyten hindeuten, **Tumoren zu entwickeln**. Sonnencremes mit hohem Lichtschutzfaktor schützen wohl zuverlässig vor der Entstehung von Sonnenbränden, nicht jedoch vor der Neubildung von Nävi. Man macht dafür hauptsächlich das **UV-A** der Sonne verantwortlich, das von den Cremes in früheren Jahren nicht so zuverlässig herausgefiltert wurde wie UV-B, auf das sich die Angabe des Lichtschutzfaktors bezieht. Inzwischen wurde allerdings der Schutz gegenüber UV-A verbessert, sodass man diesen Zusammenhang in den kommenden Jahrzehnten zuverlässiger wird definieren können. Der Maßstab wird sein, ob der Trend beständig steigender Tumorneubildungen umgekehrt werden kann.

Flugbegleiter (Piloten und Flugpersonal) weisen laut einer Metaanalyse von 2014 gegenüber dem Bevölkerungsdurchschnitt ein **doppelt so hohes Risiko** auf, an einem Malignen Melanom zu erkranken. Dies wird auf die in großen Höhen intensivere Sonnenstrahlung zurückgeführt, aber auch darauf, dass v.a. die UV-A-Strahlung durch Reflexion an Wolken oder schneebedeckten Bergen ein weiteres Mal verstärkt wird. **Abhängig** ist das zusätzliche Risiko offensichtlich auch von den in den Flugzeugen verbauten **Fenstern**, weil Polykarbonatfenster im Gegensatz zu Fenstern aus Verbundglas nur wenig Strahlung durchlassen. Interessant ist im Zusammenhang, dass das erheblich gesteigerte Risiko ausschließlich auf einer Sonneneinstrahlung beruht, die frühestens in einem Lebensalter von 25 Jahren beginnt und dementsprechend mit Risiken der Kindheit nichts zu tun hat. Dies könnte darauf hinweisen, dass die Kindheit mit ihren Sonnenbränden und neu entstehenden Nävi möglicherweise doch nicht den überragenden Faktor darstellt, als den sie bisher angesehen wurde.

ACHTUNG

Eine große Anzahl von MM entsteht aus vorbestehenden Nävi, doch bildet sich mehr als die Hälfte auf völlig gesunder, zuvor nicht hyperpigmentierter Haut.

Menschen mit einer **großen Anzahl von Pigmentflecken** (> 50) tragen ein deutlich größeres Risiko für die Entartung einzelner Nävi. Allerdings scheint dieses erhöhte Risiko eben auch hinsichtlich von Melanomen zu gelten, die sich neu aus bis dahin gesunder Haut entwickeln. Dies weist ein weiteres Mal darauf hin, dass Nävi möglicherweise einfach nur für die grundlegende Bereitschaft dieser Menschen stehen, Neubildungen aus Melanozyten zu entwickeln (s. oben).

Genetische Faktoren wie etliche inzwischen bekannte chromosomale Besonderheiten haben einen gewissen Einfluss, sodass in 5–10 % der Fälle **familiäre Häufungen** zu verzeichnen sind. Dieser genetische Einfluss entspricht prozentual zahlreichen weiteren Krebsen.

PATHOLOGIE

Xeroderma pigmentosum

In vollkommenem Gegensatz zum vergleichsweise eher geringen Beitrag, den genetische Faktoren bei einer großen Zahl unterschiedlichster Malignome wie u.a. eben auch beim Malignen Melanom leisten, steht die Xeroderma pigmentosum. Diese angeborene Veränderung geht mit einem sehr hohen Risiko für **sämtliche Hautkrebsarten** einher. Ursache dieser extrem seltenen Krankheit (weniger als 100 Betroffene in Deutschland) ist ein angeborener **Enzymdefekt**, der pauschal und in sämtlichen Körperzellen die übliche physiologische **Reparatur** von Chromosomenschäden **verhindert**. In erster Linie betroffen hiervon ist die Haut, weil dieses Organ der mutagenen Wirkung der UV-Strahlung direkt ausgesetzt ist. Patienten, die nicht konsequent vor jeglicher Sonneneinstrahlung abgeschirmt werden, sterben überwiegend bereits in der Kindheit.

Diagnostik

Für die **Abrenzung** gegenüber Nävi bzw. auch im Hinblick auf deren **Wahrscheinlichkeit zu entarten**, gilt:

- Kleine Pigmentflecken, die sich nicht verändern, sind praktisch immer harmlos.
- Nävi mit einem Durchmesser von **mehr als 0,5 cm**, die **unregelmäßig begrenzt** sind und eine **unregelmäßige Pigmentierung** zeigen, sollten vorsorglich entfernt werden.
- **Juckreiz** im Bereich eines Nävus ist verdächtig.
- Hochgradig verdächtig auf ein Malignes Melanom sind eine **Blutung**, eine Erosion oder **entzündliche Reaktionen** im Bereich des Nävus.

ACHTUNG

Jeder Nävus, der neu entsteht oder vorbestehend sich verändert (Wachstum, Pigmentverschiebung, Konsistenzänderung, Juckreiz, Entzündung, Schmerzen, Blutung) ist melanomverdächtig (➤ Abb. 4.138, ➤ Abb. 4.139).

Grundsätzlich sollte man darauf achten, einen Nävus nicht mechanisch (z.B. Kleidung, Kratzen) oder durch andere Faktoren zu reizen, weil dies möglicherweise ein größeres Gefahrenpotenzial bedeutet. Allerdings existieren für diese Vermutung bisher keine Belege.

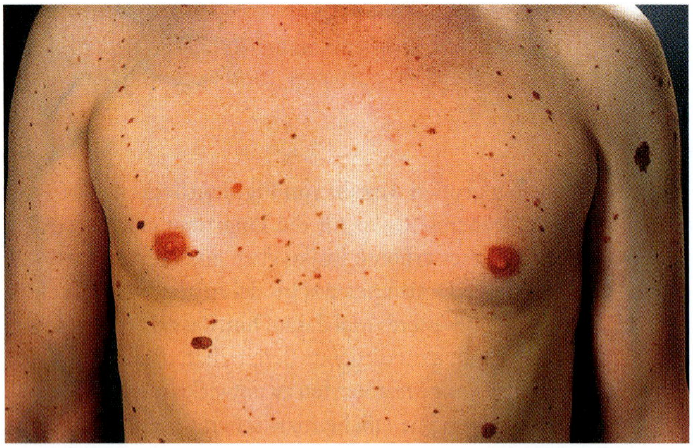

Abb. 4.138 Dysplastisches Nävussyndrom: disseminiert zahlreiche kleinherdige makulöse und flach-papulöse Herde an Rumpf und Extremitäten. Dazwischen aber auch bis 2 cm große, scharf begrenzte, teils rundliche, teils bizarr geformte, hellbraune bis schwarzbraune Herde, zum Teil auch mit inhomogener Färbung. [M174]

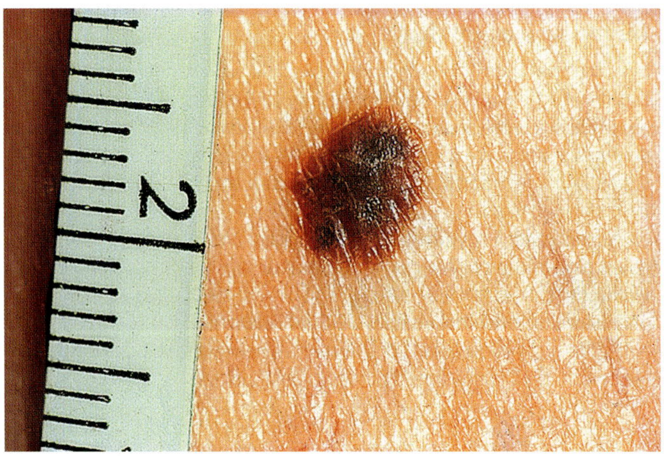

Abb. 4.139 Nävus mit Übergang in ein Melanom: etwas unregelmäßig geformter und begrenzter Herd mit unregelmäßiger Pigmentierung am linken Unterschenkel. Der Herd ist leicht erhaben und tastbar. [M174]

Tab. 4.8 ABCDE-Regel zur Beurteilung eines Melanomverdachts

A	**A**symmetrie des Herdes
B	**B**egrenzung unscharf
C	**C**olor (Farbe) unregelmäßig
D	**D**urchmesser > 0,5 cm
E	**E**rhabenheit über das Hautniveau

Hilfreich zur Beurteilung eines Nävus ist die **ABCDE-Regel** (➤ Tab. 4.8). Sind 4 dieser 5 Kriterien erfüllt, ist die Hautveränderung dringend melanomverdächtig und zu exzidieren. **Empfohlen** wird die Exzision aber bereits beim Vorliegen von lediglich **2 Kriterien**. Eine **Biopsie**, wie bei Tumorverdacht üblich, **verbietet sich beim MM** wegen der Gefahr einer Streuung von Tumorzellen. Das MM gehört also zu den seltenen Malignomen, bei denen grundsätzlich **niemals** Biopsien entnommen werden.

Entsprechend der Mehrzahl dermatologischer Erkrankungen gilt das Auge des Erfahrenen als wichtigstes „Instrument" der Diagnosefindung. Melanome strahlen besonders häufig bereits bei ihrer ersten Betrachtung eine schwer zu beschreibende „Unruhe" oder sogar „Gefährlichkeit" aus, die nicht unbedingt dem Ausmaß einer Pigmentverschiebung, Erhabenheit oder Begrenzungsunschärfe entsprechen muss. In Zweifelsfällen vermag die **Auflichtmikroskopie** Unsicherheiten zu mindern.

Noch sicherer führt die hinsichtlich des MM neue Methode der **Autofluoreszenz** zur Diagnose, bei der die Eigenschaft des **Melanins** hinsichtlich seiner **Lichtabsorption** genutzt wird. Das mesomere System des Moleküls besteht aus konjugierten Doppelbindungen. Es absorbiert im maligne entarteten Zustand gegenüber dem physiologischen Zustand abweichende Anteile des Lichtspektrums. Dementsprechend verändert sich im Zuge einer Bestrahlung mit langwelligem, gepulstem Laserlicht die abgestrahlte (fluoreszierende) Farbe des Herdes in Abhängigkeit von seiner Dignität. Die Methode gestattet also eine weitgehend sichere Unterscheidung und wird dazu führen, dass in Zukunft sehr viel weniger benigne Nävi vorsorglich entfernt werden.

Will man im zeitlichen Zusammenhang mit der Entfernung eines diagnostizierten MM die Frage einer bereits erfolgten **Metastasierung** klären, ist das **PET-CT** bzw. **PET-MRT** am besten geeignet, weil man damit Herde bis in die Größenordnung weniger Millimeter darstellen kann.

Differenzialdiagnose

Das MM muss gegen das pigmentierte Basaliom, pigmentierte Alterswarzen, das pigmentierte Histiozytom und ganz allgemein gegen Nävi abgegrenzt werden.

Symptomatik und Einteilung

Die häufigsten **Lokalisationen** sind Gesicht, Beine und Rücken, doch findet man das MM deutlich seltener auch an Schleimhäuten (Mundhöhle, anogenital), subungual (Nagelbett), an Konjunktiven oder Aderhaut des Auges oder im Bereich der Meningen.

Es werden etliche **Melanom-Typen** unterschieden – in Abhängigkeit von ihrem Aussehen oder ihrer Entstehung (ohne Prüfungsrelevanz):

Lentigo-maligna-Melanom

Das Lentigo-maligna-Melanom entwickelt sich nach Jahren oder Jahrzehnten aus einem **flächigen Nävus**, dessen Merkmal in einer **unregelmäßigen Pigmentierung** besteht. Wenn dort weitere Pigment- oder Konsistenzveränderungen auftreten, ist der Übergang zum MM bereits erfolgt. Eine Lentigo maligna ist also noch *kein* MM, aber potenziell immer verdächtig, eines zu werden – bevorzugt im höheren Lebensalter (➤ Abb. 4.140, ➤ Abb. 4.141). Immerhin beträgt sein Anteil an allen Melanomen annähernd 10 %. Daraus geht hervor, dass ein solcher Fleck vorsorglich zu einem Zeitpunkt entfernt werden sollte, an dem er noch sicher gutartig ist.

Superfiziell spreitendes Melanom

Das superfiziell spreitende Melanom (➤ Abb. 4.142, ➤ Abb. 4.143, ➤ Abb. 4.144) entsteht neu auf **gesunder Haut**. Es stellt mit einem

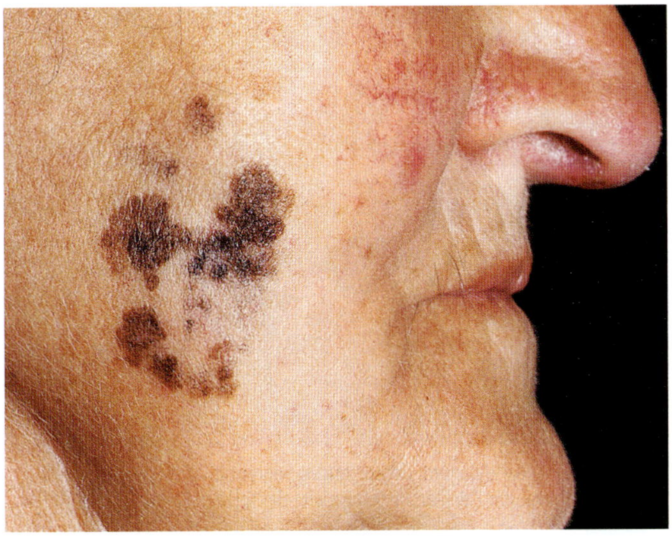

Abb. 4.140 Lentigo maligna: 5 × 3 cm großes Areal an der rechten Wange mit mehreren, unregelmäßig konfigurierten, zum Teil einzeln stehenden, zum Teil zusammenhängenden, meist scharf begrenzten Flecken, die unregelmäßig hellbraun und schwarzbraun pigmentiert sind. Zentrale Regressionszone mit kleinen Restherden. Keine Infiltration, keine Knotenbildung. [M174]

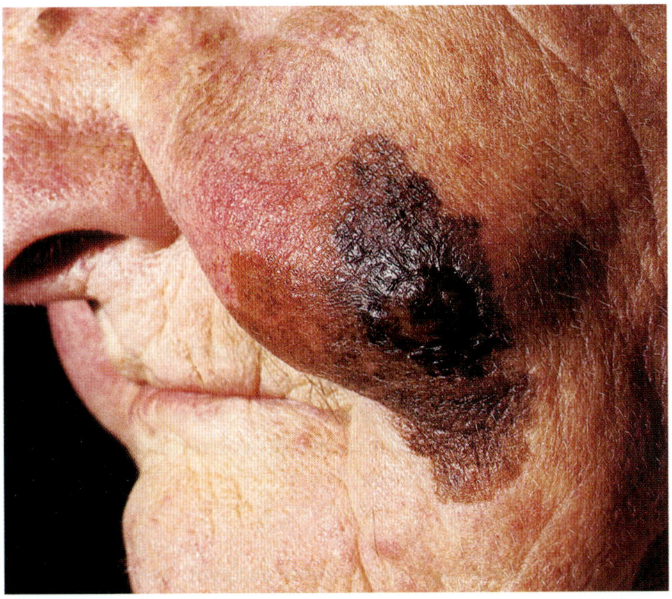

Abb. 4.141 Lentigo-maligna-Melanom: scharf, aber unregelmäßig begrenzter, unterschiedlich stark braun bis schwarz pigmentierter Fleck an der linken Wange, der im oberen Anteil in ein flaches Infiltrat und zentral in einen schwarzbraunen, erodierten Knoten übergeht [M174]

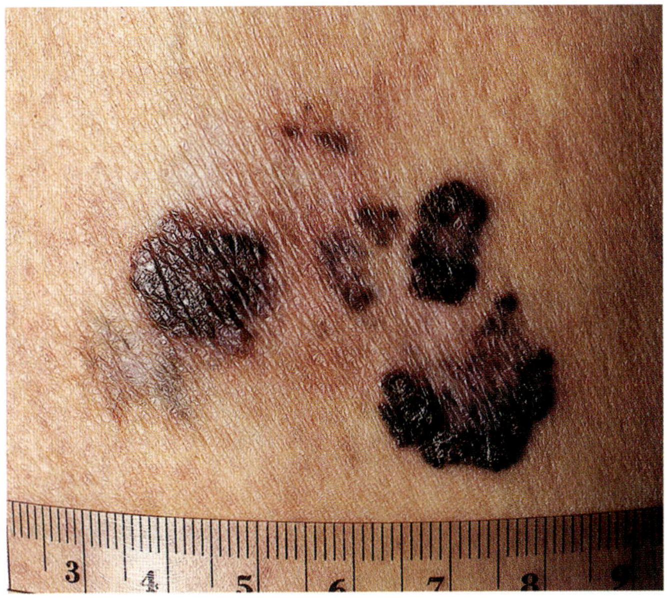

Abb. 4.142 Superfiziell spreitendes Melanom: unregelmäßig und zum Teil unscharf begrenzter zartrötlicher Fleck mit mehreren gruppiert stehenden, unterschiedlich großen, unregelmäßig begrenzten, schwarz-braunen flachen Papeln an der Außenseite des linken Oberschenkels. [M174]

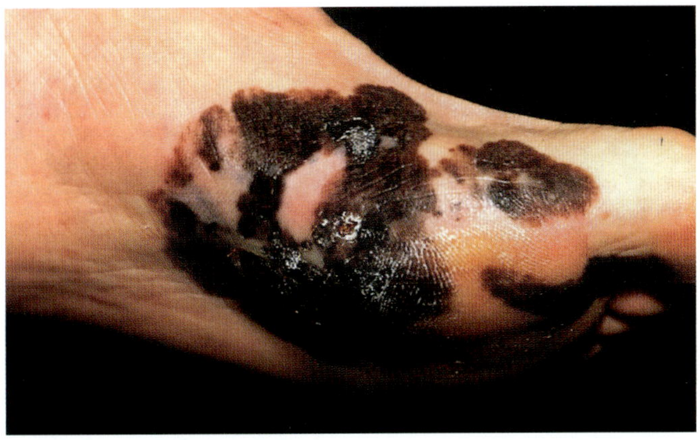

Abb. 4.143 Melanom am Fuß: unterschiedlich große Einzelherde an der Innen- und Unterseite des linken Fußes mit jeweils scharfer, aber sehr unregelmäßiger Begrenzung, schwarzbrauner Pigmentierung mit Aufhellungszonen, tastbarer Infiltration und stellenweiser Erosion sowie beginnender Knotenbildung (Zentrum des größeren Herdes) [M174]

Anteil von rund 50 % die **weitaus häufigste Form** eines MM dar. Dies bedeutet gleichzeitig, dass die **Mehrzahl** aller Melanome unabhängig von bestehenden Nävi **neu entsteht**. Typischerweise handelt es sich um **flächige**, teilweise **erhabene Hyperpigmentierungen**, die sich randwärts stetig vergrößern, wobei oft zentral unpigmentierte Haut erscheint.

Knotige Melanome

Knotige Melanome (➤ Abb. 4.145) können auf gesunder Haut oder aus vorbestehenden Nävi heraus entstehen. Ihr Anteil am MM liegt bei 20 %. Sie weisen aufgrund ihres meist schnellen Wachstums mit frühzeitiger Metastasierung die schlechteste Prognose auf. Eine besondere Eigenheit steht mit dem schnellen Wachstum in Verbindung, indem die Entdifferenzierung der malignen Zellen so weit gehen kann, dass sie **kein Melanin mehr bilden können**. Dies führt dazu, dass sie zwar mehrheitlich braun bis schwarz gefärbt sind, jedoch auch in kleinerem oder größerem Umfang **depigmentiert** erscheinen, sodass sie evtl. zunächst gar nicht an ein MM denken lassen. Ihr schnelles Wachstum bedingt oft frühzeitige ischämische Nekrosen an der Oberfläche, aus denen es schließlich bei umfangreicherem Zellzerfall bluten kann.

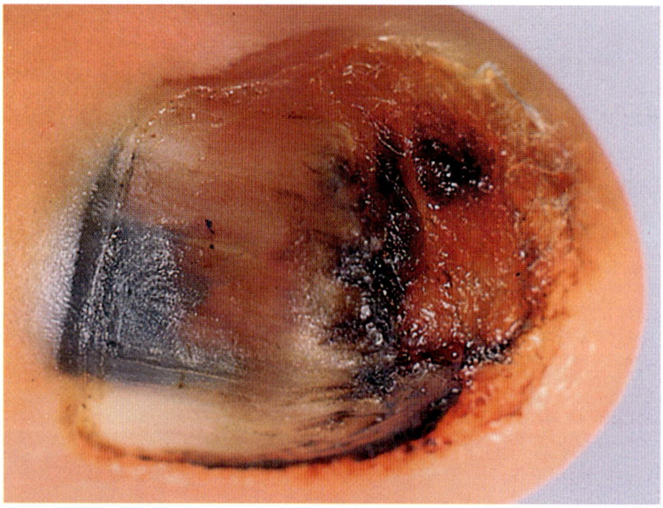

Abb. 4.144 Subunguales Melanom: ein Drittel der Nagelbreite einnehmende, proximale, streifige braun-schwarze Verfärbung am linken Ringfinger mit unregelmäßig-zackiger Begrenzung und Übergreifen auf Nagelhäutchen und Nagelfalz. Medial zartbraune Pigmentierung. Distal flacher entzündlicher Knoten mit peripher unregelmäßiger Pigmentierung und Zerstörung der Nagelplatte. [M174]

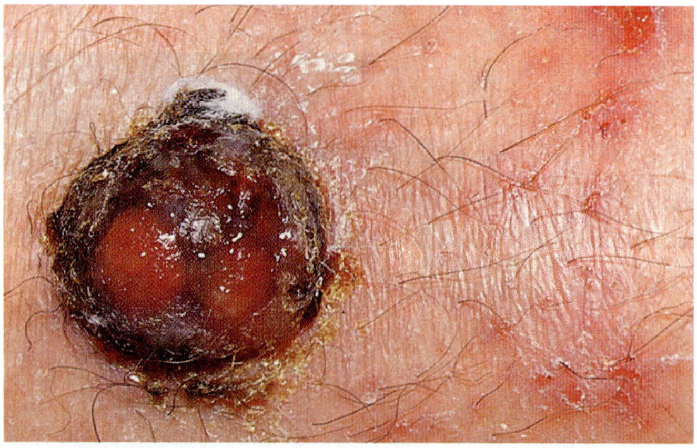

Abb. 4.145 Knotiges Melanom. Kalottenförmiger, an der Spitze etwas höckriger, unregelmäßig braun-schwarz bis rötlich-gelblich pigmentierter Tumor an der linken Wade mit zentraler Erosion und hämorrhagischer Krustenbildung. In der Umgebung Heftpflasterdermatitis. [M174]

Melanome der Schleimhäute

Melanome der Schleimhäute entstehen in der Regel aus vorbestehenden Hyperpigmentierungen. Sie sind nicht sehr häufig, können aber an jeder Schleimhautregion des Körpers auftreten, u.a. anogenital, in Mundhöhle und Speiseröhre (➤ Abb. 4.146). Selbst an Konjunktiven oder Aderhaut des Auges gibt es Melanome (➤ Abb. 4.147).

Früherkennung

Seit 2008 wird für Erwachsene ab dem **35. Lebensjahr** eine dermatologische **Vorsorgeuntersuchung** im 2-Jahres-Rhythmus empfohlen und von den Kassen übernommen. Die finanzielle Überlastung des Gesundheitssystems lässt sich daraus ableiten, dass eine in Zweifelsfällen erforderliche Zusatzuntersuchung mittels Auflichtmikroskopie genauso vom Patienten selbst zu bezahlen ist wie etwaige kürzere Untersuchungsintervalle bei gefährdeten Personen. Nicht übersehen kann man im Zusammenhang, dass die tatsächliche medizinische Indikation derartiger „IGeL-Leistungen"(individuelle Gesundheitsleistungen) vom Patienten nicht beurteilt werden können.

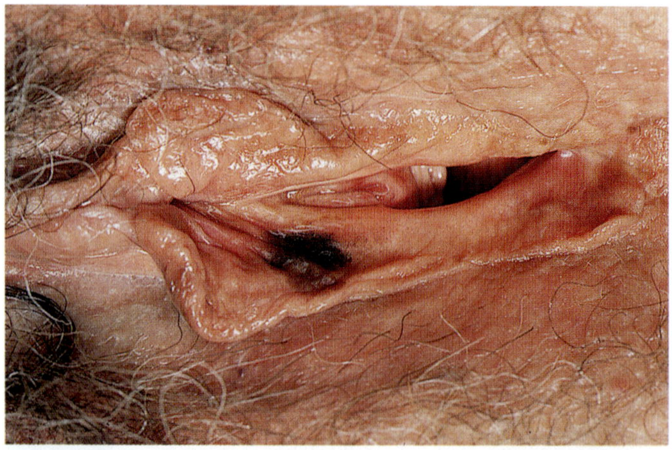

Abb. 4.146 Vulva-Melanom: unregelmäßig begrenzter und unterschiedlich pigmentierter brauner Fleck an der Innenseite der rechten kleinen Labie [M174]

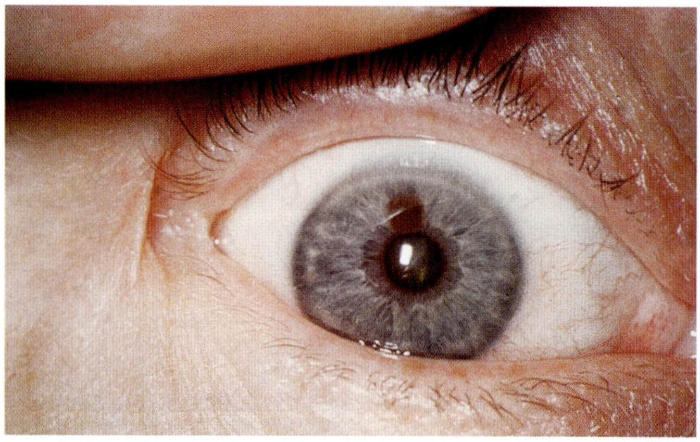

Abb. 4.147 Melanom am Auge [E273]

Therapie

Maligne Melanome werden **operativ entfernt**. Der verdächtige Herd muss dabei mit einem **Sicherheitsabstand** von 1–3 cm (je nach Tumordicke) rund um den Tumor exzidiert werden. Der regionäre „Wächterlymphknoten" wird bereits bei einer Tumordicke von lediglich **1 mm** mitentfernt, um Aussagen zur Prognose und dem weiteren therapeutischen Vorgehen zu erhalten.

EXKURS

Der **Wächterlymphknoten** ist der erste von meist mehreren Lymphknoten, der ein von einem malignen Tumor betroffenes Areal drainiert. Man findet ihn, indem man eine radioaktive Substanz um den Tumor herum injiziert und die zugehörigen Lymphknoten anschließend bezüglich ihrer radioaktiven Strahlung identifiziert. Der Lymphknoten, in dem sich die radioaktive Substanz zuerst anreichert, wird gezielt entnommen und untersucht. Ist er von Tumorzellen infiltriert (bei einer Tumordicke von gerade mal 1 mm ist das beim MM bereits in 20 % der Fall), wird in einer zweiten Operation die gesamte Lymphknotenregion entfernt.

Das MM metastasiert in Lunge, Leber, Haut, Knochen, Abdomen, Herz und Gehirn – also praktisch **in alle Organe**. Erwähnenswert ist, dass das MM sogar in parallel beim Patienten vorliegende Malignome weiterer Organe metastasiert! Dies zeigt einmal mehr die besondere Bösartigkeit dieses Tumors. Selbst die Metastasenbildung im Herzen, das sehr selten von primären oder sekundären Tumoren betroffen ist, kann beinahe als „Alleinstellungsmerkmal" angesehen werden: Mindestens jede zweite Metastase in diesem Organ resultiert aus einem Melanom.

Metastasen werden, soweit dies bei umschriebenem Organbefall möglich ist, operativ vollständig entfernt, andernfalls bestrahlt. Eine alleinige Chemotherapie ist beim MM nutzlos. Auch der Effekt des zunächst hochgelobten α-Interferon hat sich als eher unbedeutend herausgestellt. Erst die modernsten Therapien (s. unten) vermochten die Situation entscheidend zu verändern.

ACHTUNG

Die Metastasierung eines operativ entfernten MM kann noch viele Jahre später in Erscheinung treten, sodass diese Patienten sehr lange zu beobachten sind. Dies gilt auch deswegen, weil das Risiko für weitere, neu entstehende Melanome erhöht ist.

Für die **Prognose** scheint der Typ des MM nicht so wichtig zu sein wie seine Ausbreitung und v.a. sein Tiefenwachstum bei Erstentdeckung und Operation. Dies gilt auch hinsichtlich der schlechten Prognose des knotigen Melanoms, die nicht aufgrund seiner Form, sondern aus dem bevorzugt vertikalen und beschleunigten Wachstums resultiert. Bereits ein Tiefenwachstum von mehr als 4 mm bedeutete bis vor wenigen Jahren eine minimierte Überlebenschance für den Patienten. Häufig betrug der Zeitraum zwischen Erstentdeckung eines kleinen, umschriebenen MM und dem Tod des Patienten nur 1–2 Jahre. Allerdings hat die breiter wahrgenommene Vorsorge im 2-jährigen Rhythmus und das gestiegene Problembewusstsein in den vergangenen Jahren die Prognose entscheidend verbessert, weil eine immer größere Zahl an Melanomen in **sehr frühen Stadien** diagnostiziert wird. Zusätzlich hat inzwischen auch beim MM eine **personalisierte Therapie** mit hochwirksamen Medikamenten Einzug gehalten, wie dies bei weiteren Krebsarten schon seit etlichen Jahren üblich geworden ist. Beispielsweise kann inzwischen ein für die Teilung der entarteten Zellen des MM notwendiges Protein spezifisch gehemmt werden. Dies hat in der Summe dazu geführt, dass einer der bösartigsten Krebse, die es gibt, gleichzeitig mit einer Überlebensrate von rund 90 % inzwischen eine der günstigsten Prognosen besitzt.

Natürlich sollte man bei aller Euphorie über die Erfolgsgeschichte der modernen Therapien zahlreicher maligner Erkrankungen nicht übersehen, dass als Folge der exorbitanten Kosten für derartige Medikamente (z.B. 10.000 €/Monat) die Grenzen der Belastbarkeit des Gesundheitssystems nicht erreicht, sondern längst überschritten worden sind. Es ist demnach folgerichtig und unvermeidbar, dass dem Patienten heute vieles aufgebürdet wird, das in früheren Jahren von den Kassen getragen wurde.

Zusammenfassung

Malignes Melanom

Einer der bösartigsten Tumoren, die es gibt; sehr frühzeitige Metastasierung in prinzipiell alle Organe

Risikofaktoren

- lange Sonnenbestrahlungen und Sonnenbrände - besonders in der Kindheit, aber durchaus auch noch in späteren Jahren
- erbliche Faktoren
- große Zahl vorbestehender Nävi (> 50)

Diagnostik

- Vorsorge alle 2 Jahre ab dem 35. Lebensjahr
- ABCDE-Regel (Asymmetrie, Begrenzung, Color [= Farbe], Durchmesser, Erhabenheit)
- Auflichtmikroskopie
- Autofluoreszenz
- **keine Biopsie**

Therapie

- möglichst frühzeitige Exzision weit im Gesunden
- moderne Immuntherapien und spezifische Antikörper

4.15.7 Aktinische Keratose und Plattenepithelkarzinom

Krankheitsentstehung

Die aktinische bzw. senile Keratose wird durch chronische, Jahrzehnte andauernde **Sonnenexposition** hervorgerufen. Entsprechend findet man sie überwiegend am Kopf oder Handrücken alter Menschen mit entsprechenden Berufen (z.B. Landwirte, Seeleute, Dachdecker, Bauarbeiter).

Symptomatik

Die Hautveränderungen bestehen aus rötlich-bräunlichen, meist flächigen und unregelmäßig **mit Schuppen bedeckten Effloreszenzen**, die keine Beschwerden verursachen (➤ Abb. 4.148).

Therapie

Ihre wesentliche Bedeutung besteht darin, dass eine aktinische Keratose nach langem Bestand zu einem **Plattenepithelkarzinom (Spinaliom)** entarten kann, also **beobachtet** bzw. beizeiten **exzidiert** werden muss. Übertriebene Eile bei noch fehlendem Verdacht ist allerdings nicht erforderlich, da Karzinome auf dem Boden einer Keratosis senilis eher selten bzw. spät metastasieren.

4

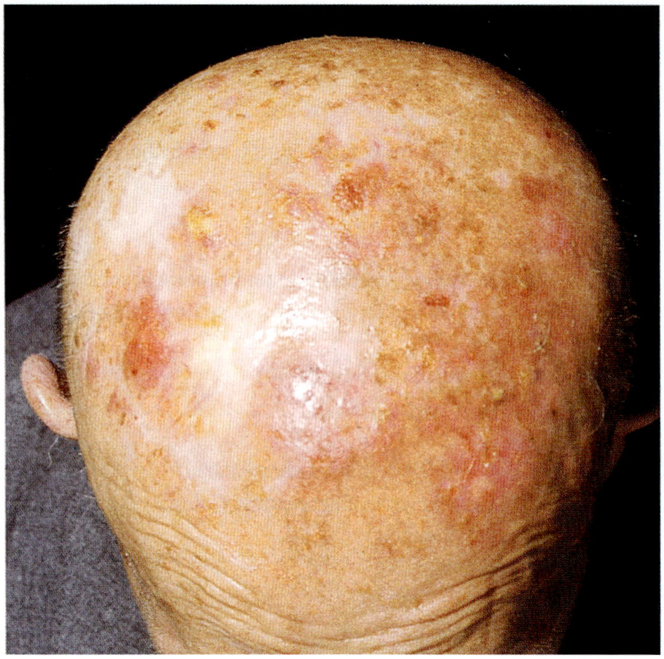

Abb. 4.148 Aktinische Keratosen (teilweise operativ entfernt): im Bereich von Kapillitium, übergreifend auf die Stirn, mehrere disseminiert stehende solare Keratosen in Form kleinherdiger Erytheme sowie gelblich-keratotischer Papeln. Im Rahmen des chronischen Lichtschadens zusätzlich glatte atrophische Haut mit konfluiert-großherdigen Erythemen und Teleangiektasien, Hyper- und Hypopigmentierungen. [M174]

Plattenepithelkarzinom

Das Plattenepithelkarzinom der Haut (Spinaliom, Stachelzellenkrebs) gilt als **häufigste maligne Erkrankung** überhaupt. Es wird mit dem Basaliom umgangssprachlich zum „**hellen (weißen) Hautkrebs**" zusammengefasst. In Deutschland kommt es, bezogen auf das Spinaliom, jedes Jahr zu weit über 100.000 Neuerkrankungen. In der Krebsstatistik sind sie nicht enthalten – wie beim Basaliom deshalb, weil sie das Leben der Betroffenen nicht oder kaum einmal begrenzen.

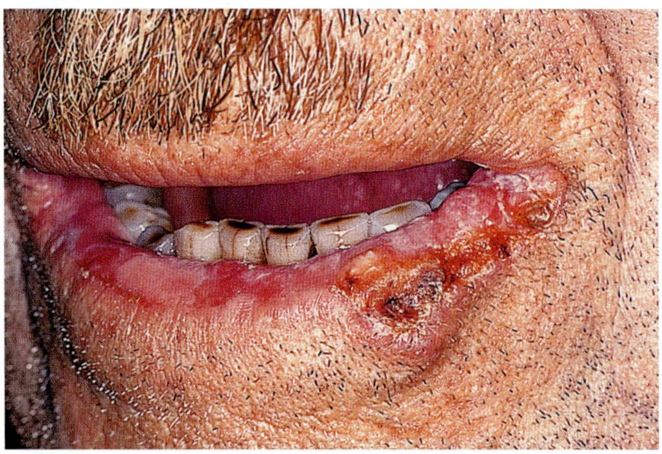

Abb. 4.149 Plattenepithelkarzinom (UV-Exposition) [M174]

Krankheitsentstehung

Begünstigend auf seine Entstehung wirkt neben der **Sonnenexposition** oder **Röntgenbestrahlungen** auch eine **chronisch-entzündliche Reizung** der Haut. Der Tumor entsteht im **Stratum spinosum** (→ Spinaliom bzw. Stachelzellenkrebs).

Symptomatik

Spinaliome können Ekzemen ähnlich sehen, ggf. auch mit Erosionen auf ihrer Oberfläche. In späteren Stadien sind sie dann **unscharf begrenzt** und **knotig**. Sie fühlen sich **hart** an und können im Einzelfall schmerzen (➤ Abb. 4.149, ➤ Abb. 4.150, ➤ Abb. 4.151). Manchmal entstehen sie auch an den **Schleimhäuten**.

Therapie

Plattenepithelkarzinome der Haut werden vollständig und mit ausreichendem Sicherheitsabstand im gesunden Gewebe **entfernt**. Da sie sehr langsam wachsen und spät metastasieren, ist im Gegensatz zum MM keine übertriebene Eile geboten. Sobald Lymphknoten befallen sind, müssen diese wie allgemein üblich mitentfernt werden. Sind bereits extradermale Strukturen betroffen, wird zusätzlich bestrahlt.

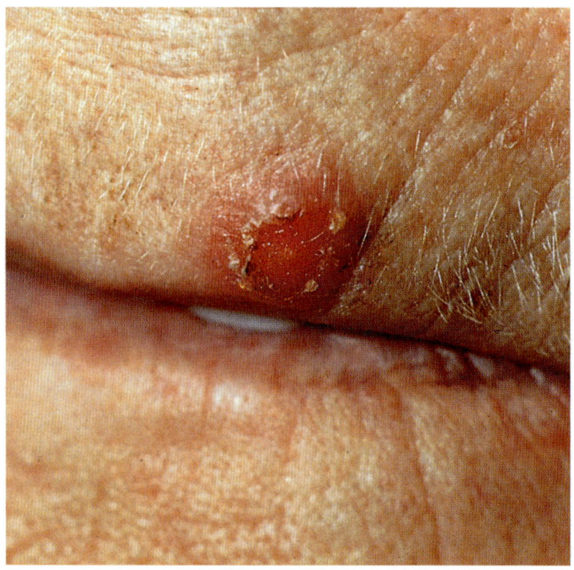

Abb. 4.150 Plattenepithelkarzinom: knapp 1 cm großer, geröteter, zentral flach ulzerierter papulöser Herd über der Oberlippe. An der Unterlippe ist eine präkanzeröse Cheilitis erkennbar. [M174]

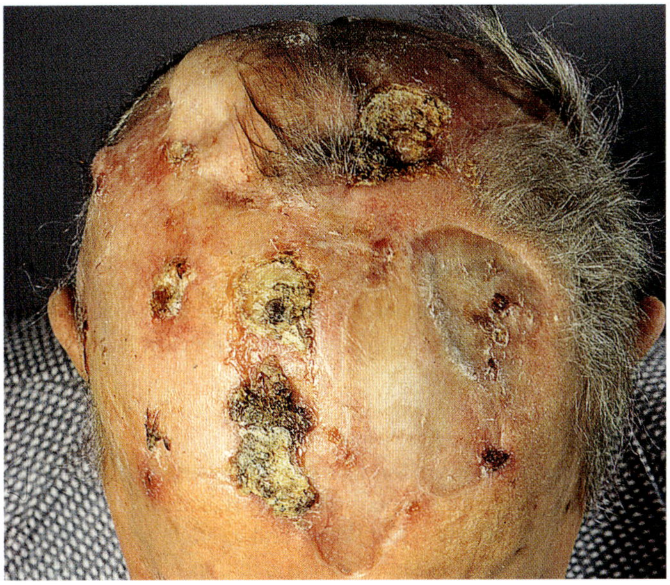

Abb. 4.151 Metastasierte Plattenepithelkarzinome: am Kapillitium mehrere großflächige Transplantate. An deren Rändern, aber auch unabhängig davon unterschiedlich große, mit Keratosen und z.T. auch hämorrhagischen Krusten belegte Ulzerationen. [M174]

Zusammenfassung

Aktinische Keratose

- Risiko der Entartung (→ Spinaliom)

Symptome

- rötlich-bräunliche Schuppenplatten auf sonnenexponierter Haut

Plattenepithelkarzinom (Spinaliom)

- an der Oberhaut eher geringe bzw. späte Metastasierungstendenz

Ursache

- Entstehung aus aktinischen Keratosen, kommt auch an Schleimhäuten vor (z.B. in der Mundhöhle oder als Bronchialkarzinom)

Therapie

- Exzision

4.15.8 Seborrhoische Warze

Eine weitere Neubildung des Alters ist die sog. **Alterswarze** bzw. seborrhoische Warze (Verruca senilis oder seborrhoica), die man aber selten auch einmal bei jüngeren Menschen finden kann.

Symptomatik

Es handelt sich um hell- bis dunkelbraune (➤ Abb. 4.152), **gutartige**, oft in größerer Anzahl auftretende (➤ Abb. 4.153), bis bohnengroße Neubildungen, die warzenartig auf einer in der Peripherie völlig unveränderten Haut entstehen. Ihre Oberfläche ist höckrig und glänzt teilweise fettig. Manchmal besteht leichter Juckreiz. Abgesehen von der kosmetischen Störung besteht ihre größte Bedeutung in der Abgrenzung gegenüber dem MM.

Therapie

Bei Bedarf werden sie mit dem sog. scharfen Löffel **abgetragen**.

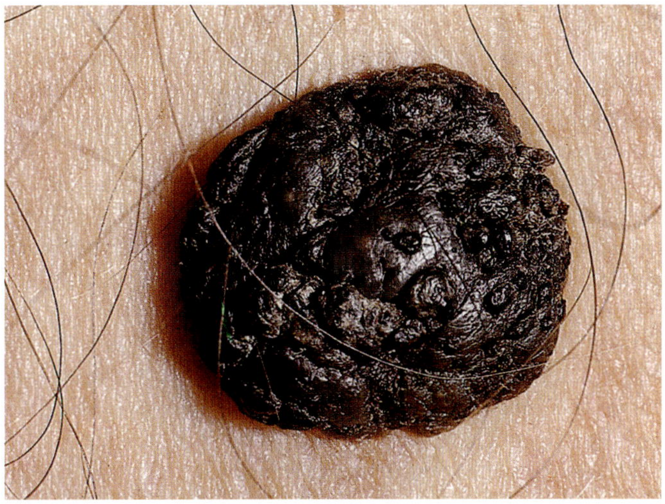

Abb. 4.152 Seborrhoische Warze: 2 cm großer, scharf begrenzter, schwarzbrauner Tumor mit unregelmäßig höckriger Oberfläche sowie kleinen keratotischen Pfropfen [M174]

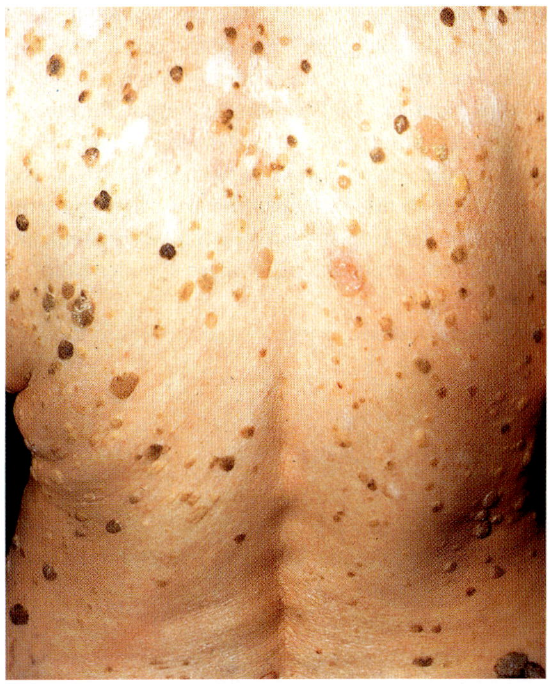

Abb. 4.153 Multiple seborrhoische Warzen (teilweise abgetragen): am gesamten Rumpf in dichter Aussaat scharf begrenzte, wenige Millimeter bis Zentimeter große, hellbraun bis schwarz pigmentierte keratotische Papeln mit höckriger und fettig glänzender Oberfläche. Hypopigmentierte Narben nach vorangegangener Kürettage. [M174]

4.15.9 Altershaut

Aufgrund degenerativer Prozesse finden sich im Alter zahlreiche Hautveränderungen. Neben der **Atrophie der Lederhaut** mit Tonusverlust findet man häufig auch eine **Exsikkose** mit Minderung des Turgor. Beide Veränderungen führen dazu, dass die Haut faltig wird und dass abgehobene Hautfalten nicht mehr so leicht verstreichen. Neben der Lederhaut ist auch die Epidermis verdünnt, Talg- und Schweißproduktion sind vermindert. Atrophie und Exsikkose der Epidermis führen zu feinlamellären **Schuppungen** und zum **Pruritus**. Manchmal ist die Haut, v.a. im Gesicht, durch Einlagerung und Verquellung elastischer Fasern auch verdickt, wobei dies wahrscheinlich eine Reaktion auf vermehrte Sonneneinstrahlung darstellt (→ **aktinische Elastose**). Man beobachtet diese sog. *Landmannshaut* bevorzugt bei alten Männern.

Die **Wundheilung** ist als Folge der lokalen Degenerationen, der häufigen Mangelsituation in Bezug auf essenzielle Nahrungsfaktoren bei alten Menschen sowie meist zunehmender Immuninsuffizienz **gestört**. Die Mangelsituation schließt bei fehlender Substitution immer auch das **Vitamin D** mit ein, weil die Vitaminsynthese in den basalen Epidermisschichten zunehmend zum Erliegen kommt und weil sich die Senioren ohnehin kaum noch der Sonne aussetzen. Dies hat negative Auswirkungen nicht nur auf den Knochenstoffwechsel und den Magnesiumhaushalt, sondern auch aufs Immunsystem.

Die generalisierten **Sensibilitätsstörungen**, die z.B. dazu führen, dass ernsthafte Erkrankungen und Schmerzzustände wie Herzinfarkt oder eine Appendizitis nicht mehr bemerkt werden, betreffen auch die Haut. Der Verlust der physiologischen Melanozytenfunktion führt zu Pigmentverschiebungen – Depigmentierungen, neu entstehenden Nävi bzw. unregelmäßigen Hyperpigmentierungen („**Altersflecken**"). Auch die Blutgefäße sind in den degenerativen Prozess einbezogen: Die Brüchigkeit von Kapillaren und Venolen in Corium und Subkutis kann zu kleinflächigen Blutungen **(Purpura senilis)** führen, besonders ausgeprägt oft an Handrücken und Unterarmen. Aus Kapillaren des oberen Corium entwickeln sich kleine papulöse, benigne Tumoren (**senile Hämangiome** bzw. **Angioma senile**). Sie können auch an den Lippen entstehen **(Lippenangiom)**, wobei es hier zu mechanisch verursachten Blutungen kommen kann.

Zusammenfassung

Altershaut

Typische Veränderungen sind:
- Atrophie von Dermis und Epidermis mit Tonusverlust
- Exsikkose mit nachlassendem Turgor und Faltenbildung
- Sebostase bei verminderter Talg- und Schweißproduktion
- Pruritus
- Sensibilitätsstörungen
- Wundheilungsstörungen
- Insuffizienz der Vitamin-D-Produktion
- Pigmentverschiebungen mit Altersflecken
- senile Hämangiome („Blutschwämmchen")
- Kapillarbrüchigkeit mit Einblutungen (Petechien bis Münzgröße → Purpura senilis)
- aktinische Elastose
- begünstigte Entstehung von benignen und malignen Hauttumoren (seborrhoische Warzen, senile Hämangiome, Basaliom, aktinische Keratose, Spinaliom)

4.15.10 Fibrom

Das Fibrom (➤ Abb. 4.155) ist eine **gutartige** Neubildung, die bereits im mittleren Lebensabschnitt auftritt. Es besteht aus einem normal durchbluteten und daher in der Regel weichen Bindegewebe.

Symptomatik

Fibrome entstehen besonders häufig bei adipösen Menschen z.B. in den Axillen, in der Leistenbeuge oder am Hals. Häufig erscheinen Fibrome **multipel**, sind sehr **klein** und **gestielt** (Fibroma pendulans; ➤ Abb. 4.154) und erinnern dann an filiforme Warzen. Teilweise sind sie aber auch solitär vorhanden und können dann zu einer Größe von mehreren Zentimetern heranwachsen.

Von ähnlichem Aufbau, aber zumeist **derber** und leicht **pigmentiert** erscheint das **Histiozytom**, das häufig nach Mikrotraumen oder Insektenstichen entsteht – zumeist an den Beinen (➤ Abb. 4.155).

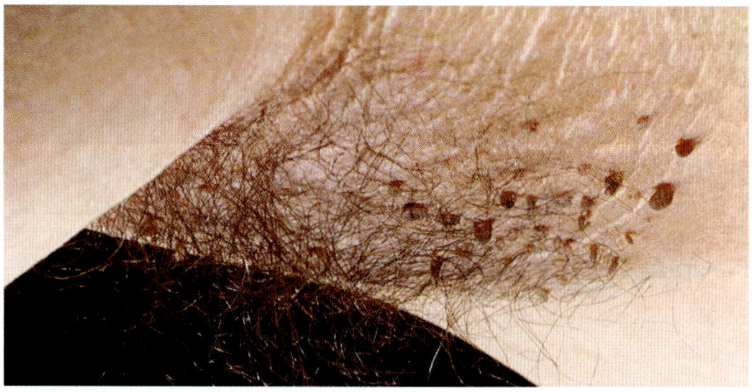

Abb. 4.154 Weiche pigmentierte Fibrome (Fibroma pendulan): axillär stecknadelkopf- bis linsengroße, braune, weiche, gestielte Papeln. Außerdem streifenförmige bzw. flächenhafte, grau-braune Verfärbung der Haut mit verruziformer Oberfläche. [M174]

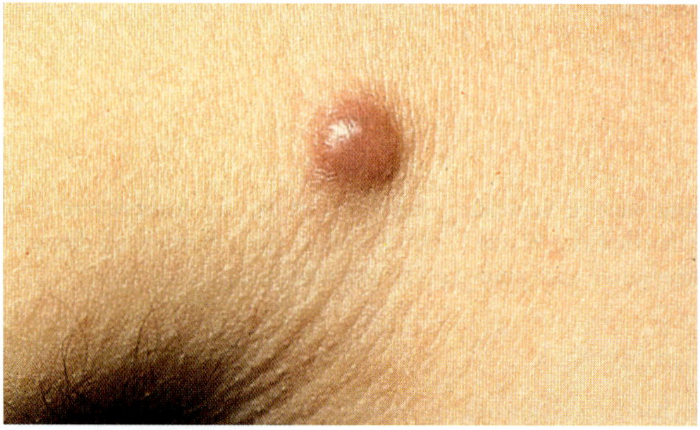

Abb. 4.155 Hartes Fibrom bzw. Histiozytom (nach Mückenstich): intrakutane, linsengroße, rotbraune, derbe Papel [M174]

Therapie

Störende Fibrome können operativ bzw. (Fibroma pendulans) durch „Scherenschlag" abgetragen werden.

4.16 Cellulite

Die früher ausschließlich und auch heute noch häufig als Cellulitis bezeichnete „Hauterkrankung" hat mit entzündlichen Vorgängen nichts zu tun. Der Begriff der Cellulite ist aus diesem Grund die bessere Bezeichnung. Es handelt sich um eine typische Hautveränderung des **weiblichen Geschlechts**, von der etwa 80 % aller erwachsenen Frauen mehr oder weniger ausgeprägt betroffen sind. Sie wird bei Männern nur selten gesehen und geht in diesen Fällen häufig mit Hormonstörungen einher.

Krankheitsentstehung

Das bei der Frau physiologischerweise umfangreichere Subkutangewebe mit **vergrößerten** septierten **Fettläppchen** (➤ Abb. 4.156) ist im Verein mit der gleichzeitig **dünneren** epidermalen und dermalen Schicht die Ursache dafür, dass die Fettläppchen sich durch die oberen Hautschichten nach außen vorwölben. Mit zunehmendem Alter nimmt die Cellulite zu, weil das koriale Bindegewebe mit den Jahren zunehmend an Straffheit einbüßt, wodurch sich die Fettläppchen noch leichter nach außen drücken können.

ACHTUNG

Cellulite ist ein physiologischer Vorgang und keine Krankheit. Sie wird aber von den betroffenen Frauen aus kosmetischen bzw. ästhetischen Gründen oft als „Krankheit" verstanden.

Symptomatik

Durch die Vorwölbung der Fettläppchen entsteht äußerlich das Bild der **Orangenhaut** bzw. das sog. **Matratzen-Phänomen**. Teilweise findet man bei sehr adipösen Frauen zusätzlich einen Abflussstau mit leichter Ödematisierung der Subkutis. Betroffen sind die Bereiche, in denen die Subkutis bei Frauen physiologischerweise besonders umfangreich ist – also an Hüften, Gesäß und Oberschenkeln, evtl. auch an Bauch und Mammae.

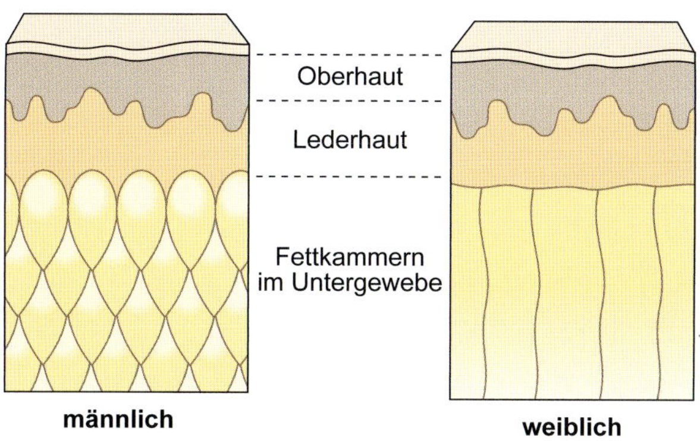

Abb. 4.156 Fettkammern im Unterhautgewebe [L106]

Therapie

Eine Therapie ist, abgesehen von einer **Gewichtsreduktion bei Adipositas**, wahrscheinlich nicht möglich, ungeachtet der Versprechungen der Kosmetikindustrie. Wenn es zu einem Ödem gekommen ist, können **Massagen** oder **sportliche Betätigung** (Schwimmen, Radfahren usw.) evtl. eine minimale Besserung erzielen. Inzwischen existieren (extrem teure) **Hautcremes**, die durch enthaltene Hemmstoffe der Östrogenaktivierung in der Subkutis eine gewisse Besserung versprechen.

Vorbeugende Maßnahmen bestehen im Vermeiden einer Adipositas und regelmäßigen körperlich-gymnastischen Betätigungen.

4.17 Dekubitus

Krankheitsentstehung

Dekubitus bedeutet „sich niederlegen". Bezeichnet werden mit dem Begriff **Druckstellen**, die bei bettlägerigen Patienten dort entstehen, wo das Gewebe einem Dauerdruck ausgesetzt ist (➤ Abb. 4.157). Auch bei schlecht sitzenden Prothesen, Gipsverbänden o.Ä. kann es zum Dekubitus kommen. Solche Druckstellen entstehen bevorzugt in Bereichen, in denen eine **dünne Weichteilschicht knöchernen Strukturen direkt aufliegt:** Die enthaltenen Gefäße werden durch den Gegendruck der knöchernen Unterlage

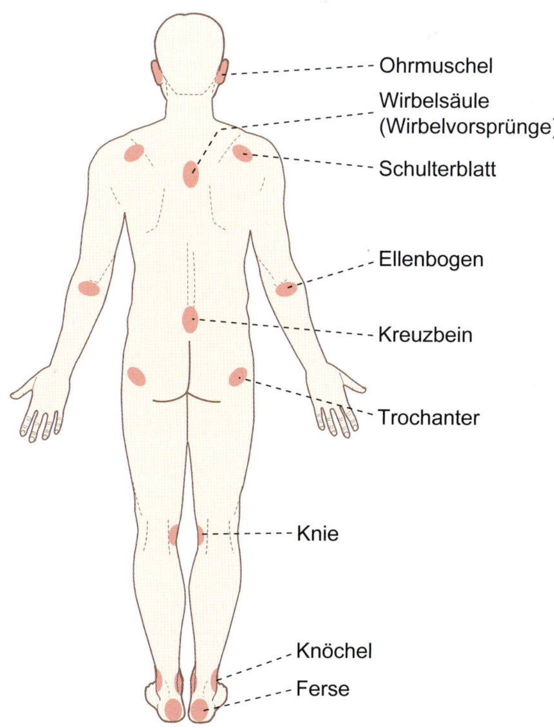

Abb. 4.157 Dekubitusgefährdete Hautareale [E273]

stärker komprimiert, mit resultierender Ischämie und Nekrotisierung der Weichteile. Besonders gefährdete Bereiche sind

- Kreuz- und Steißbein
- Fersen und Knöchelregion
- Schulterblätter
- Darmbeinschaufeln – besonders die Cristae, Trochanter major
- teilweise auch Ellenbogen und Dornfortsätze der Wirbelsäule
- im Extremfall Bereiche des Kopfes, z.B. Ohrmuscheln

Symptomatik

Die Durchblutungsstörung führt stadienhaft über **Rötung**, **Blasenbildung** und **Nekrose** zum **Ulkus**, das sich sehr tief bis in die Muskulatur bzw. bis zum angrenzenden Knochen erstrecken kann (➤ Abb. 4.158). Die Ulzera können riesige Ausmaße annehmen. Sie sind ausnahmslos bakteriell superinfiziert und weisen auch deswegen eine extrem **schlechte Heilungstendenz** auf.

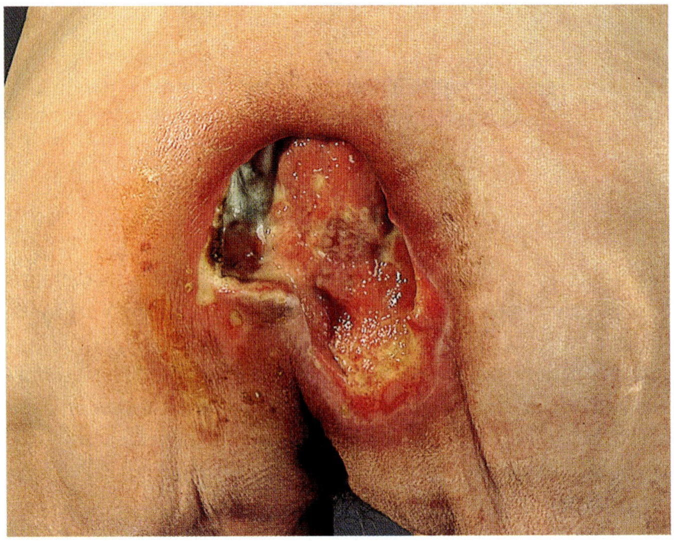

Abb. 4.158 Dekubitus: handflächengroßes Ulkus im Sakralbereich, übergreifend auf die rechte Glutealregion, zum Teil bis in die Muskulatur, zum Teil bis in das Os sacrum reichend. Ulkusrand gerötet und stellenweise etwas bräunlich verfärbt durch externe Salbenbehandlung. Im oberen Teil stark unterminiert mit Taschenbildung. Ulkusgrund: schmierig-gelblich belegte Muskulatur, arrodiertes Os sacrum. [M174]

Therapie

Ist bereits ein Ulkus entstanden, gestaltet sich die Therapie ungewöhnlich schwierig und langwierig, weil sich eine vollständige **Druckentlastung** bei den meist bettlägerigen Patienten kaum erreichen lässt. Sie entspricht ansonsten der Behandlung eines Ulcus cruris (➤ Fach Herz-Kreislauf-System). Man konnte also den Ulkuskrater so lange mit Varidase® Gel füllen, bis das Gewebe sauber granulierte und die Granulierung anschließend mit Zucker weiter beschleunigen. Das hat seine Zeit gedauert, doch hat es gleichzeitig problemlos und mit einer Sicherheit und Zuverlässigkeit funktioniert, wie sich das Therapeuten, die nicht mit Varidase® Gel arbeiteten, nicht ansatzweise vorstellen können. Da das Varidase® Gel neuerdings nicht mehr erhältlich ist und **keinerlei adäquater Ersatz existiert**, gestaltet sich die Wundbehandlung seither ungewöhnlich schwierig bis überhaupt nicht mehr möglich. Im Vordergrund steht prinzipiell die Schaffung eines feuchten Milieus, unter Beachtung und jeweiliger Behandlung der infizierten Zwischenphasen. Eventuell ist ähnlich wie beim üblichen Ulkus **Manuka-Honig** geeignet, doch liegen dazu keine zugänglichen oder eigenen Erfahrungen vor.

Eine optimale **Dekubitus-Prophylaxe** besteht in regelmäßigen Umlagerungen, Weichlagerung sowie sorgfältigster Hautpflege.

Register

A
ABCDE-Regel, Melanom, malignes 120
Abszess 54
Acne 106
- conglobata 108
- vulgaris 106
Addison-Syndrom 25
Adrenalin, Quincke-Ödem 89
Akantholyse 2, 32
- Pemphigus 57
Akanthose 2, 44
- Neurodermitis 83
- Psoriasis 92
Akne 106
Akrodermatitis chronica atrophicans Herxheimer 73
Akrosklerodermie 101
Akrozyanose, Erfrierung 76
aktinische Elastose 126
aktinische Keratose 34, 123
Albuminmangel 105
Alkalose, metabolische 22
Allergene 78
Allergien 80
allergische Kontaktekzeme 78
Altersflecken 126
Altershaut 126
Alterswarze 125
ANA (antinukleäre Antikörper)
- Lupus erythematodes 102, 104
- Sklerodermie 100
Anagenphase 6
Anämie, Lupus erythematodes 104
Anaphylaxie 88
Angina Plaut-Vincenti 109
Angioma senile 126
Angioödem 88
Antiandrogene 108
Antihistaminika
- Kontaktekzem 80
- Neurodermitis 84
- Quincke-Ödem 88
Aphthen 37, 109
- Gingivostomatitis herpetica 47
- Herpes-Virus-Infektion 48
Arterien 12
Arteriosklerose
- Nagelveränderungen 106
- Necrobiosis lipoidica 89
Arthritis psoriatica 95
Asthma bronchiale, Neurodermitis 82
A-Streptokokken 53
Atherom 32
Atopie 86
Atopie-Stigmata, Neurodermitis 84
atopische Dermatitis 80
atopisches Ekzem 80
Atrophie 37
Auflichtmikroskopie 29, 30
- Milben 71
Augenmuskellähmungen, Gürtelrose 50
Auspitz-Phänomen, Psoriasis 93
Autoantikörper 100

B
bakterielle Hauterkrankungen 51
Basaliom 111
- ulzeriertes 112
Basalmembran 2
Basalzellkarzinom 111
Basalzellschicht 2
Becherzellen 13
Becker-Nävus 114, 115
Behçet-Syndrom, Aphthen 109, 110
Benzylbenzoat, Milben 72
Berührungsempfindung 10, 17
Bettwanze 68
Bindegewebe 13, 99
Bindegewebserkrankungen 99
- angeborene 41
Biologika, Psoriasis 96
Bisswunden 27
Bläschen 30, 32
- intra-/subepidermale 32
Blasen 2
Blasensucht 57
Blutgefäße 12
blutiger Tau 93
Blutschwamm 117
Borkenflechte 51
Borkenkrätze 71
Borrelia burgdorferi 73
Borrelien 73
Borreliose 73
Borretschsamenöl, Neurodermitis 85
Bradykinin 24
Brandwunden 36
Brustdrüse, weibliche 9
Bulla 32
Burkitt-Lymphom 46

C
Café-au-lait-Flecken 42, 114
Calcipotriol, Psoriasis 96
Candida albicans 56, 61
- Rosazea 98
Candida-Ösophagitis 62
Candidose 61
- genitale/vaginale 62
- Immunschwäche 61
- interdigitale/intertriginöse 62
- Leukoplakie 37
- orale 62
Caro luxurians 36
Cellulite 127
Cerumen 7
- obturans, Schallleitungsstörungen 8
Ceruminaldrüsen 7
Chloasma 114, 116
Cholesterin 26
Cicatrix 30, 36
Clavi 34
CO_2-Sprudelbäder 24
Combustio 74
Condylomata
- acuminata 45
- lata 45
Congelatio 76
Corium 4
Corynebacterium minutissimum 58
Coxsackie-Viren 48
Cromoglicinsäure, Urtikaria 89
Crusta 33
Cuticula 6, 10

D
Dampfsauna 23
Darm-Dysbiose, Sonnenallergie 77
Darmmykose 61
Darmsanierung
- Candidose 62, 63
- dyshidrotisches Ekzem 86
- Neurodermitis 85
- Sonnenallergie 77
- Warzen 46
Dekubitus 127
Dekubitus-Prophylaxe 128
Dellwarzen 43, 44, 46
Demodex folliculorum 97
Dennie-Morgan-Falte, Neurodermitis 84
Depotfett 5
Dermatitis 78
- atopische 80
- exfoliativa Ritter von Rittershain 57
- periorale 98
- rosazeaartige 98
- solaris 75
dermatologische Anamnese 29
dermatologische Untersuchung 29
Dermatome 16
Dermatomykosen 60, 63
Dermatophyten 60
Dermatoskopie, Milben 71
Dermicidin 25
Dermis 4
Dermographismus 30, 87
- roter 88
- weißer 84, 88
Desaturase 82
Desmosomen 2
Diabetes mellitus, Furunkulose 56
Dimeticon, Kopfläuse 66
Diskrimination 17
Dornwarzen 44, 45
Dreimonatskoliken, Candidose 63
Dreitagefieber 51
Druckempfindung 11, 17
Druckrezeptoren 10
Druckstellen s. Dekubitus
Druckurtikaria 87
Drüsen, holokrine 7
Duftdrüsen 6, 9
Durchblutung, Haut 12, 24
dyshidrotisches Ekzem 86
dysplastisches Nävussyndrom 120

E
Effloreszenzen 30
- Lupus erythematodes 103
- Psoriasis 93
- Schleimhäute 30, 37
Ehlers-Danlos-Syndrom 41
Eiterbläschen 30, 32
Ekzema herpeticatum 47
Ekzem(e) 78
- allergische/toxische 78
- atopisches 80
- dyshidrotisches 86
- endogenes 80
- Neurodermitis 83
- nummuläres 60, 84
- papulöse, lichenifizierte 83
- postskabiöses 72
- seborrhoisches 64, 84
- Weglassversuch 79
elastische Fasern, Stratum papillare 4
Elastose, aktinische 126
Emmert-Plastik 56
Empyem 54
Entfieberung, nächtliche 23
Entzündung 91
Eosinophile 83
Eosinophilie
- Allergien 80
- Neurodermitis 83
Epheliden 117
Epidermis 1
- Neubildung 2
- Zellen 3
Epidermophyton 60
Epikutantestung, Ekzeme 79
epileptische Anfälle, Sinus-cavernosus-Thrombose 55
Epstein-Barr-Virus 47
Erfrierung 76
Erosion 34
Erysipel 53
Erysipeloid 54
Erysipelothrix 54
Erythem 12, 31, 97
- Sklerodermie 99
- Urtikaria 87
Erythema chronicum migrans 73
Erythrasma 58, 60
Exanthema subitum 47, 51
Exanthem, makulöses 51
Exkoriationen 34
Exophthalmus
- Hyperthyreose 90
- Sinus-cavernosus-Thrombose 55
Exsikkose, Hautturgor 38

F
Faulecken 110
Fazialisparese, Gürtelrose 50
Feigwarzen 44, 45
Fett(e) 2, 5
Fettgewebe, braunes 19
Fettläppchen 5
Feuermal 114, 116
Fibroma pendulans 45, 126
Fibrome 126
Fieber 23
Filzläuse 67
Fingerabdruck 4
Fingernägel, Wachstum 10
Fischschuppenkrankheit 41
Fissur 35
Fistel 35
Fleck 31
Flöhe 68
Fluor vaginalis 62
Follikulitis 32, 54
Frieren 19
Frostbeulen 76
FSME-Virus, Zeckeninfektion 73
Furunkel 32, 54
Furunkulose 56
Fusobakterien 109

G
Gelenke, Überstreckbarkeit, Ehler-Danlos-Syndrom 42
Geschwür 30, 34
Gingivitis
- Herpes-Virus-Infektion 47

Gingivostomatitis herpetica 47
Glanzschicht 2
Glasspatel, Hautuntersuchung 30
Glomerulonephritis, Impetigo contagiosa 52
Glottisödem, Quincke-Ödem 88
Glukokortikoide, Quincke-Ödem 89
Granula 2
Granulationsgewebe 27
- Bildung, überschießende 36
Granulome, Hauttuberkulose 59
Grindflechte 51
Grübchennägel, Psoriasis 95
Grundsubstanz 99
Gürtelrose 11, 47, 49

H
Haarausfall, physiologischer 7
Haarbalg 6
Haarbalgmilbe, Rosazea 97
Haare 5
- Wachstum 6
Haarfollikel 5
Haarfollikelrezeptoren 10
Haarpapille 6
Haarschaft 6
Haarwurzel 5
Haarzwiebel 5
Halo-Nävus 114, 115
Hämangiom 117
- seniles 126
Hämatom, subunguales 106
Hand-Fuß-Mund-Krankheit 48
Haut
- Aufbau 1
- Durchblutung 12, 24
- Durchlässigkeit für chemische Substanzen 27
- Funktionen 15
- Immunfunktion 25
- Innervation 15
- kaltschweißige 12
- Keimflora 25
- Lichtfilterung 25
- Physiologie 15
- Untersuchung 29
Hautanhangsgebilde 5, 27
Hautatrophie 37
Hauterkrankungen 41
- Anamnese 29
- angeborene 41
- bakterielle 51
- hyperkeratotische 91
- papulöse 97
- Stoffwechselkrankheiten 89
- virale 43
- wärmebedingte 74
Hautfarbe 12, 26
Hautkrebs 119
- schwarzer 118
- weißer 111, 124
Hautrezeptoren 10
Hautrisse 35
Hautschäden
- kältebedingte 76
- wärmedingte 74
Hauttemperatur 22
Hauttonus 38
Hauttuberkulose 58
Hauttumoren 111
- Neurofibromatose Recklinghausen 42
Hautturgor 38
Haut, Überdehnbarkeit, Ehler-Danlos-Syndrom 42
Heparinfreisetzung, Urtikaria 87
Hepatosplenomegalie, Lupus erythematodes 104
Herpes genitalis 47, 48
Herpes labialis 47
Herpes recidivans 47
Herpes simplex 47
Herpes-simplex-Virus 47, 109
Herpesviren 2, 46, 47
- Typ 6 51
Herpes Zoster 11, 49
Hertoghe-Zeichen, Neurodermitis 81, 84
Herxheimer-Akrodermatitis, chronische, atrophierende 73
Heubner-Sternenkarte 49
Heuschnupfen 82
Hirnabszess 55
Hirnnervenausfälle, Sinus-cavernosus-Thrombose 55
Histamin
- Juckreiz 11
- Urtikaria 87
Histiozytom 126
HLA-Antigene
- Psoriasis 92
- Sklerodermie 100
HLA-B8, Lupus erythematodes 102
HLA-DR3, Lupus erythematodes 102
Holzbock 73
Holzmundspatel, Hautuntersuchung 30
Hornschicht 3
HPV-Infektion 44
Hühneraugen 34
humanes Papilloma-Virus 43
Hyperästhesie, Lupus erythematodes 103
Hypercholesterinämie, Xanthome 89
Hyperkeratose 33, 59, 91, 92
- Akne 107
- HPV-Infektion 44
- Ichthyosis vulgaris 41
- Lupus erythematodes 102
Hyperlipoproteinämien, Xanthome 89
Hyperpigmentierung 103
Hyperthermie 23
Hyperthermie, Ichthyosis vulgaris 41
Hyperthyreose 19
- Myxödem 90
Hypodermis 5
Hypokaliämie 22
Hypothalamus, Temperaturregulation 22
Hypothyreose 19
- Myxödem 90
Hypovolämie 27
- Hyperthermie 23
- Verbrennungen 74

I
Ichthyosis 41
- vulgaris 41, 82, 84
Ichthyosis-Hand, Neurodermitis 81, 84
IgE, Neurodermitis 80, 81
Impetiginisation 51
- Neurodermitis 83
Impetigo contagiosa 51, 52
- Aphthen 110
Infektionsprophylaxe, Verbrennungen 75
γ-Interferon 82
Interleukin IL-4, Neurodermitis 82
Intrakutantestung, Ekzeme 80
isomorpher Reizeffekt, Psoriasis 93
Isotretinoin 98
Ixodes ricinus 73

J
Juckreiz 11
- Anamnese 30
- Dermatomykose 60
- Ekzem, dyshidrotisches 86
- Filzläuse 68
- Impetigo contagiosa 52
- Läuse 66
- Milben 70
- Nävus 119
- Neurodermitis 83
- Psoriasis 94
- Quaddeln 32
- Skabies 70
- Urtikaria 87
- Windpocken 49
Juckreizrezeptoren 11
Junktionsnävus 113

K
kältebedingte Hautschäden 76
Kaltempfindung 11
Kältereiz 24
Kälterezeptoren 11
Kälteurtikaria 87
Kältezittern 19
Kaltrezeptoren 18
kaltschweißige Haut 12
Kalzinose, Sklerodermie 101
Kaposi-Sarkom 46, 47
Karbunkel 54
Katagenphase 6
Keimschicht 2
Keloide 36
- Verbrennungen 76
Keratin 3
- Haare 5
Keratohyalin 2
Keratohyalinbildungsdefekt 41
Keratokonjunktivitis 47
Keratose, aktinische/senile 34, 123
Kerzenphänomen, Psoriasis 93
Ketotifen, Urtikaria 89
Kitzelempfindung 10, 16
Klammern, Wundversorgung 27
Kleiderläuse 68
Knollennase 98
Knötchen 32
Knoten 32
Köbner-Phänomen, Psoriasis 93
Kohlendioxid, Hautdurchblutung 24
Koilonychie 104, 105
Kollagene 99
Kollagenosen 99, 102
Komedonen 107
Kommensalen 51
Konduktion 20
Kondylome
- breite 45
- spitze 44, 45
Kontaktdermatitis 78
Kontaktekzem 78
Konvektion 20, 23
Kopfläuse 65
Körnerzellschicht 2
Körperhaare 5
Körperkerntemperatur 22
Körperläuse 68
Körpertemperatur 22
Kortison 89
Korynebakterien 51, 58
Krallennagel 105
Krampfadern 5
Krätze 69
Krätzmilben 69
Krause-Endkolben 11
Kreislaufkollaps 24
Krümelnägel, Psoriasis 95
Kruste 33
Kryotherapie, Hämangiom 118

L
Lamina propria 13
Landmannshaut 126
Langerhans-Zellen 4, 25
- Hauttuberkulose 59
- Neurodermitis 81
Lanugohaare 5
Läuse 65
Leberfleck 113
Lederhaut 4
Lentigo-maligna-Melanom 120
Leukonychie 104, 105
Leukopenie, Lupus erythematodes 104
Leukoplakie 37
- Psoriasis 95
Leukotrienantagonisten, Quincke-Ödem 89
Lichenifikation 83
- Kontaktdermatitis 79
- Neurodermitis 83
Lichtdermatose, polymorphe 77
Lichtfilterung 25
Lichtschwiele 26, 34
Lilac-Ring, Sklerodermie 100
γ-Linolensäure 82
- Dermatitis, periorale 99
- Muttermilch 82
- Neurodermitis 82
- Psoriasis 96
- Urtikaria 89
- Warzen 46
Linolsäure 82
Lipomatose 111
Lipome 111
Liposarkome 111
Lippenangiom 126
Löffelnagel 105
Lunula 10
Lupusband-Test 102
Lupus erythematodes (LE) 102
- kutaner 102, 103
- systemischer (SLE) 103
Lupus vulgaris 59, 103
Lyell-Syndrom 56
Lymphadenosis cutis benigna 73
lymphatische Kinder 81

M
Macula 31
Maculae coeruleae, Filzläuse 68
Madonnenfinger 101
Makrophagen 4
Malassezia furfur 59, 64
Malignes Melanom s. Melanom, malignes
Maskengesicht, Sklerodermie 101
Mastozytose 88
Matratzen-Phänomen, Cellulite 127
Mazerationen, Candidose 62
Mechanorezeption 16
Mechanorezeptoren 10

Meissner-(Tast-)körperchen 10, 17
Melanin 3, 6, 25
Melanom, malignes 111, 118
- ABCDE-Regel 120
- Früherkennung 122
- knotiges 121
- Metastasierung 120, 123
- Nägel 106
- Schleimhäute 122
- subunguales 122
- superfiziell spreitendes 120
- Typen 120
- Wächterlymphknoten 122
Melanozyten 3, 118
- Haarfarbe 6
- Nävus 113
Melasma 116
Meningitis, eitrige 55
Meningoenzephalitis, Gürtelrose 50
Merkel-Tastscheiben 3, 10
Merkel-Zellen 3, 10, 17
metabolische Alkalose 22
Metaplasie 37
Microsporum 60
Mikrokokken 51
Mikrostomie, Sklerodermie 101
Milben, Krätze 69
Milchkaffeeflecken 42, 114
Milchschorf, Neurodermitis 81
Mitesser 107
Mollusca contagiosa 46
Morbus Addison 25
Morbus Basedow, Myxödem 90
Morbus Behçet, Aphthen 109, 110
Morbus Recklinghausen 42, 115
Mosaikwarzen 44, 45
Mukosa 13
Mukoviszidose (zystische Fibrose) 22
Mundfäule 47
Mundwinkelrhagaden 110
Munro-Abszesse 92
Muscularis mucosae 13
Musculus arrector pili 6
Muskelzittern 19
Muttermal 113
Muttermilch, γ-Linolensäure 82
Mykid 86
Mykosen 59
Myxödem 90

N
Nachtkerzenöl, Neurodermitis 85
Naevus 113
- araneus 114
- coeruleus 114
- flammeus 114, 116
Nageflecken, weiße 105
Nagel/Nägel 9
- Brüchigkeit/Weichheit 105
- Psoriasis 95
- Querbänder/-furchen 105
- Schädigung 10
- Wachstum 10
Nagelbett 10
Nagelerkrankungen 104
Nagelfalz 10
Nagelhäutchen 10
Nagelmatrix 10
Nagelplatte 10
- Aufspaltung 105
Nageltasche 10
Nagelveränderungen 104, 105
Naht 27
Narben(bildung) 4, 30, 36
- Exkoriationen 34
- Geschwüre 35
Narbengewebe 27
Nasopharynxkarzinom 47
Nävus 113
- behaarter 114, 115
- blauer 114
- Nägel 106
- Unterscheidungsmerkmale 114
Nävussyndrom, dysplastisches 120
Nävuszellnävi 42, 113
Necrobiosis lipoidica 89, 91
Nesselsucht 86
Netzschicht 5
Neunerregel nach Wallace, Verbrennungen 75
Neurodermitis 80
- Exazerbationen 84
- Histologie 83
- hyperkeratotische Schuppung 83
- Kinder 81
- Lichenifikation 83
- Mechanismen 81
- Therapie 84, 85
- Ursachen 82
Neurofibrom 42
Neurofibromatose Recklinghausen 42
Neurofibromatosis generalisata 42
Neurofibrosarkom 42
neurovegetative Dysregulation 88
Nierenversagen, akutes, Verbrennungen 74
Nikolski-Phänomen 57, 93
Nikotinabusus 106
Nissen, Kopfläuse 65
Nissenkamm 66
Nodulus 32
Nodus 32
Normaltemperatur 23
Nozizeption 17
nummuläres Ekzem 60, 84

O
Oberflächenepithel 13
Oberflächensensibilität 10
Oberhaut 1
Ödeme, Urtikaria 87
Ohrschmalz 7
Ölfleck, psoriatischer 95
Onychium 9
Onychogrypose 104, 105
Onycholyse 104, 105
- Psoriasis 95, 105, 106
Onychomykose 60
Onychorrhexis 104, 105
Onychoschisis 104, 105
Orangenhaut, Cellulite 127
Orthohyperkeratose 33
orthokeratotische Schuppe 34

P
Panaritium 56
Papeln 32, 59, 97
- hyperkeratotische, Milben 70
- Nävi 114
- Psoriasis 93
Papillenschicht 4
Papillomatose 44
Papula 32
Papulopusteln 97
- Rosazea 99
paradoxe Kaltempfindung 18
Parahyperkeratose 33
- Neurodermitis 83
- Pityriasis rosea 97
- Psoriasis 92, 93
Parasitosen, tierische 65
Parkland-Formel, Verbrennungen 74
Paronychie 10, 56
Paronychium 10
Pediculosis 65
- capitis 66
Pemphigus (vulgaris) 57
Penicillin-Urtikaria 87
Perianalekzem, Candidose 63
periorale Dermatitis 98
Perlèche 110
- Candidose 62
Permethrin 66
- Kopfläuse 66
- Milben 72
Perniones 76
Perspiratio insensibilis/sensibilis 21
Pest, Flohbefall 68
Pfeifenraucher 37
Phakomatosen 42
Phänomen des letzten Häutchens, Psoriasis 93
Pheromone, Schweiß 9
Phlegmone 53
Pigmentzellnävi 113
Pilzinfektionen 58
Pimecrolimus, Neurodermitis 85
Pityriasis rosea 96
Pityriasis versicolor 59
Pityrosporum ovale 43
- Akne 107
- Ekzem, seborrhoisches 64
- Pityriasis versicolor 59
Plantarwarzen 44, 45
Plaques 32
Plattenepithel 1
Plattenepithelkarzinom 124
postskabiöses Ekzem 72
Post-Zoster-Neuralgie 49, 50
Präkanzerose, Leukoplakie 37
Primäreffloreszenzen 30, 31
Primärnaht 28
Primärplaque, Pityriasis rosea 97
Propionibakterien 51
- Akne 107
Protrusio bulbi, Sinus-cavernosus-Thrombose 55
Pruritus 11
- Anamnese 30
Pseudozysten 32
Psoriasis 32, 33, 64, 91
- Differenzialdiagnose 60, 63
- Effloreszenzen 93
- Nagelveränderungen 106
- Onycholyse 105, 106
- palmoplantaris 94
- Prädilektionsstellen 94
- punctata 94
- PUVA-Therapie 96
Psoriasis-Arthritis 95
Pulicosis 68
Purpura senilis 126
Pusteln 97
- Impetigo contagiosa 52
Pustula 30, 32
PUVA-Therapie
- Psoriasis 96
- Sklerodermie 100
- Vitiligo 118
Pyrogene 23

Q
Quaddeln 30, 31
- Läuse 68
- Pediculosis capitis 66
- Urtikaria 87
- Wanzen 69
Querbänder, Nägel 105
Querfurchen, Nägel 104, 105
Quincke-Ödem 88

R
Rattenbissnekrosen 101
räumliche Diskrimination 10, 17
Raynaud-Syndrom 105
- Nagelveränderungen 106
- Sklerodermie 101
reaktive Parahyperkeratose 34
Recklinghausen-Krankheit 42
Retentionszyste 32
Retrovirus, Lupus erythematodes 102
Rezeptoren, Haut 10
Rhagaden 35, 62, 110
- Candidose 62
Rhinophym 98
Risse 35
Ritter-von-Rittershain-Dermatitis, exfoliative 57
Rosazea 97
Röschenflechte 96
Rothaarige 26
Rotlauf 54
Ruffini-Körperchen 11, 17
Ruffini-Rezeptoren 11

S
Sarcoptes scabiei 69
Sauna 23
Scabies crustosa 71
Schallleitungsstörungen, Cerumen obturans 8
Schaumzellen 89
Schilddrüsenhormone, Wärmebildung 19
Schleimhaut/-häute 13
- Effloreszenzen 30, 37
- Erkrankungen 109
- Melanom, malignes 122
Schmerzempfindung 17
Schmerzqualitäten 18
Schmerzrezeptoren 11
Schmetterlingserythem, Lupus erythematodes 103
Schocklunge, Verbrennungen 74
Schrunden 30, 35
Schuppen 30, 33, 41
- orthokeratotische 34
schuppende Hautkrankheiten 2
Schuppenflechte 33, 91
Schuppung 2, 60
- Pityriasis rosea 97
- Psoriasis 92, 93
Schürfung 30
Schürfwunde 30, 34
Schüttelfrost 23
Schweiß 20, 23
- Pheromone 9
- saurer 9
- Zusammensetzung 22

Schweißdrüsen 8
- apokrine 6, 7, 9, 21
- ekkrine 8, 21
- merokrine 8
Schweißdrüsenabszess 9, 54
Schwielen 34
Sclerodermia circumscripta 99
Sclerodermie en coup de sabre 100
Seborrhö 7
- Acne vulgaris 106, 107
seborrhoisches Ekzem 64, 84
seborrhoische Warze 125
Sebostase 7
- Neurodermitis 81, 82, 83
Sehnenxanthome 90
Sekundäreffloreszenzen 30, 33
senile Keratose 123
Sensibilisierung 18
Sensibilität 15
Sicca-Syndrom 99
Sinus-cavernosus-Thrombose 53, 55
Sjögren-Syndrom 99
Skabies 69
Sklerodermie 99
- diffuse 101
- Nagelveränderungen 106
- systemische 100
- zirkumskripte 99
Solltemperatur 18
Sommersprossen 117
Sonnenallergie 77
Sonnenbrand 75
- Melanom, malignes 119
Soor 62
Speicheldrüsen 13
Spider naevus 114
Spinaliom 111, 124
Spinnennävus 114
Spirochäten 73
Spitznävus 114
Squama 33
SSSS (Staphylococcal Scalded-Skin Syndrome) 56
Stachelzellenkrebs 124
Stachelzellschicht 2
Staphylococcus aureus 54
Staphylococcus epidermidis 51
- Akne 107
Staphylokokken 54, 56
Sternenhimmel, Windpocken 49
Steroid-Akne 108
Stoffwechselkrankheiten, Hauterkrankungen 89
Stomatitis
- (Angina) Plaut-Vincenti 109
- aphthosa 47, 109
Storchenbiss 117
Strahlung 20, 23
Stratum
- basale 2
- corneum 2, 3
- germinativum 2
- granulosum 2
- lucidum 2
- papillare 4
- reticulare 5
- spinosum 2
Streptokokken 56
- der Gruppe A 51, 53
- β-hämolysierende 53
Sturge-Weber-Krabbe-Syndrom 117
Subkutis 5
Sutton-Nävus 114, 115
Syndrom
- der verbrühten Haut 56
- des sauberen Gehörgangs 8
Syphilis, Condylomata lata 45
systemische Sklerodermie 100

T
Tabaksbeutelmund, Sklerodermie 101
Taches bleues, Filzläuse 68
Tacrolimus, Neurodermitis 85
Talgdrüsen 7, 107
Talgdrüsenerkrankungen 106
Talgdrüsenhyperplasie, Rosazea 98
Talgfollikel 107
Talgproduktion 7
Tapeziernagelphänomen, Lupus erythematodes 102
Tastsinn 16
Teleangiektasien 91
- Basaliom 111
- Hämangiom 117
- Necrobiosis lipoidica 91
- Rosazea 97
Telogenphase 7
Temperaturempfindung 18
Temperaturmessung 22
Temperaturregulation 22
Temperaturzentrum 19, 22
Terminalhaare 5
Tetanusprophylaxe, Verbrennungen 75
Thermoregulation 12
Thermorezeptoren 11, 18
Thrombopenie, Lupus erythematodes 104
Tiefensensibilität 11
Tierfellnävi 115
Tinea 60
Touton-Riesenzellen, Xanthome 89
Trichophyton 60
Trommelschlägelfinger 104, 106
Tuberkelbakterien 58
Tumor 32
Tüpfelnägel 106
- Psoriasis 95
Turgor 38
Typ-1-Kollagen 99

U
Übergangsepithel 13
Überwärmung 23
Uhrglasnägel 104, 106
Ulcus cruris 35
Ulkus 28, 30, 34
- Dekubitus 128
- Necrobiosis lipoidica 91
Unguis 9
Unterhaut 5
Urticaria factitia 87
Urtika 30, 32
Urtikaria 86, 87
- Quaddeln 87
urtikarielle Effloreszenzen 77
UV-Licht 25
- Wirkungen 26
UV-Strahlung, Hautschädigung 75

V
Varicella-Zoster-Virus 47, 49
Varizellen 49
Varizen 5
Vater-Pacini-(Lamellen-)Körperchen 5, 11, 17
Vellushaare 5
Venen 12
Verätzungen, Keloidbildung 36
Verbrennungen 27, 74
- Erstversorgung 75
- Folgen 74
- Hautübertragungen 75
- Keloidbildung 36
Verbrennungskrankheit 74
Verbrennungsschmerz 75
Verdunstungskälte 21
Verhornungsstörungen 33
- Talgdrüsen 107
Verruca 44
- plana juvenilis 44
- plantaris 45
- senilis/seborrhoica 125
- vulgaris 44
Vesicula 30, 32
Vibrationsempfinden 11, 17
Viruserkrankungen der Haut 43
Vitamin D_3 26
Vitiligo 118
Vulva-Melanom 122
Vulvovaginitis, Candidose 62

W
Wachstumsphase, Haare 6
Wächterlymphknoten, Melanom, malignes 122
Walnussöl, Neurodermitis 85
Wanderröte 73
Wanzen 68
Wärmeabgabe 19
Wärmeaustausch 18
wärmebedingte Hautschäden 74
Wärmebildung 18
- zitterfreie 19
Wärmeempfindung 11
Wärmestrahlung 20
Warmrezeptoren 18
Warzen 43, 44
- gestielte, filiforme 45
- plane 44
- seborrhoische 125
- vulgäre 44
weißer Hautkrebs 111
Weißfleckenkrankheit 118
wildes Fleisch 36
Windeldermatitis, Candidose 63
Windpocken 47, 49
Wood-Licht 30
- Erythrasma 58
- Mykosen 60
Wulstnarbe 36
Wundheilung 27
- primäre 27, 28
- sekundäre 27
- Störungen 28
Wundnaht 27
Wundrose 53
Wundversorgung 27

X
Xanthelasma palpebrarum 90
Xanthelasmen 89
Xanthome 89
Xeroderma pigmentosum 119

Z
Zahnfleischentzündung 47
Zecken 73
Zellwanderung 2
Zervixkarzinom, Herpesviren 47
zitterfreie Wärmebildung 19
Zoster-Neuralgie 49
Zoster ophthalmicus 50
Zysten 32
zystische Fibrose (Mukoviszidose), Schweißsekretion 22
Zytomegalie-Virus 47